图说眼科系列

总主编 文 峰

图说视网膜血管疾病

主 编 陈青山 王润生

副主编 吉宇莹 李世迎 李 芸 杨国兴

人民卫生出版社

·北京·

图书在版编目（CIP）数据

图说视网膜血管疾病/陈青山，王润生主编. —北
京：人民卫生出版社，2024.3
（图说眼科系列）
ISBN 978-7-117-36098-2

Ⅰ. ①图… Ⅱ. ①陈… ②王… Ⅲ. ①视网膜疾病－
诊疗－图解 Ⅳ. ①R774.1-64

中国国家版本馆 CIP 数据核字（2024）第 056028 号

人卫智网	www.ipmph.com	医学教育、学术、考试、健康，
		购书智慧智能综合服务平台
人卫官网	www.pmph.com	人卫官方资讯发布平台

图说视网膜血管疾病（图说眼科系列）

Tushuo Shiwangmo Xueguan Jibing

（Tushuo Yanke Xilie）

主　　编：陈青山　　王润生
出版发行：人民卫生出版社（中继线 010-59780011）
地　　址：北京市朝阳区潘家园南里 19 号
邮　　编：100021
E - mail：pmph @ pmph.com
购书热线：010-59787592　010-59787584　010-65264830
印　　刷：北京华联印刷有限公司
经　　销：新华书店
开　　本：889 × 1194　1/16　印张：18
字　　数：492 千字
版　　次：2024 年 3 月第 1 版
印　　次：2024 年 3 月第 1 次印刷
标准书号：ISBN 978-7-117-36098-2
定　　价：198.00 元

打击盗版举报电话：010-59787491　E-mail：WQ @ pmph.com
质量问题联系电话：010-59787234　E-mail：zhiliang @ pmph.com
数字融合服务电话：4001118166　E-mail：zengzhi @ pmph.com

编者与单位

（按姓氏笔画排序）

于明玉　深圳市眼科医院

王　刚　中国人民解放军陆军军医大学第一附属医院

王　婷　深圳市眼科医院

王小堂　西安市人民医院（西安市第四医院），陕西省眼科医院

王润生　西安市人民医院（西安市第四医院），陕西省眼科医院

叶佰康　深圳市第二人民医院（深圳大学第一附属医院）

冉　黎　中国人民解放军陆军军医大学第一附属医院

冯　婧　首都医科大学附属北京朝阳医院

吉宇莹　中山大学中山眼科中心

刘　兵　山东大学第二医院（山东大学第二临床学院）

闫晓河　深圳市眼科医院

李　志　深圳市眼科医院

李　芸　中南大学湘雅二医院

李世迎　厦门大学附属翔安医院

李明翰　厦门大学厦门眼科中心

李旭日　中山大学中山眼科中心

杨国兴　河北省眼科医院

吴琨芳　惠州市中心人民医院

陈青山　深圳市眼科医院

陈春丽　首都医科大学附属北京同仁医院

洪　滢　四川大学华西医院

徐红萍　深圳市眼科医院

陶　勇　首都医科大学附属北京朝阳医院

黄　瑶　首都医科大学附属北京同仁医院

黄剑虹　北京大学深圳医院

梁思颖　深圳市眼科医院

蒋丽琼　深圳市眼科医院

曾仁攀　中国人民武警部队四川省总队医院

谢满云　中南大学湘雅二医院

雷　涛　西安市人民医院（西安市第四医院），陕西省眼科医院

蔡和协　厦门大学附属翔安医院

魏文斌　首都医科大学附属北京同仁医院

编写秘书：殷秋菊

3

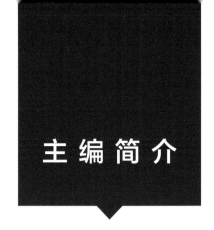

主编简介

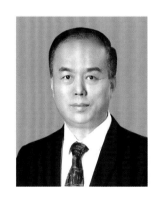

陈青山，深圳市眼科医院眼底内科主任医师，眼底病科主任，硕士研究生。中国医师协会中西医结合医师眼科专委会委员，广东省中西医结合学会眼科专业委员会常委，广东省医师学会眼科医师分会眼底病专业组委员，海峡两岸医药卫生交流协会眼科学专委会黄斑病学组、视网膜血管病学组委员，中国微循环学会眼影像学组委员。1997年获眼科硕士学位后分配至西安市第四医院眼科、西安眼底病研究所工作。2002年调入深圳市眼科医院工作至今。2003年在中山大学中山眼科中心专修眼底血管造影与眼底激光治疗技术。2010年在德国慕尼黑大学奥格斯堡医院眼科进修，2019年7月德国波恩大学眼科医院短期访问学者。以第一作者/通讯作者发表论文40余篇，SCI收录论文3篇，参编著作3部。主持深圳市卫生健康委科研课题、深圳市科技创新委基础研究与技术攻关课题4项。2013年以第三作者参与获得陕西省科学技术进步奖二等奖1项。研究领域为眼底病的影像检查、葡萄膜炎、眼底激光、黄斑疾病与眼底视网膜血管疾病。

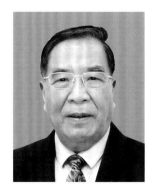

王润生，陕西省眼科医院名誉院长兼神经眼科主任、原西安市眼底病研究所所长、西安交通大学附属广仁医院暨西安市第四医院眼科行政副主任、眼底病主任，正高二级主任医师、国务院政府特殊津贴及陕西省有突出贡献专家。中华医学会眼科学分会西部创业贡献专家、中华医学会眼科学分会神经眼科学组突出贡献专家，中华医学会激光医学分会4~6届常委兼眼科学组正、副组长；第六届中国光学会激光医学分会常委；陕西省医学会激光医学分会第3、4届主任委员；《中国激光医学杂志》《中华临床医师》等杂志编委，《中华眼底病杂志》外审专家；陕西中医药大学眼科硕士研究生导师。国家医学教育发展中心眼科专业学术委员会常务委员。从事眼科临床和研究40年，20世纪80年代初在西安市第四医院创建眼底病内科、眼底病研究所，在国内较早开展荧光素眼底血管造影和眼底病的激光治疗。是西安市人民医院（西安市第四医院）、陕西省眼科医院影像中心和激光中心的创始人和奠基者，是眼底病科的主要创始者之一。在中华系列杂志等核心期刊及SCI收录杂志发表论文130余篇，以课题负责及第一作者获省部级科技成果奖6项；市级科技成果奖多项。

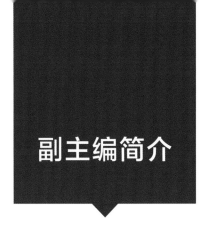

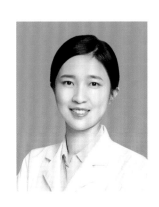

吉宇莹，中山大学中山眼科中心眼底内科主治医生，博士研究生，擅长眼底病的多模式影像诊断及药物激光治疗，从事临床工作10余年，在疑难眼底病的多模式影像诊断及黄斑优势病种的临床与基础研究中具有一定造诣。发表国内外学术论文23篇，其中SCI论文15篇，参与《临床眼底病：内科卷》的编写，参与国家自然科学基金项目5项，主持广东省基金项目3项。

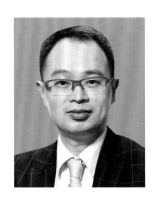

李世迎，中华医学会眼科学分会视觉生理学组组长，中国医师协会眼科医师分会视觉生理学组副主任委员，厦门市医学会眼科分会副主任委员，国际临床视觉电生理学会（the International Society for Clinical Electrophysiology of Vision，ISCEV）理事；德国眼科学会会刊、国际临床视觉电生理学会会刊、《中华实验眼科杂志》等杂志编委。长期从事玻璃体视网膜疾病及视觉电生理的临床和基础研究。积极开展眼底病方面临床新技术新业务，曾获国际临床视觉电生理学会青年科学家奖，ISCEV实验室访问奖学金、中华眼科学会奖、重庆市科技进步二等奖、中国人民解放军陆军军医大学三等功。

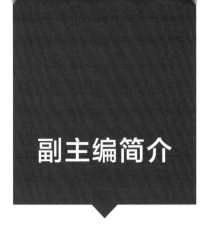

副主编简介

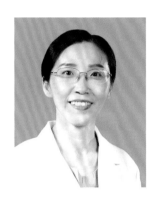

李芸，女，博士，主任医师，硕士生导师。中南大学湘雅二医院眼科中心副主任，医疗主任。两次任援塞拉利昂"光明行"创新项目医疗组组长。耶鲁大学医学伦理学博士后访问学者。现任亚太玻璃体视网膜协会（Asia-Pacific Vitreo-retina Society，APVRS）会员、中华医学会眼科学分会全国青年学组、视觉生理学组委员。

主持国家自然科学基金面上项目及青年科学基金等 7 项课题，近两年第一/通讯作者 SCI 论文 8 篇，专利 4 项。主编/主译专著 2 部，参编 2 部。多个 SCI 收录杂志审稿人。

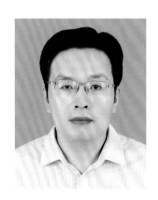

杨国兴，副主任医师，副教授，硕士研究生导师，现就职于河北省眼科医院白内障科。2011 年获北京协和医学院眼科学博士学位，2011—2014 年在天津医科大学做博士后研究。主要从事眼相关性遗传病和先天性发育异常眼病的研究。以第一作者和通讯作者在 SCI 收录杂志发表论文 9 篇，参编《新编临床眼科学》。

"图说眼科系列"

总　序

近十余年来，随着科学技术的飞速发展，新的眼科影像检查设备和检查技术层出不穷，眼科影像的诊断与创新已成为眼科发展的前沿领域之一，是眼科临床循证的重要来源，备受众多眼科医生及相关人员的关注与重视。为此，我们在眼科开创眼影像学科，专注于眼科影像学的研究、创新与应用。眼影像学与微循环密切相关，在中国微循环学会眼微循环专业委员会的支持下，我们成立了全国性的眼影像学组，旨在推动中国眼影像学的创新与发展。并于 2017 年 12 月 2 日在广州成功举办了以"协同众基层医生，引领眼影像学术"为主题的第一届全国眼影像学术大会，来自全国 31 个省区市及澳门地区的 600 余位眼科专家出席。全国性眼影像学组的成立及第一届全国眼影像学术大会的成功举办，奠定了中国眼影像学发展的基础，其意义深远。

创立与发展眼影像学科是我从事眼科事业三十余年的目标与追求，自己也一直在该领域勤勉钻研。在国人息肉状脉络膜血管病变（PCV）、点状内层脉络膜病变（PIC）、急性黄斑神经视网膜病变（AMN）、局灶脉络膜凹陷、老年非血管性色素上皮脱离、持续性鳞状黄斑病变（PPM）和 Vogt- 小柳 - 原田综合征的脉络膜细皱褶等征象及疾病的影像学研究上有所创新与发现。但眼影像学在临床眼病诊断与指导治疗的价值与意义仍值得竭力推广与实践。对于眼科工作者，尤其是基层眼科医生，更需要眼影像学术会议及眼影像专著去引领及指导。

为此，中国微循环学会眼微循环专业委员会眼影像学组牵头，组织学组委员及相关的眼科专家，撰写了一套有关眼影像诊断与治疗指导的丛书——"图说眼科系列"。该系列是各主编及编者多年来临床影像诊断和治疗指导经验的结晶，内容以条文式结构进行描述，以图点评为精华，并凝炼了治疗建议或小结。可以为广大的眼科临床医师和影像技术人员提供有益参考，对眼影像学的发展将产生巨大影响。

祝愿眼影像学这门新兴的学科，随着"图说眼科系列"的面世，必将引起更多眼科医务工作者及视觉科学研究者的重视，有效提升我国相关从业人员对眼影像学的认识水平，并结出丰硕的学术果实！

"图说眼科系列丛书"总主编

中国微循环学会眼影像学组主任委员

中山大学中山眼科中心教授、博士研究生导师

2024 年 1 月

序

掩卷思新知，感悟落笔端。不歇泛扁舟，学海何浩瀚。

应邀读罢陈青山、王润生主编的《图说视网膜血管疾病》书稿，感慨良多。我了解到由文峰教授为总主编的"图说眼科系列丛书"已有五六本专著出版，该系列计划编写出版10余本，为广大眼科读者提供了丰富宝贵的学术盛宴。近年来眼科影像学设备与技术有着里程碑式发展，使其在眼科基础研究与临床实践中的应用日益广泛。由此引发眼科学认知不断深入，极大地提升了眼病的诊治水平。往大的方面说，眼成像技术的飞跃发展对于人类眼健康事业的进步贡献巨大，产生的科学价值和社会效益不可估量。

近年来，国内外有多个版本的眼底病、眼底相干光层析血管成像术、视网膜血管病等相关内容专著问世，其关键内容都离不开影像学。有的书叫"图谱（atlas）"。英文对"atlas"的解释就是地图或图片的书。"图谱"远不如"图说"高明。"图说"是中国的特色词，古香古色，意指兼附图画以助解说，或以图画为主稍加文字说明。在宋、明时期就有《太极图说》《诸器图说》。现在古为今用，妙不可言。正如文峰教授在总序中所写，"内容以条文式进行描述，图点评为精华"。一张图，这里主要指高质量的影像照片，可以包含千百兆的像素和信息，要害是怎样科学地解释和运用。这通常需要深厚的功底，包括充分掌握成像的技术原理、组织解剖学、病理学等，并从临床实践中积累经验。"图说"就是编者们在临床应用影像学诊治眼病的经验总结。

鉴于血循环对高耗氧神经组织的极端重要性，故视网膜血管疾病是最常见的一类眼底病。近年来，视网膜血管疾病受到越来越多的关注。随着人类平均寿命的延长和社会老龄化的加剧，以及生活方式的改变，该类疾病患者急剧增加，成为主要的、引起视力损害或致盲性眼病的病种。另外，眼底血管病变与系统性疾病，尤其是心脑血管病关系极其密切，眼底影像的许多特征可能作为全身疾病的影像学生物标志物。作为一本别开生面的《图说视网膜血管疾病》专著，如何突出本书的特色？正如本书主编在前言中所说，本书依照"图说"的思路与风格，编写内容不求大而全，注重突出自己的临床研究成果。通过展现典型病例的精美图片，辅以简练的释义和思辨分析，体现临床思维和诊疗心得。对此我十分赞同。

全书共分上下两篇十章。上篇三章为总论，分别介绍了眼动脉与视网膜中央动脉的解剖、三类影像学及视觉电生理检查及其细节，其中包括了基因检查和眼内液检测，以及扩展到病理机制方面的、关于生长因子与炎症的讨论，颇具特色。下篇七章为视网膜血管疾病各论，其中的"视网膜血管炎"章与眼的炎症与免疫有大量的亚学科交叉，先天性视网膜血管异常章和血管肿瘤章内都有较少见的病例影像展示。在第九章全身性疾病与视网膜血管病中，编排了十一节，包括了以往列入系统性微血管疾病的糖尿病视网膜病变三节，还特别增加了新近关注的少见病"黄斑中心凹旁渗出性血管异常复合体"等，体现了编著者们在血管病新进展方面的用心。

我注意到"图说"两个系列存在着纵横的设计和相互交叉。即，检查系列和疾病系列是互相依赖共存的。检查是疾病诊疗的手段,疾病是检查技术应用的对象。体现检查技术的质量与效果,要看在疾病诊疗的应用上是否得心应手。而影像学的应用,总是落实在各个病例中。即使在同样的疾病标题下,介绍的都是不同的病例,读者可以从中获得不同的收获和领悟。一些必要的重复在所难免,尤其在仅看一本书的时候。但在整套书的内容规划上,怎样减少内容重复还值得精心考虑和安排。

在眼科影像学技术和设备的发展中,国内近年也有先进精密的产品受到好评。现代成像技术的研发涉及多个尖端学科和各种工艺学,总体上我们与国外相比还有较大的差距,需要奋起直追、创新超越。但在临床应用方面,我们占有巨大的优势。我国人口众多,患者量基数大,在加强眼健康管理、提供高质量眼科服务的同时,能够探索和积累更多的眼科诊疗经验。这将为发表论著、编写新书提供资料。事实上,近年中国眼科英文论文在国际上的发表数量和质量大幅提升。国内出版的新书,应该主要发表我们自己的资料,更多地引用中文或国人发表的英文相关文献。"图说"系列在这方面带了一个好头。

《图说视网膜血管疾病》由三十多位国内富有经验或崭露头角的中青年专家参与编写。他们在繁重的临床工作之余,认真地搜集完善病例资料,总结临床经验,完成了编写任务,实属难能可贵。但血管生物学和视网膜血管病的领域是如此广泛,知识的更新是如此迅速,最新的书也不可能是全面完美的,所提供的内容存在可商榷之处也在所难免,期待读者不吝指正。但我相信,该书非常适合中青年眼科医师作为学习和指导临床实践之用。也可作为视网膜内外科医师或专家的重要参考用书。

空军军医大学西京医院

2024 年 1 月于西安

前　言

2019年冬"中国微循环学会眼影像学组"年会在广州召开。会上，当"图说眼科系列"总主编文峰教授委托我牵头编写《图说视网膜血管疾病》一书时，我深感十分荣幸又觉得肩上的担子沉甸甸。年会期间虚心向一些国内眼底病专业著名的专家、老师征询讨教此书的编写问题时，王雨生教授说视网膜血管性疾病的书"好写"也"不好写"。"好写"是因为视网膜血管疾病为常见、多见眼底疾病，大家都熟悉，病例容易获得；"不好写"是因为视网膜血管性疾病太常见，而且已有不少国内外的鸿篇巨著问世，不拘一格写出自己的特色不容易。唐健教授、李瑞峰教授也给予我热情鼓励，并推荐介绍了国内眼底病专业领域一些崭露头角的中青年专家参加编写。

本书编写依旧延续了"图说眼科系列"的写作思路与风格，紧扣围绕视网膜血管疾病的主题，展现大量精选的精美图片辅以精炼释义，通过典型病例思辨分析，体现临床思维、作者临床诊疗心得以及新知识和新技术。编写内容不求大而全，注重突出我们自己的临床研究成果。如第一章"视网膜血管的解剖"就是王润生教授团队十几年的研究成果体现，有些图片是首次发表。本书编写十分重视视网膜血管性疾病的新检查技术、新药物和新治疗方法以及新知识的讲述。2022年3月国际临床视觉电生理学会（the International Society for Clinical Electrophysiology of Vision，ISCEV）理事会线上会议刚结束，我们就更新了眼电生理在视网膜血管疾病中应用的少量内容，体现了接纳新知识的敏感。

本书设置上下两篇十章。上篇为视网膜血管疾病总论，重点介绍视网膜血管性疾病相关的解剖学知识、影像学与视功能学检查、眼内液检测及基因检测应用等。下篇为视网膜血管疾病各论，包括概述、诊断标准、治疗建议及典型病例分析。同一种视网膜血管疾病收入不同侧面的典型病例，各具特点，展现的图片结合典型病例点评，提出我们的认识见解。还介绍了先天性视网膜血管异常、常见与少见视网膜血管炎、与视网膜血管疾病有关联的外伤性视网膜脉络膜疾病、急性黄斑神经视网膜病变和急性黄斑旁中心中层视网膜病变，以及各类视网膜血管性肿瘤等。

本书三十多位作者，来自不同医院，在内容与写作风格上难免不一致。但由于每个章节都相对独立，这些差别应该不会影响读者对本书内容的理解。由于编者学识水平与临床经验所限，书中有不足之处，望读者海涵并不吝批评指正。有的罕见视网膜血管性疾病或因我们临床认识不足而未收集到典型病例，有待于在今后的临床实践中进一步观察与研究。

至今仍然清晰记得，我开始学习眼底病时跟着王润生教授一起门诊，做眼底血管造影和阅片，夏天的中午穿着背心与造影技师一起在西安市第四医院眼科的暗室里冲洗胶卷底片、晒照片的情景。所有的付出都不会白费。本书成稿期间正值"大疫来袭，齐心抗疫"，各位作者肩负繁重医疗任务与压力完成书稿,殊属不易。衷心感谢各位编者的辛勤劳动以及人民卫生出版社的帮助。感谢本书编写秘书殷秋菊博士在资料整理、文字校对以及与出版社沟通中所做的大量工作;感谢汪杨硕士协助部分图像整理;感谢曾键主任对本书编写的关心及对我的鞭策。感谢无私提供病例和图像资料的同仁们。感谢深圳市医学重点学科(眼底病科)、广东省高水平学科建设项目对本书出版的支持。

陈青山

2024 年 1 月于深圳

目 录

视网膜血管疾病总论

第一章

视网膜血管的解剖

第一节 眼 动 脉

眼动脉是颈内动脉的第一主要分支，为眼球及眼眶内组织供应血液。其起点、经行和分支具有较大的变异。王润生等先后做了大量的动物实验及人头颅尸体的解剖研究以明晰起点、经行及主要分支的特征。

● 犬眼动脉解剖

我们于 1995 年对犬的眼动脉及其分支进行了解剖研究，发现犬的眼动脉来自颈内动脉的分支上颌动脉（图 1-1-1，图 1-1-2）。其中图 1-1-1 为犬眼动脉、颈内动脉及视神经走行，导管经眶下动脉，通过上颌动脉到达颈内动脉。上颌动脉主要发出眼动脉及眶下动脉两分支（图 1-1-2）。

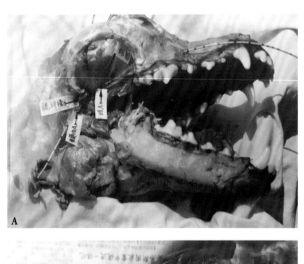

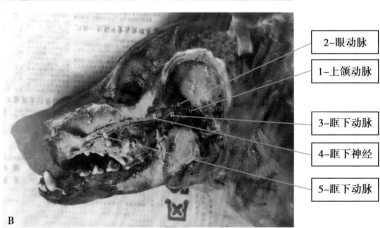

2-眼动脉
1-上颌动脉
3-眶下动脉
4-眶下神经
5-眶下动脉

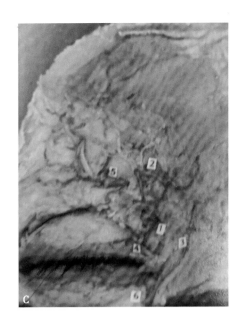

图 1-1-1 犬眼和人眼动脉解剖

A. 犬头部解剖；B. 犬上颌动脉分支及眼动脉；C. 人眼动脉解剖图。鼻背动脉缺如型 1. 眼动脉终支干 2. 滑车上动脉 3. 内眦动脉 4. 睑内侧动脉 5. 眶上动脉 6. 下睑内侧动脉分支走向鼻背

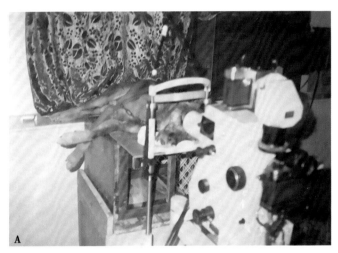

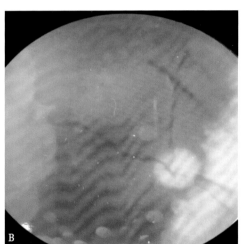

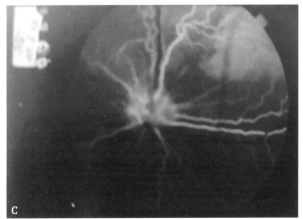

图 1-1-2 犬眼底照相荧光素眼底血管造影

A. 犬眼底照相，荧光素眼底血管造影检查；B. 犬眼底像；C. 犬荧光素眼底血管造影。

图点评：荧光素眼底血管造影（fundus fluorescein angiography，FFA）发现，犬视网膜动脉的显影与人无明显区别，但动脉充盈时间较人短。

● 人头颅尸体解剖

我们解剖研究了50例人头颅标本，眼动脉起始段及管内段直径分别为(2.16±0.4)mm及(1.70±0.3)mm，在视神经管内，眼动脉通常在视神经的外下方。按动脉起始顺序分，眼动脉的主要分支为视网膜中央动脉和/或颞侧睫状后动脉、眼肌支、泪腺动脉、鼻侧睫状后动脉、筛后动脉及筛前动脉。按眼动脉所供应的区域划分，眼动脉的分支为三组：眶组（泪腺动脉、眼肌动脉）；眼球组（视网膜中央动脉、睫状动脉）；眶外组（筛后动脉、眶上动脉、睑内侧动脉、鼻背动脉、滑车上动脉，此组动脉与颈外动脉分支在颜面部相互交通，在额、颞、眼睑及鼻等面部注射美容或手术时，填塞性栓子也可经这些吻合支逆行致视网膜动脉栓塞）（图1-1-3）。

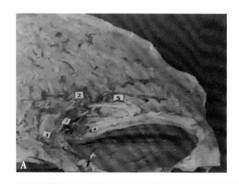
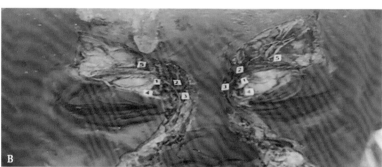
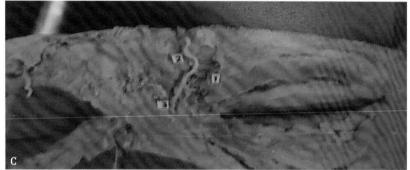
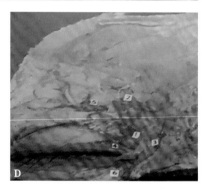
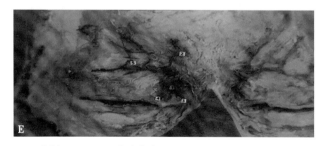
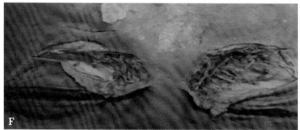

A. 眶隔内型　1. 眼动脉终支干　2. 滑车上动脉　3. 鼻背动脉　4. 睑内侧动脉　5. 眶上动脉

B. 眶隔外型（第一亚型）　1. 眼动脉终支干　2. 滑车上动脉　3. 鼻背动脉　4. 睑内侧动脉　5. 眶上动脉

C. 眶隔外型（第二亚型）　1. 眼动脉终支干　2. 滑车上动脉　3. 鼻背动脉

D. 鼻背动脉缺如型　1. 眼动脉终支干　2. 滑车上动脉　3. 内眦动脉　4. 睑内侧动脉　5. 眶上动脉　6. 下睑内侧动脉
分支走向鼻背

E. 眶上动脉共干型　1. 眼动脉终支干　2. 滑车上动脉　3. 鼻背动脉　4. 睑内侧动脉　5. 眶上动脉

F. 眶隔外型（第二亚型），眼动脉终末支呈T形

图1-1-3　人头颅尸体眼动脉解剖

A. 眶隔内型，为多数人眼动脉终末主要分支，其中滑车上动脉、滑车上动脉、鼻背动脉、睑内侧动脉及眶上动脉；B. 眶隔外型（第一亚型），基本同眶隔内型；C. 眶隔外型（第二亚型），眶上动脉及睑内侧动脉缺如；D. 鼻背动脉缺如型；E. 眶上动脉共干型；F. 眶隔外型（第二亚型），眼动脉终末支呈T形。

图点评：眼动脉主要终末分支有滑车上动脉、眶上动脉及鼻背动脉等，眶上动脉变异大，滑车上动脉相对固定。

滑车上动脉（supratrochlear artery，STCA）及眶上动脉（superior orbital artery，SOA）是眼动脉在眶外的重要终末支。STCA 浅层皮支动脉恒定出现，直径为（0.7±0.3）mm；深层肌支动脉直径为（0.5±0.5）mm，走行于额肌间，长（32.0±6.2）mm，在距离眶上缘水平线上方（15.2±2.6）mm、距离前正中线（12.1±1.4）mm处穿出额肌走行在皮下层。STCA 在眶的内上角处穿出眶隔进入眼轮匝肌深面，于眉内端内、外 1cm 的范围内上行达额区，其浅出部位较为恒定，皮下眶骨处 STCA 外径 1～1.4mm，平均 1.2mm；SOA 在眼动脉位于视神经上方发出，初在上直肌和上睑提肌的内侧，后绕到上睑提肌和眶顶之间前行，在眼眶中 1/3 和后 1/3 交界处随眶上神经穿过眶上孔或眶上切迹，经额肌深层到达头皮。与 STCA 相比较，SOA 细小且变异大，SOA 缺如占 8%。分支间有交通并与眶上动脉有吻合。

● 眼动脉数字减影

磁共振血管成像（magnetic resonance angiography，MRA）及 CT 血管成像（computed tomography angiography，CTA）测量的正常人眼动脉起始段直径分别为（1.12±0.3）mm 及（1.37±0.25）mm，双眼、性别及年龄段无显著差异。雷涛等通过数字减影血管造影（digital subtraction angiography，DSA）发现 90.63% 的眼动脉（ophthalmic artery，OA）以单支起源于颈内动脉，6.25% 以双支起自颈内动脉及颈外动脉系统。神经外科及神经介入手术时应该注意这些变异。颈内动脉闭塞患者同侧眼动脉的血流来自同侧颈外动脉脑膜中动脉分支、对侧的前交通动脉和后交通动脉。血管造影测量 STCA 起始段直径为（0.9±0.6）mm，从眶上缘出眶后大致呈直线斜向走行，部分（约 45%）的 STCA 起始处有一外凸的迂曲部（图 1-1-4，图 1-1-5）。

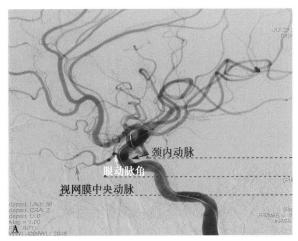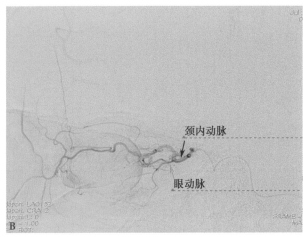

图 1-1-4　血管造影显示的人眼动脉及分支

A. 眼动脉起源于颈内动脉处（黑色箭头）及眼动脉角（黄色箭头）；B. 眼动脉主干在动脉角处发出视网膜中央动脉、眼肌动脉及睫状后动脉，眼肌动脉分出睫状后动脉，眼动脉继续前行，在第三段发出筛后动脉及筛前动脉，筛前动脉再分出大脑镰前动脉，最后分出眶上动脉、泪腺动脉、滑车动脉、鼻背动脉、眼睑动脉及眼肌支动脉。

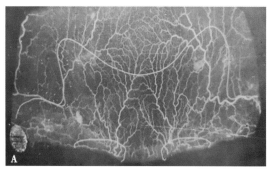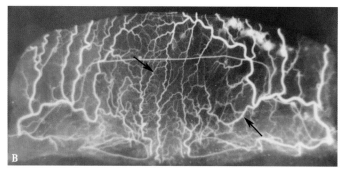

图 1-1-5　眼动脉终末支与颈动脉相互吻合（X 射线造影，1993）

A. 眶额区动脉吻合；B. 眼动脉终末支与颈动脉之面动脉相互吻合。

图点评：DSA 可实时动态获得眼动脉起始、行径、分支及其血流影像；眼动脉的分支和颈外动脉的面动脉分支有吻合。

● 人眼动脉终末支解剖的临床应用

　　经眼动脉超选插管溶栓治疗视网膜中央动脉阻塞，药物经导管、股动脉、主动脉、颈总动脉、颈内动脉 - 眼动脉到达视网膜动脉。优点是疗效好、药物可直接作用于眼病变部位；不足的是路径长、高风险，技术及设备要求高，价格昂贵。眼动脉终末支逆行药物灌注，使足量药物能够更直接地作用于眼病变部位而减少放射介入之不足（图 1-1-6）。王润生等 1994 年完成了经眼动脉终末支逆行插管灌注溶栓治疗视网膜中央动脉阻塞（central retinal artery occlusion，CRAO）的动物实验研究（图 1-1-7），并于 1998 年首先成功地应用于临床（图 1-1-8），目前其成为治疗 CRAO 的主要及有效的方法。作者最初均选择眶上动脉入路但部分病例因管径细或解剖变异而不能顺利完成，后经 50 例人头颅标本解剖研究，结果发现 STCA 走行恒定、管径大于 7mm，游离度大，可作为首选血管；SOA 变异大，部分人缺如，管径小于 0.7mm，游离度小，作为次选血管。依眼动脉终末支主干的走行及分支情况决定插管角度，一般深度为 5cm。

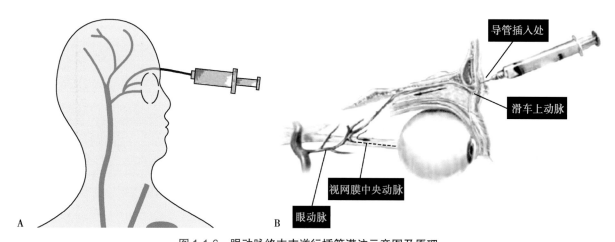

图 1-1-6　眼动脉终末支逆行插管灌注示意图及原理

A. 经眼动脉超选插管示意图；B. 眼动脉终末支逆行插管灌注溶栓示意图。

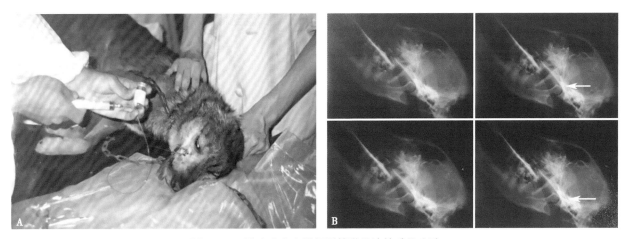

图 1-1-7 眼动脉分支逆行插管灌注溶栓动物实验

A. 经犬眶上动脉插管向眼动脉逆行注入尿激酶溶栓实验；B. X 射线下造影眼动脉（箭头）：经导管注入泛影葡胺 X 射线像、眼动脉及眼内分支造影。

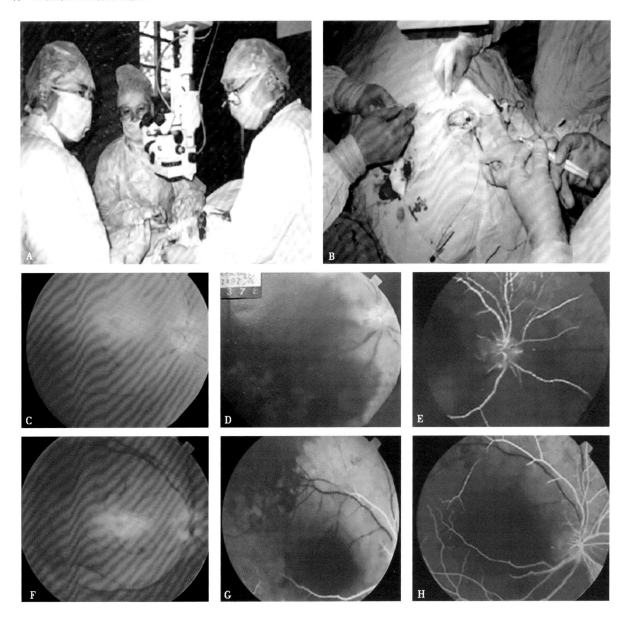

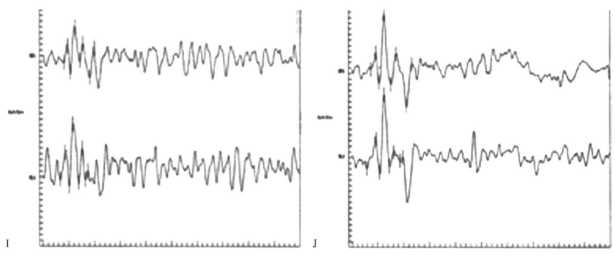

图 1-1-8　眼动脉终末支逆行溶栓手术前及术后 24 小时彩色眼底像、荧光素眼底血管造影及 ffERG 的 OPS 波

A、B. 解剖游离 STCA，经 STCA 逆行插入导管并经导管注入尿激酶；C～E. 术前的彩色眼底像及荧光素眼底血管造影像（动脉期 37s，252s 血管主干荧光串珠状，部分血管仍无荧光）；F～H. 术后的彩色眼底像及荧光素眼底血管造影像（动脉期 20s，33s 视网膜中央动脉及其分支完全充盈）；I、J. fERG 显示 OPS 波明显改善。

图点评：动物实验及临床应用证实，眼动脉终末支逆行插管灌注溶栓是治疗 CRAO 的有效且安全的方法。初期经眶上动脉逆行插管，但大量临床病例发现眶上动脉明显较滑车上动脉变异大，所以目前逆行插管灌注溶栓治疗首选滑车上动脉。

第二节　视网膜中央动脉

● 视网膜中央动脉组织解剖

视网膜中央动脉（central retinal artery，CRA）是眼动脉的第一分支，球后约 10mm 穿过视神经鞘膜下表面（多数于 6 点位及颞下象限），其进入视神经内的细小分支前后往返分布于视神经纤维的隔膜以供应视神经。CRA 在眶内走行曲折，位于睫状神经节内侧。CRA 在穿入视神经鞘膜前有细小的眶内分支供应视神经鞘膜的血液。CRA 通过视神经一直走行到视盘表面，在此通常分为上下两个主要分支，后再次分成颞侧及鼻侧分支以供应四个象限的视网膜。在神经纤维层表面 CRA 多次分支后终于末端或周边微小动脉，然后沿着视网膜表面到达视网膜的锯齿缘。

■ CRA 的组织结构

CRA 为中等大的动脉，它的管壁在组织结构上与身体其他部位同等大的动脉管壁一样，就其组织结构来说，可分为内膜、中膜和外膜三层，分述如下。

（1）内膜：由内向外，分为三层，最内面衬以一层内皮细胞，细胞核的长轴和血管壁平行，并突入到管腔内；次为内皮下层，由结缔组织构成，初生儿无该层，以后随年龄的增长而发育；第三层是有小孔的内弹力层。动脉硬化的粥样斑块形成就是内膜下类脂质局部沉积的结果，时间久远者继之以内膜下的纤维化。

（2）中膜：又分为二层，内层为环行排列的平滑肌层，外为纤维结缔组织和弹性纤维层。高血压动脉硬化的早期，当血压仅仅轻度或中度升高时，此层可增多变厚，细胞增多变大，伴以弹性纤维增生，晚期则细胞减少，胶原纤维大量增生，称为反应性纤维化。

（3）外膜：共有三层，最内层和肌层相邻者为外弹力层，中层为外膜本部，由含有大量弹力纤维的结缔组织束构成,呈环行或纵行的方向排列,向外与最外层的结缔组织鞘膜相连。

中央动脉以后的视网膜动脉及其分支直径都在100μm以下,管壁很薄,内弹力层逐渐消失,肌层很不发达,甚至不形成连续的一层,就其组织结构来说,像肾脏的小动脉一样,属于同一种小动脉型,高血压引起的病理改变在此种类型的小动脉上表现得最为典型,它对于血压突然升高的反应,起初是动脉壁的痉挛性收缩。这时,眼底动脉变细,光反射减退,血压持续升高,眼底血管的反应为血管壁中层的肥大和增生(细胞肥大增多,弹性纤维增生),这时眼底血管表现为动脉光反射增强(铜丝动脉)和动静脉压迫现象的出现,特别在血压中度升高而持续时间比较长久者,这种眼底改变表现得最为典型,晚期则血管壁的细胞数目大为减少,胶原纤维大量增生,它的收缩使血管变细,整个血管壁的光反射变为像银丝一般,甚至像一个纤维条索,管腔完全闭塞。在恶性高血压中,血压急剧上升使血管壁发生急性坏死(或纤维素样变性),这时眼底上除有血管壁的改变外,还伴有视网膜内出血及渗出。由于视网膜动脉像脑动脉一样是终末动脉,它的病理改变和脑血管的病理改变往往十分相似。因此,在高血压患者中,眼底血管情况常可在一定程度上反映脑血管的情况,在诊断上提供参考价值。

■ CRA在视网膜内分支及毛细血管丛

视网膜内CRA的细小分支主要在神经纤维层及神经节细胞层,在动静脉交叉处,其分支向下伸展到内核层。每个终末小动脉发出10～20个相互连接的毛细血管丛以供应内2/3视网膜。视网膜毛细血管排列成两层:①表层毛细血管丛,处于神经节细胞和神经纤维层,在传统的荧光素眼底血管造影(fundus fluorescein angiograph,FFA)上观察到的血管结构的95%代表OCT上观察到的浅表视网膜血管丛;②深层毛细血管丛,处于内核层,密集,较表层毛细血管丛复杂。通常CRA的分支不会分布于外丛状层,视网膜的感光细胞层没有CRA血液供应,其由脉络膜毛细血管供应。视盘周围辐射状的毛细血管多来自视网膜的小动脉及表层毛细血管网,处于颞上方及颞下方拱形视网膜血管及神经纤维间,视网膜神经纤维层缺血梗死时出现的棉绒斑通常沿着辐射状的毛细血管分布;慢性视网膜水肿时,这些毛细血管扩张发展为微动脉瘤及出血。在黄斑中心凹周围视网膜仅有表层毛细血管丛,黄斑中心凹400～500μm的范围内也没有毛细血管。视网膜最周边部有1.5mm宽的无血管区。

■ 睫状后动脉及脉络膜血管

磁共振血管成像(MRA)不能分辨睫状后动脉(posterior ciliary artery,PCA);DSA时PCA显示率为59.2%,PCA平均直径(0.59±0.16)mm。睫状后动脉内侧支主要起始于眼动脉弯,外侧支和上侧支主要起始于眼动脉角,内、外及上侧支的直径分别为(0.71±0.24)mm、(0.69±0.22)mm、(0.63±0.19)mm。PCA的分支睫状后短动脉及睫状后长动脉分别供应外层视网膜[包括感光细胞、色素上皮(retinal pigment epithelium,RPE)层及黄斑区]、脉络膜及虹膜睫状体的血液。脉络膜血管为窦性血管,内皮细胞间空隙明显;大的脉络膜血管逐渐分支直至成有孔的脉络膜毛细血管;其允许血浆自由到达RPE层,脉络膜的炎症也通常会导致视网膜血管炎。

■ 睫状视网膜动脉

睫状视网膜动脉(cilioretinal artery)来源于视盘周围的脉络膜或直接由睫状后短动脉系统的分支发出。FFA发现睫状视网膜血管发生率32%～49%,15%为双侧。FFA见睫状视网膜血管与脉络膜同时充盈,并发生于CRA充盈之前。所以,睫状视网膜动脉属于睫状后动脉系统。睫状视网膜动脉通常在视神经颞侧外缘进入视网膜,很少有其他位置,其供应视网膜的范围较大,有微小动脉供应周边视网膜微小区域，也有供应半边或整个视网膜。在发生急性 CRAO 时睫状视网膜动脉对保护视力及视野有重要作用。

（王小堂　雷　涛　王润生）

参 考 文 献

1. 王润生，李官禄，王为农，等. 眼动脉终末支逆行插管的应用解剖研究. 中国局部手术学杂志，1999，8（4）：245-247.

2. 王润生，钱路，王毅. 眼动脉分支逆行介入溶栓治疗视网膜中央动脉阻塞疗效观察. 中华眼底病杂志，2016，32（4）：377-381.

3. 王润生，雷涛，王毅，等. 面部美容注射后眼动脉及脑动脉阻塞的临床特征分析. 中华眼底病杂志，2019，35（5）：470-474.

4. 雷涛，王润生，李豫，等. 经滑车上动脉逆行或颈外动脉顺行介入溶栓治疗视网膜中央动脉阻塞伴同侧颈内动脉闭塞的疗效观察. 中华眼底病杂志，2018，34（3）：228-232.

5. 王润生，吕沛霖，雷涛，等. 静脉溶栓治疗经动脉溶栓治疗后疗效欠佳的视网膜中央动脉阻塞疗效观察. 中华眼底病杂志，2018，34（3）：233-236.

6. 王润生，雷涛，王毅，等. 超选择性眼动脉及选择性颈内动脉溶栓治疗视网膜中央动脉阻塞的疗效观察. 中华眼底病杂志，2014，30（5）：450-453.

7. 雷涛，王润生，吕沛林，等. 颈内动脉闭塞患者同侧眼动脉侧支循环血流特征影像观察. 中华眼底病杂志，2017，33（5）：490-493.

8. 雷涛，王润生，吕沛霖，等. 缺血性脑血管病患者眼动脉及其主要分支的数字减影血管造影观察. 中华眼底病杂志，2012，28（5）：489-492.

9. 蔡晓燕，志明，许杨滨，等. 滑车上动脉的解剖特点. 中华整形外科杂志，2009，25（6）：456-458.

10. 洪滨，张小宇，张毅，等. 睫状后动脉的显微解剖结构研究. 眼科新进展，2010，30（1）：39-40.

11. SENEM E, FIGEN G. Anatomic features of the intracranial and intracanalicular portions of ophthalmic artery: for the surgical procedures. Neurosurg Rev, 2006, 29（3）：213-218.

12. RICHARD F, SPAIDE M D, JAMES M K, et al. Retinal vascular layers imaged by fluorescein angiography and optical coherence tomography angiography. JAMA Ophthalmol, 2015, 133（1）：45-50.

第二章

视网膜血管病临床检查与检验

第一节　眼底彩色照相与超广角眼底成像

● 眼底照相技术

■ 概述

　　1851 年 Helmholtz 发明直接检眼镜后人类首次在活体直视下看到了自己的组织，1885 年 Lucein Howe 首次获得了视网膜图像，1926 年卡尔蔡司公司正式生产了商业用光学眼底照相机。眼底照相机的发明使得眼科学者能直观地观察视网膜、视神经疾病，显示视网膜黄斑区的脱色素病灶、色素增殖，视网膜出血和水肿、渗出，视网膜神经纤维层与色素上皮层脱离，机化斑痕、萎缩等病变。

■ 视场（field of view，FOV）

　　也称作"视野"或"视角"。ETDRS 研究小组最早提出 7 视野眼底彩色照相的拍摄标准，即采用 7 个照相视野，黄斑区采用 30°～35°拍摄角度，通过拼图达到 75°以上的视野（图 2-1-1）。

■ 眼底照相检查技术

　　为确保眼底照相的成像质量，拍摄步骤如下。

　　1）照相视野 1（field 1，F1）——视盘：图像以视盘为中心。

　　2）照相视野 2（field 2，F2）——黄斑：图像以黄斑中央凹为中心。

　　3）照相视野 3（field 3，F3）——黄斑颞侧：将黄斑置于图像的鼻侧边缘（提示：将照相机从照相视野 2 向颞侧旋转，但不要做任何垂直方向的调整）。

　　4）照相视野 4（field 4，F4）——颞上方：图像的下方边缘与通过视盘上方边缘的水平线相切，图像的鼻侧边缘与通过视盘中心的垂直线相切（提示：拍摄视野 4 后将照相机向鼻侧移动可方便拍摄到照相视野 6）。

　　5）照相视野 5（field 5，F5）——颞下方：图像的上方边缘与通过视盘下方边缘的水平线相切，图像的鼻侧边缘与通过视盘中心的垂直线相切。

　　6）照相视野 6（field 6，F6）——鼻上方：图像的下方边缘与通过视盘上方边缘的水平线相切，图像的颞侧边缘与通过视盘中心的垂直线相切。

　　7）照相视野 7（field 7，F7）——鼻下方：图像的上方边缘与通过视盘下方边缘的水平线相切，图像的颞侧边缘与通过视盘中心的垂直线相切。

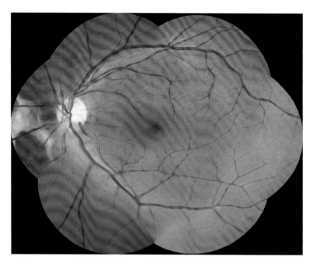

图 2-1-1 7视野标准 30° 镜头拍摄的眼底彩色照相拼图

眼球钝挫伤患者按 7 视野标准用 30° 镜头依次拍摄视盘—黄斑—黄斑颞侧—颞上—颞下—鼻上—鼻下象限的眼底彩色照相拼图,显示视盘鼻侧脉络膜破裂,视网膜下纤维增殖,瘢痕形成,但后极部黄斑区没有受累。

图点评:采用 7 视野拍摄眼底彩色照相,建议周边部采用 55° 镜头,黄斑区采用 30°～35° 镜头。主要用于糖尿病视网膜病变、视网膜静脉阻塞、葡萄膜炎及眼外伤等眼底疾病的拍摄。

● 超广角眼底成像
■ 广角的概念

大于 50° FOV 的成像被称作"广域"(wide-field,WF)或"广角"(wide-angle)。但多年以来关于超广角成像概念一直没有定论,近来 DRCR.net 研究给出了明确定义:即超过 100° 的眼底成像都被称作超广角成像(ultra-wide field,UWF)(图 2-1-2,图 2-1-3)。

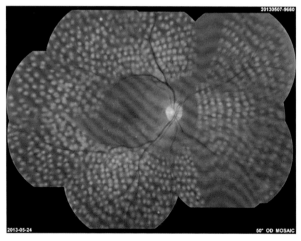

图 2-1-2 糖尿病视网膜病变经全视网膜光凝后的眼底彩色照相拼图

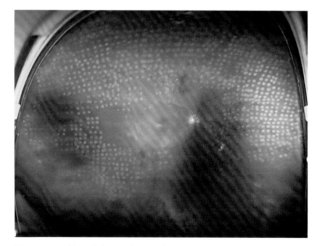

图 2-1-3 糖尿病视网膜病变点阵激光完成全视网膜光凝后的扫描激光检眼镜激光扫描超广角眼底成像(ultra-wide-field scanning laser ophthalmoscopy,UWF-SLO),FOV200°

图点评:图 2-1-2 显示一例糖尿病视网膜病变(diabetic retinopathy,DR)患者经全视网膜光凝(panretinal photocoagulation,PRP)后按 7 视野照相标准所做的眼底彩色照相拼图。图像清晰显示各象限的激光斑及血管弓内的格栅激光斑,缺点是照相耗时长,需要患者很好配合。图 2-1-3 显示一例 DR PRP

的 200°扫描激光检眼镜超广角眼底成像（UWF）。采用免散瞳非接触式扫描激光检眼镜（ultra-wide-field scanning laser ophthalmoscopy，UWF-SLO）的超广角眼底照相与普通眼底照相不同，显示视网膜偏绿色略透明，可见视网膜血管偏红色，下方玻璃体积血呈灰绿色。优点是广角，一次成像，快捷。

■ 眼底周边部的概念

正常周边眼底的划分是从后涡静脉（vortex vein）穿越巩膜前，涡静脉壶腹部的连线为眼底周边部后界线，前界线为锯齿缘，因此，周边眼底是一个宽约 6.9PD（9mm）的环形带状区，其向外为睫状体平坦部（图 2-1-4）。WF 与 UWF 眼底成像是了解周边眼底形态最有效的检查方法之一。

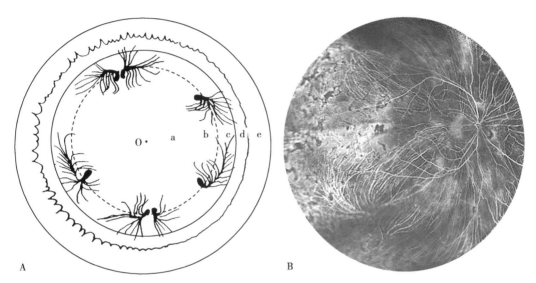

O. 黄斑区；a. 后极部视网膜；b. 涡静脉壶腹连线；
c. 赤道；d. 锯齿缘；e. 睫状体平部中线。

图 2-1-4　眼底后极部和周边部区域划分模式图
A. 眼底后极部和周边部区域划分；b 与 d 之间环状区为周边眼底；B. 眼底血管走行。
（中山眼科中心吴德正教授提供）

图点评：根据眼底视盘、黄斑、视网膜血管可定义视网膜分区范围。

■ 超广角眼底成像

超广角眼底成像系统可采用不同折射率镜片组成的广角镜头成像，或利用扫描激光检眼镜技术进行超广角（ultra-wide-field scanning laser ophthalmoscopy，UWF-SLO）成像。UWF-SLO 一次成像达到 200°的 FOV，而广角镜头一次成像只能达到 102°的 FOV。采用宽线眼底成像技术（broad line fundus imagine）成像，一次成像达到 90°的 FOV（图 2-1-5～图 2-1-7）。

UWF-SLO 扫描激光检眼镜（SLO）c 成像采用超广角椭圆形激光扫描镜，扫描用波长 532nm 绿激光与波长 633nm 红激光两种波长的激光同时进行，可以获得来自视网膜不同层次结构的信息。

采用宽线眼底成像，波长 488nm 蓝光、波长 532nm 绿光与波长 633nm 红光三种波长的光同时进行扫描，广谱发光二极管每次照亮一窄条视网膜，同时 785nm 红外光广谱发光二极管实时眼底图像辅助对焦，不受屈光间质混浊的影响。

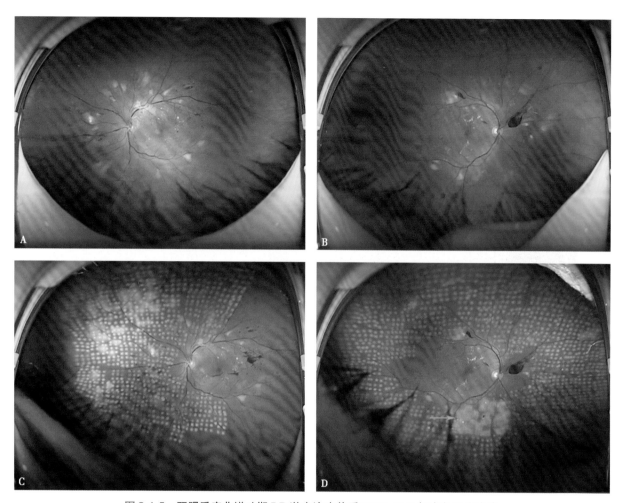

图 2-1-5 双眼重度非增殖期 DR 激光治疗前后 UWF-SLO 超广角眼底成像

A. 左眼后极部显示视网膜微血管瘤,点状出血,硬性及软性渗出;B. 右眼鼻上片状视网膜前出血;C. 显示左眼完成鼻侧的 PRP 光凝,拍摄角度以鼻侧为主;D. 蓝箭头显示颞下视网膜局部激光斑融合。

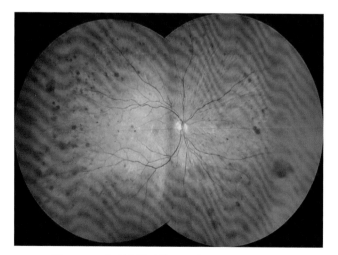

图 2-1-6 右眼非增殖期 DR 真彩广角眼底成像

宽线眼底成像,拼图后 FOV 180° 显示后极部到周边的视网膜微血管瘤,斑点出血,与 SLO 成像浅绿的伪彩色不同,呈真实的眼底色彩。

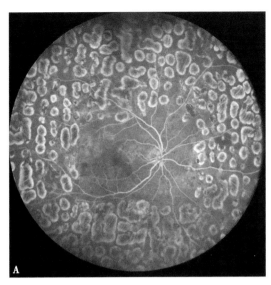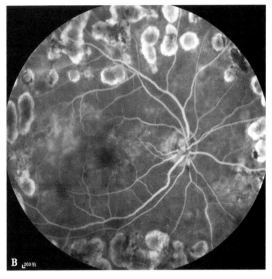

图2-1-7　DR全视网膜光凝术后102°FFA与55°FFA对比

A. 广角FFA可一次成像显示后极部与周边部激光斑,优点是不用拼图就可观察是否仍有视网膜无灌注;

B. 常规FFA一次成像仅显示后极部激光斑,可观察到黄斑花瓣样荧光素积存。

图点评:UWF-SLO 200°超广角成像可达周边视网膜,甚至锯齿缘部,但不能清晰显示DR静脉串珠或视网膜内微血管异常(intra-retinal microvascular abnormalities, IRMA),可通过局部放大功能模式实现。宽线眼底成像显示非增殖期DR后极部至周边视网膜分辨率都较高,实现超广角成像仍需要拼图方式。广角与超广角FFA对DR、视网膜静脉阻塞、葡萄膜炎及早产儿视网膜病变等疾病的诊断与随访具有重要作用,(图2-1-7)临床中须根据疾病特征合理选择眼底照相设备与广角、超广角模式。

（陈青山）

第二节　广角荧光素眼底血管造影及吲哚菁绿血管造影

- 荧光素眼底血管造影基本概念
  - 荧光的概念

    某发光物质受到一定波长的光线(A光)激发后,发出比激发光(A光)能量更弱但波长更长的光线(B光),这种光线(B光)称为荧光。

  - 可吸收光谱

    荧光素钠激发光的波长范围465~490nm;激发出的光谱在黄绿色波段,荧光的波长范围520~530nm。

  - 荧光素眼底血管造影(fundus fluorescein angiography, FFA)

    借助眼底照相机(包括普通光学及激光光源)拍摄荧光素在眼底视网膜、脉络膜血管中的循环及其强度、分布部位的变化,观察眼底相关结构和功能的改变。本章节主要介绍激光光源的超广角荧光素眼底血管造影(ultrawide FFA)。

  - 血-视网膜屏障

    分为内屏障和外屏障。内屏障是指视网膜血管内皮细胞间的紧密连接,外屏障是指色素上皮细胞间的封闭小带。内、外屏障的结构破坏是造成异常荧光的解剖学病理基础。

● 超广角荧光素眼底血管造影概述

■ 技术设备及原理

　　扫描激光检眼镜眼底成像系统采用超广角椭圆形扫描镜和虚焦点成像技术实现了超广角摄像功能。超广角激光扫描系统内部具有一个巨大的凹面双焦点椭圆形扫描镜装置，其内含有 2 个共轭焦点，激光扫描头和被检眼分别位于 2 个焦点上。根据共轭焦点原理：从一个焦点反射的光线必然通过另一个共轭焦点，随着激光头精确而稳定地围绕共轭焦点旋转，视网膜仿佛被一个置于眼内的激光头所扫描，从视网膜反射回的激光能量投射到椭圆镜面，通过同一扫描系统传入彩色探头转换频率后，再通过图像抓帧卡转变成高分辨率（14μm）的彩色数字图像（图 2-2-1）。因此，能够保证在 2mm 以上的小瞳孔下一次性快速扫描到由后极部至周边视网膜约 200° 的图像，获得约 80% 的视网膜面积资料。

　　以超广角扫描激光检眼镜为例，该激光扫描检眼镜采用三种不同波长的激发光源，由于红、绿、蓝激光的波长不同，它们扫描的层次也不相同。其中蓝激光 488nm 产生大于 500nm 的黄绿荧光，可进行荧光素眼底血管造影检查。532nm 绿激光可用于扫描视网膜色素上皮以内的各层，并能对色素上皮（retinal pigment epithelium，RPE）的脂褐质激发出自发荧光，且较蓝光对黄斑损伤小，可进行超广角扫描激光眼底自发荧光照相（ultra-widefield fundus autofluorescence，UWAF）检查；633nm 红激光穿透性好，能够深达色素上皮及脉络膜层（图 2-2-2）。因此，可以实现超广角眼底彩色照相、超广角自发荧光拍摄及超广角荧光素眼底血管造影检查等多种功能。并且红光激光或绿激光在进入眼前节时能减少散射，对于存在一定程度的屈光介质混浊，如角膜水肿、较严重白内障、玻璃体积血等传统的光学光源的眼底照相机难以完成检查的患眼也能采集到较清晰的图像。

　　三色分光镜将不同波段的光组合，通过跟踪转镜机收集光束后，再通过光闸反射传入扫描器装置（图 2-2-1 所示），由传入的光束进行横向与纵向扫描，光束经过位于椭圆镜面的焦点投射到镜面上，反射光由共轭焦点位置上的视网膜接收，相应视网膜的反射光线再次经椭圆镜面的反射到达扫描仪，随后进入光束分流器。由红、绿激光返回通道探测器分流后被光束采集卡接收，并转换为数字信号图像后在显示器上成像（见图 2-2-1，图 2-2-2）。

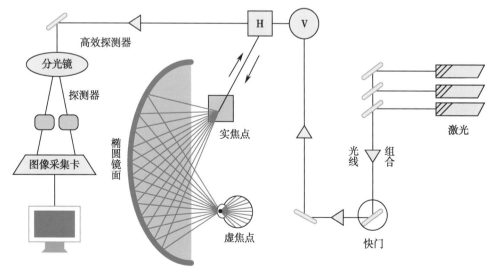

图 2-2-1　光学激光扫描检眼镜成像原理图

图点评：扫描激光检眼镜的激光扫描头和被检眼分别位于 2 个焦点上。根据共轭焦点原理：从一个焦点反射的光线必然通过另一个共轭焦点，被检眼反射的光线通过另一个共轭焦点 - 激光扫描头而成像。

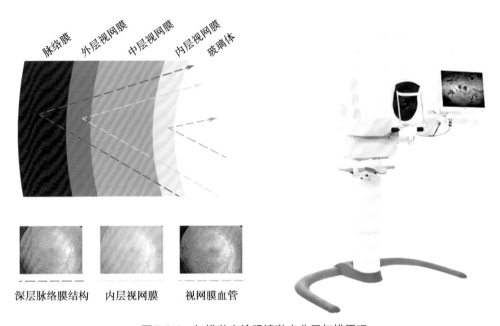

图 2-2-2　扫描激光检眼镜激光分层扫描原理

蓝激光波长 488nm，用于荧光素眼底血管造影检查；绿激光波长 532nm，扫描视网膜色素上皮以内的各层，可进行自发荧光及视网膜内层检查；红激光波长 633nm，可对较深层结构，包括视网膜色素上皮层和脉络膜进行成像。

图点评：488nm 的蓝激光主要用于 FFA 的激发光，超广角照相的自发荧光采用的是 532nm 波长的绿光，这与 Heidelberg Spectralis 自发荧光采用的 488nm 的蓝光不同。532nm 波长反映色素上皮以内的各层变化。

■ 造影试剂荧光素钠

吸收光谱为 465～490nm 的蓝光，激发光谱为 520～530nm 的黄绿光，分子量大小约 380Da，主要通过肾脏代谢，代谢时间约 24 小时。

■ 技术团队

开展荧光素眼底血管造影检查建议需具备眼科专业资质的医师及护士，具备熟练操作血管造影设备的能力和报告评估水平，所在造影科室需组建完善医疗急救设施。

● 超广角眼底成像特点

1）超广角且不失真：传统的荧光素眼底血管造影拍摄范围一般为 30° 和 55°，仅能使 10%～15% 的视网膜成像，在充分散瞳以及患者配合眼位转动的情况下，可以拍摄到赤道部的部分病灶。由于单张图像的范围小，全面展现眼底病变的范围和形态需要多次拍摄并进行拼图（图 2-2-3）。超广角眼底成像系统一次成像 200° 范围（图 2-2-4），覆盖 82% 的视网膜结构，结合四个方位的眼位引导，成像范围将扩大到 220°～240°，并且利用立体投影技术，避免周边眼底像变形，直观显示病灶的大小、范围、与周围组织的关系。尤其可在同一时间节点获取大范围的超广角 FFA 图像，对早期视网膜灌注及周边眼底情况一目了然，在糖尿病视网膜病变、视网膜静脉阻塞、后葡萄膜炎、周边视网膜脉络膜占位性病变等检查上有显著优势。

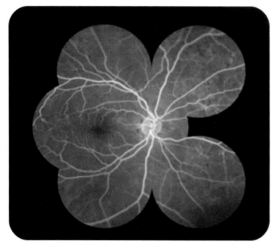

图 2-2-3　标准 7 视野检查范围

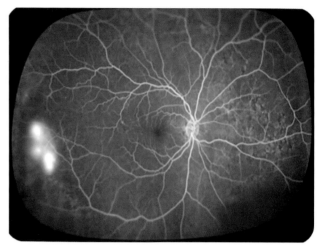

图 2-2-4　超广角 FFA 检查范围

　　图点评：FFA 标准 7 视野拼图也仅拍摄到赤道部视网膜，超广角 FFA 可发现位于颞下周边部视网膜的荧光素渗漏病灶。

　　2）多波长且大景深：200° 超广角眼底成像由 633nm 红激光、532nm 绿激光组成，并且可以分层拍摄，在造影检查注药前的眼底彩色照相采集时可清晰地呈现不同层次的结构，较强的空间感有助于判断病变的层次和程度，提高诊疗准确性、便利性。也可进行自发荧光观察视网膜色素上皮层异常和脂褐质含量异常的全视网膜或周边视网膜病变，如视网膜色素变性。

　　3）四种成像模式：具备红、绿、蓝三种不同波长的激光，可实现超广角彩照（图 2-2-5A）、超广角荧光素眼底血管造影（图 2-2-5B）及超广角自发荧光（图 2-2-5C）检查；并具有 Res Max 后极部模式（图 2-2-5D），可以实现精细程度（11μm）的后极部 100° 成像，放大镜功能软件可进行局部的放大，使图像更清晰，有利于发现微小病变。使整个检查可以同时具备广度和精度。

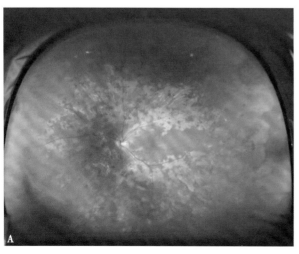

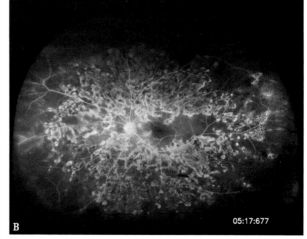

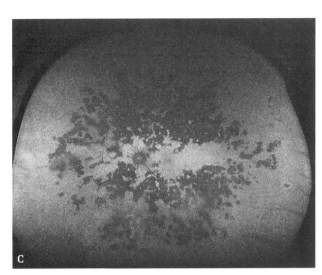
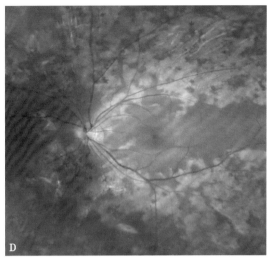

图 2-2-5　增殖性糖尿病性视网膜病变（proliferative diabetic retinopathy，PDR）激光术后眼底超广角彩照、FFA、UAF 及后极模式照相

A. 超广角眼底彩色照相；B. 超广角荧光素眼底血管造影；C. 超广角自发荧光；D. Res Max 后极模式。

图点评：200°超广角眼底成像的四种标准模式在小瞳孔亦可操作。传统的眼底彩色照相或眼底造影检查均须充分散瞳，不仅需要等候瞳孔散大，也会因瞳孔散大给患者带来不便，甚至有可能诱发急性闭角型青光眼发作。超广角眼底成像常在小的瞳孔完成眼底造影成像，但是为了达到更高的图片质量和更大的观察范围，建议在确保安全的情况下散瞳检查。

● 超广角荧光素眼底血管造影检查操作技术

（1）药物准备：10% 荧光素钠注射液，检查生产批号、生产日期及有无药物破损及异常沉淀物。

（2）造影检查前安全评估

1）检查禁忌：对荧光素钠过敏者，有支气管哮喘史患者，严重肝、肾功能损害者，先天性缺血性心脏病患者，孕妇禁用；高敏体质者，严重高血压、心血管疾病患者，肝肾功能不全者，其他全身情况不良者（如感冒、发烧、各种慢性血液、呼吸、消化系统疾病等及有过重要脏器手术者），哺乳期妇女慎用。

2）前房情况检查：眼压在正常范围且前房深度不浅时可予充分散大瞳孔，并告知患者及家属瞳孔散大后畏光、视力下降（近视力下降明显）、不可驾车，需要 6~8 小时恢复正常，必要时戴墨镜。

3）知情同意：向患者及家属讲解荧光素眼底血管造影的过程、造影剂作用及可能出现的不良反应，极个别病例会引起休克甚至死亡的危险及应对措施，并须患者本人 / 家属签署《造影检查同意书》。

（3）药物皮试

1）皮肤划痕过敏试验：前臂下段内侧，此处皮肤较为光滑细腻，便于试验操作和结果观察。用 75% 乙醇（灭菌注射用水）常规消毒皮肤待干，用 4 或 5 号无菌注射针头在表皮上划痕两道，长度约 0.5cm，其深度以不出血为宜，即划破皮不出血或者微量渗血为度，取注射用荧光素钠原液 1 滴，滴于划痕处，20min 后观察结果。局部发红，直径大于 1cm，出现丘疹者为阳性或肿胀在 0.7cm 以上为阳性，阳性者不予进行此项检查（图 2-2-6A、B）。目前荧光素钠皮肤划痕实验国内外均缺乏临床研究支持，因此很少在临床检查中使用。

2）静脉注射过敏试验：皮试液配置用 1mL 注射器抽 0.1mL 荧光素钠原液加 10mL 灭菌注射用水（或生理盐水）等于 0.1% 浓度（图 2-2-6C）。抽取 0.1% 荧光素钠经生理盐水稀释至 5mL（按 0.1mL/kg）静脉注射用于过敏试验，观察 5min，皮试试验若无反应，继续准备荧光素眼底血管造影工作；若患者出现皮疹、恶心、头晕等身体不适，则应和患者及家属沟通解释，告知荧光素眼底血管造影的风险性很大，须取消造影检查，以免出现生命危险。

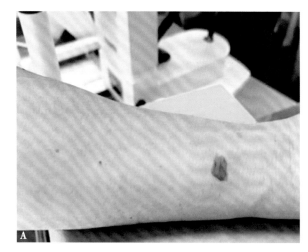
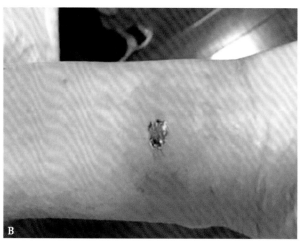
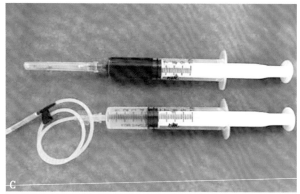

图 2-2-6　药物皮试

A. 皮肤划痕过敏试验阴性；B. 皮肤划痕过敏试验阳性；C. 静脉注射过敏试验皮试液及药物原液。

图点评：因国家药典的说明要求，无论荧光素钠皮肤划痕实验或静脉注射过敏试验须在 FFA 检查开始前进行。须注意静脉注射过敏试验荧光素钠的量严格按标准，否则容易出现假荧光现象。

（4）抢救设备及药品的准备

1）急救物品：包括血压计、听诊器、氧气、鼻导管、输液器、注射器、吸痰器、氧气瓶或氧气袋等。

2）准备相关急救药品，如盐酸肾上腺素、盐酸利多卡因、尼可刹米、盐酸洛贝林、地塞米松、异丙嗪、甲氧氯普胺、多巴胺、5% 葡萄糖、50% 葡萄糖、葡萄糖酸钙、氯苯那敏等。

（5）操作步骤及操作技巧

1）检查前的准备工作：检查前先输入患者基本资料，调整患者体位至舒适坐姿，调整机身高度至略低于患者视线水平处，嘱患者双眼同时睁开，适当辅助提拉上下眼睑。

2）获取图像：首先拍摄患眼图像，后拍摄对侧眼图像。检查完成时及时审阅所有图像，保存拍摄范围完整、成像清晰的图像，删除不合格图像。拍摄人工晶状体（intraocular lenses IOL）眼或硅油眼时可适当调整焦距至较近距离，即操作监控器显示"红色减号"或"红色实心圆形"时采集图像。正位超广角眼底图像应可清晰显现包括视盘、黄斑区以及涡静脉在内的全部视野，无虹膜影或镜头盖遮挡。应尽量减少眼睑和睫毛对成像结果的干扰，遮盖应小于 10° 视野。造成伪影的常见原因包括眨眼、闭眼和拍摄位置不当,须在检查过程中及时解释、调整以取得患者配合。

● **超广角眼底自发荧光图像**

在选择成像模式界面,选择 AF 复选框,进入拍摄界面后,打开 Optomap AF 选项。调整患者头位,适当辅助提拉眼睑,至外部监控器显示绿色光圈与角巩膜缘对齐,且瞳孔中央为绿色实心圆形,按动手柄拍摄按钮或点击屏幕拍摄按钮完成拍摄。拍摄角度同超广角眼底彩色照相。

● **超广角荧光素眼底血管造影图像**

先拍摄双眼超广角眼底彩色图像和自发荧光图像。进入造影模式后,确认患者主检眼。若仅有 1 只眼为被检眼,则该眼为主检眼;若双眼均有病变,则需要根据病变程度等实际情况,由医师根据检查目的确定主检眼。

(1)早期(1min 以内):注射造影剂时立即开始计时,计时器运行至约 5s 时,按动手柄顶端按钮开始造影拍摄,此时为自动拍摄,拍摄间隔时间为 1.1s/ 张,至充盈期结束。系统设置为主检眼连续拍摄 15 张,此过程中不建议切换双眼,不删除任何照片。

(2)中期(1~10min):此阶段应拍摄图像包括双眼 200° 正位各 2 张,双眼上方、下方、鼻侧、颞侧以及后极部 100° 正位(Res Max 后极模式)各 1 张。

(3)晚期(10~15min):应拍摄双眼 200° 正位图像各 1 张。

注意:自动拍摄过程中若需要停止,可再次按动手柄顶端按钮以停止,同时切换为手动拍摄。建议在造影拍摄的计时器运行到 30s 时,切换至 Res Max 后极模式,以实现黄斑部的精细拍摄。此过程中应密切关注患者的头位及眼睑位置。

■ **不良反应及处理措施**

(1)轻度不良反应:一过性反应,可完全缓解,无须特殊处理。恶心、呕吐、打喷嚏、瘙痒、咳嗽等,可先暂停检查,告知患者放松心情,做深呼吸,饮温水,休息片刻即可缓解。

(2)中度不良反应:缓解稍慢,有时须用药物处理,但不危及生命。如荨麻疹(图 2-2-7)、血管迷走神经性晕厥等,起荨麻疹者可给予氯苯那敏(4mg/ 片)1 片口服,多饮水促进排泄,密切观察病情,一般 20~30min 后症状缓解,必要时可口服抗组胺药物、静脉使用糖皮质激素及钙剂等。

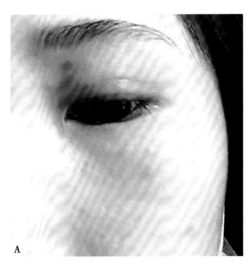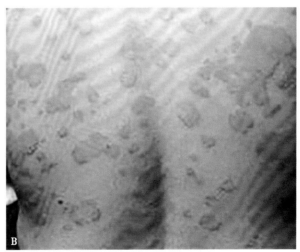

图 2-2-7　FFA 不良反应:荨麻疹

A. 眼睑及面部斑丘疹;B. 背部皮肤风疹斑块。

图点评：荧光素钠过敏的皮肤荨麻疹表现，应给予氯苯那敏（4mg/ 片）1 片口服，密切观察病情，症状未缓解者及时请内科医师协助救治，可静脉注射（推注）50% 葡萄糖注射液加 10% 葡萄糖酸钙注射液或者肌内注射地塞米松注射液。

（3）重度不良反应：可能会危及生命，需要紧急处理。过敏性休克、喉头水肿、腹痛、呕吐、里急后重（腹泻）等，应立即通知内科医师，去枕平卧、吸氧、盐酸肾上腺素 1mg 肌内注射，测量血压脉搏，建立静脉通路，根据血压脉搏情况，遵医嘱给予地塞米松静脉滴注或者推注、盐酸多巴胺注射液滴注等措施，密切观察，根据病情变化用药。

（4）迟发性药物不良反应：当患者检查完成之后，让患者保持安静休息，对患者严密观察 30min，若未出现异常状况，则可让患者离去。

（5）药物渗漏：若发生荧光素钠渗出至血管外，造成局部组织红、肿、疼痛应立即停止注射，给予硫酸镁湿敷，有效缓解患者疼痛。

■ 造影报告编辑及阅片注意事项

阅片者须了解患者的病史和临床体征，阅片步骤如下。

（1）选择混合视图模式，可对比观察不同层面的眼底图像，更高效检查任何可能被遗漏的区域。

（2）观察荧光素眼底血管造影图像，在 FFA Slideshow 中可以依序查看图像集。

（3）注意事项

1）广角眼底成像术操作者和阅片者的资质应有所要求。应该由经过培训的有经验的医师或技师进行操作，由具备执业医师资格的医师出具诊断报告。

2）阅片过程中，首先应排除视网膜前各种投影的影响，如翼状胬肉、角膜白斑、晶状体周边部混浊、玻璃体疾病等，以便对周边部视网膜的病变进行正确评估。

3）广角荧光素眼底血管造影图像与普通视野的图像不尽相同，其优点在于可以在同一时程显示后极部和全周边部的荧光改变以及相互关系；不足之处是由于视野宽广，往往图像显示比例过小且有轻度变形，不易观察细微结构。因此，在阅片时建议放大图像倍数，以便对细微结构进行对比观察。

4）图像放大后出现失真情况，可选择使用平滑工具以减少失真。当观察到疑似出血病变时，建议切换至绿激光通道视图。在参数设置方面，增加对比度可强化呈现出血、血管等（视盘颜色会变深）。选择优化按钮后，图像将返回到软件默认的最佳设置。

5）通过转动眼位进行多方位成像，形成眼底拼图，成像范围可进一步扩大。

6）广角眼底成像检查目前仍具有一定的局限性，如分辨率仅为 11～14μm，对细节的观察仍有欠缺；视网膜周边部检查影像轻度变形以及存在定量测量问题；受自发荧光波长所限，对病变的认识仍有局限等。相信随着超广角眼底成像检查技术的不断进步，上述问题将逐步得到解决。

● 超广角眼底血管造影临床应用

（1）葡萄膜炎：中间葡萄膜炎、后葡萄膜炎、小柳 - 原田综合征、白塞病、各种视网膜血管炎等病变。

（2）视网膜、脉络膜占位性病变：视网膜血管瘤、脉络膜黑色素瘤、转移癌、眼内淋巴瘤、白血病等肿瘤相关眼病。

（3）先天性及家族遗传性疾病：视网膜色素变性、家族性渗出性玻璃体视网膜病变、Coats 病等。

（4）黄斑区病变：中心性浆液性脉络膜视网膜病变、年龄相关性黄斑变性等。

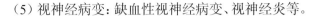

（5）视神经病变：缺血性视神经病变、视神经炎等。

● **视网膜血管性疾病的吲哚菁绿血管造影检查**

吲哚菁绿血管造影检查（indocyanine green angiography，ICGA）的成像原理是吲哚菁绿（indocyanine green，ICG）染料从血管注射至血液后，98% 与血浆蛋白结合，结合或游离的 ICG 染料经近红外光或红外激光激发后可发射波长 850nm 红外光的荧光，同时使用高速摄影及实时摄像技术，拍摄记录眼底血管，尤其是脉络膜循环动态图像。

■ 适应证和禁忌证

（1）适应证：FFA 不能明确诊断的病变，或其他临床需要诊断和鉴别诊断的疾病，如息肉状脉络膜血管病变、老年性黄斑变性、视网膜血管瘤样增生、中心性浆液性视网膜脉络膜病变等。

（2）禁忌证：因 ICG 含有低于 5% 的碘化钠，对碘或其他药物过敏的患者应谨慎使用，同时严重肝病患者、慢性肾功能衰竭需要血液透析的患者因延迟清除，也应该禁做 ICG，孕妇及胎儿的毒害作用缺乏研究证据，应慎用。

■ 操作技术与操作过程

ICGA 从患者准备到操作过程，与 FFA 有相似之处。

（1）患者准备：须对患者仔细询问病史，排除禁忌证。

（2）剂量：将 25mg ICG 溶解于 5mL 注射用水中制成 ICG 溶液（浓度 0.5% 做造影用）。

（3）操作步骤：在注射染料前，可使用无赤光进行眼底照相；随后快速注入 ICG 注射液（5s 内），并同时启动计时器；获取早期（10min 内）、中期（10～20min）及晚期（20～30min）图像，每隔 5min 拍摄一次，直至 30min 以上。

（4）同步 ICGA 和 FFA 的步骤：将 20% 的荧光素 3mL 与吲哚菁绿 1mL（25mg）混合后进行静脉注射（扫描激光检眼镜系统），或注入 ICG 后再注入荧光素，分别选择不同的滤光片进行 ICGA 和 FFA（红外眼底血管造影系统），从而依次获取图片。

■ 不良反应

现认为 ICGA 比 FFA 更安全且易于被患者耐受，仅少数患者（0.22%～0.34%）可出现恶心、荨麻疹、瘙痒、便意、静脉疼痛及低血压等不良反应，但也有发生低血压性休克和过敏性休克等严重不良反应的报道。尚未见眼科应用 ICG 导致患者死亡的报道。因此，尽管 ICGA 的不良反应较少，但应意识到少数患者也可能发生较严重的不良反应，尤其对伴有心血管疾病或过敏体质的高龄患者，更应小心谨慎。要求检查室的急救药品和器材准备齐全，以确保在造影检查过程中一旦出现严重过敏反应或发生心脑血管疾病时，患者能得到及时的治疗及抢救。

■ ICGA 造影释义

（1）正常 ICGA 影像：①按时间分造影早期（10min 内）、造影中期（10～20min）及造影晚期（20～30min）。②按脉络膜血管充盈时态分：动脉期、动 - 静脉期、静脉期、消退期。③正常脉络膜充盈形态：a. ICGA 早期脉络膜血管显影清晰；b. 中期染料逐渐从脉络膜毛细血管渗出，血管呈模糊荧光；c. 晚期脉络膜血管荧光逐渐消退，脉络膜基质层 ICG 背景荧光下可见脉络膜大血管呈暗影；在 ICG 造影中晚期，Bruch 膜和 RPE 着色。④生理性脉络膜分水带：分水带（watershed zone）是指睫状后动脉主干（2 支或

3 支)在脉络膜分区的交界处,形成一个相对缺血区域;由于睫状后动脉解剖位置的不同,分水带除了可出现在后极部,还可出现在视网膜颞侧或周边区域。

(2)异常 ICG 影像:①强荧光:指 ICGA 上相对亮的区域,如假荧光、透见荧光(RPE 缺失巩膜变薄)、异常血管(视网膜或脉络膜)、渗漏及自发荧光。②弱荧光:遮蔽荧光(色素、出血、渗出)、血管充盈迟缓缺损(生理性、血管阻塞、萎缩);炎性弱荧光。

■ ICGA 在视网膜血管疾病中的临床应用举例

典型病例 1:患者,女,32 岁,妊娠高血压综合征,突发视力下降 1 个月;右眼视力 0.32,左眼视力 0.32,右眼最佳矫正视力 0.4,左眼最佳矫正视力 0.5(图 2-2-8)。

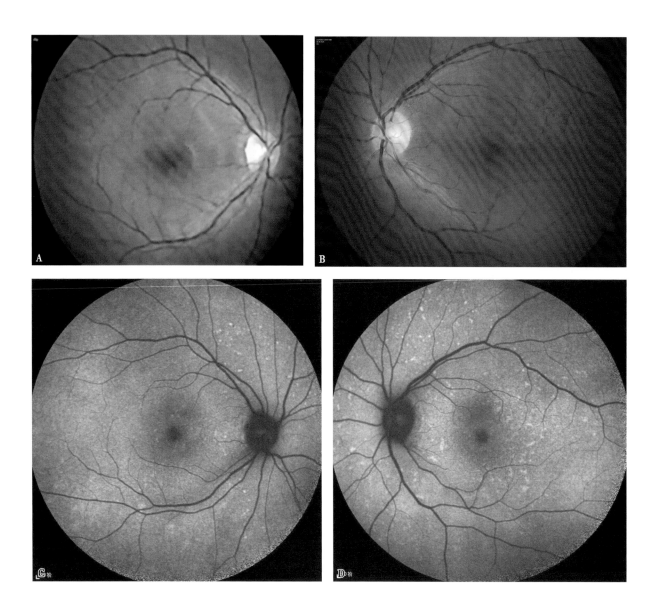

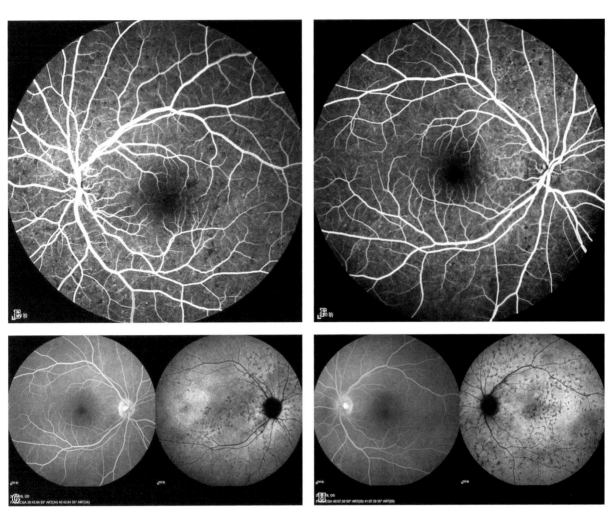

图 2-2-8　妊娠高血压视网膜病变

A、B. 双眼眼底彩色照相可见视网膜动脉狭窄，管壁反射性增强，出现动、静脉交叉压迫征，未见明显水肿或棉绒斑形成；C、D. 双眼自发荧光可见后极部大量散在强荧光；E、F. 双眼 FFA 早期，可见视盘周围和后极部呈多灶性、斑驳状强弱不等荧光（色素上皮损害），视网膜血管轻度扩张伴荧光素渗漏；G、H. 双眼 FFA 和 ICGA 同步（晚期）：双眼 FFA 可见散在视盘和后极部 RPE 色素脱失性强荧光，并可见中央遮蔽荧光，周围透见荧光的 Elschnig 斑；双眼 ICGA 晚期可见较 FFA 更为明显的弥漫性脉络膜低灌注区和 / 或无灌注区（Elschnig 斑）。

　　图点评：此患者为一例妊娠高血压视网膜病变患者，我们可以发现尽管 FFA 和 ICGA 图片上均可以看见 Elschnig 斑，但是 ICGA 发现更广泛、更明显的病灶，提示了 ICGA 的优势所在。

典型病例 2：患者进行自体脂肪注射后，出现右眼视力骤降；右眼无光感，左眼矫正视力 1.0（图 2-2-9）。

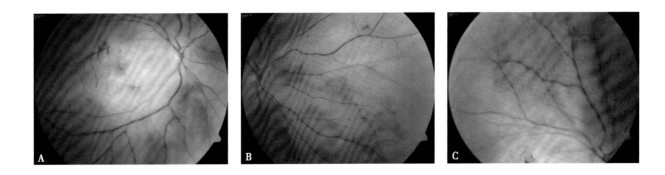

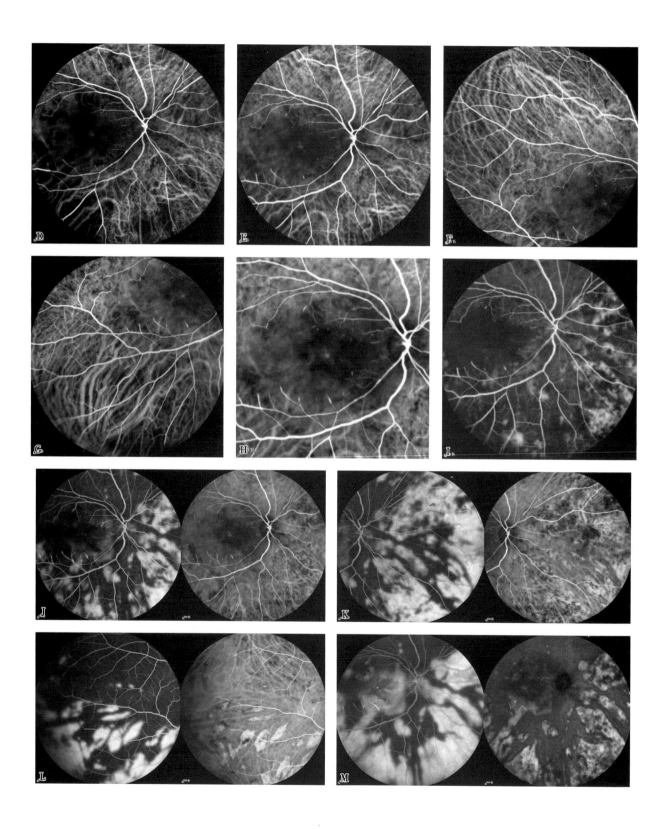

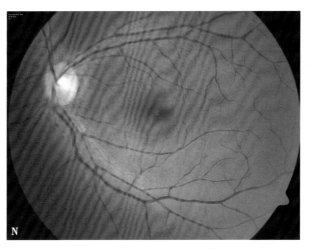

图 2-2-9 脂肪栓塞性视网膜病变

A～C. 右眼眼底彩色照相可见后极部及周边部大面积视网膜苍白、水肿,视网膜内出血,并可见视网膜血管内脂肪栓子和视网膜中央动脉的表现;D～G. 可见 ICG 早期后极部及部分周边部脉络膜血管充盈严重迟缓,黄斑区及周围视网膜血管无灌注区形成;H. ICG 造影中期仍见黄斑区斑点状脉络膜血管无灌注;I. 右眼 FFA 早期可见黄斑区视网膜血管无灌注区形成,周边部散在斑驳状强弱不等荧光;J～L. 右眼同步 FFA 和 ICGA 中期可见周边部视网膜散在脉络膜血管梗死灶,可见染料渗漏,对应 FFA 可见片状强荧光区;M. 右眼同步 FFA 和 ICGA 晚期可见斑驳状强荧光,病灶呈一致性;N. 左眼眼底未见明显异常。

图点评:该病例为自体脂肪注射后导致脂肪栓塞性视网膜病变的特殊病例,因为脂肪栓子栓塞面积广泛,视网膜、脉络膜均可见栓塞病灶,且 ICGA 对脉络膜栓塞显示尤为明显,这进一步提示 ICGA 能作为 FFA 的重要补充。

(李明翰 吴琨芳 吉宇莹)

第三节 光学相干断层成像与相干光层析血管成像术检查

● 光学相干断层成像检查

■ 概述

光学相干断层成像(optical coherence tomography,OCT)是一种利用相干干涉测量原理,能够对活体视网膜组织进行高分辨率扫描的成像技术。具有非接触、无创的优点。可快速采集并形成类似于组织学切片质量的视网膜截面图像——"活体视网膜光学切片"。OCT 实质上是一种光反射信号,类似于超声波原理,利用眼部结构的光学透明性,采用 840nm 的红外光或 1 050nm～1 300nm 波长可调谐激光作为扫描光源。840nm 的 OCT 被称为频域 OCT,1 050nm 的 OCT 被称为扫频源 OCT。扫描描光束投射到眼内,被不同层次结构反射,通过测量轴向反射光的强度和在不同层次组织中反射光延迟时间等信号,经处理后采用色阶或灰阶的形式来显示不同层次组织之间的距离和组织特性,从而合成横断面图像、地形图和三维图等。

■ 正常视网膜 OCT 图像

正常视网膜 OCT 图像中黄斑中心凹呈一规则凹陷,在玻璃体视网膜交界面上方是无光反射信号的玻璃体腔,下方是强弱不等光反射信号的各层视网膜结构、脉络膜结构和脉络膜巩膜交界面。在高分辨率 OCT 中视网膜可清晰地分为 12 个层次,内层视网膜和外层视网膜各 6 个层次,内层视网膜由内向外分为神经纤维层、神经节细胞层、内丛状层、内核层、外丛状层和外核层,外层视网膜由内向外分为外界膜、肌样体带、椭圆体带、光感受器外节、嵌合体带和 RPE/Bruch 膜复合体。所有层次中属高反射带的有神经纤维层、外界膜、椭圆体带、嵌合体带和 RPE/Bruch 膜复合体，属中反射带的有神经节细胞层、内丛状层和外丛状层，属低反射带的有内核层、外核层、肌样体带和光感受器外节（图 2-3-1）。

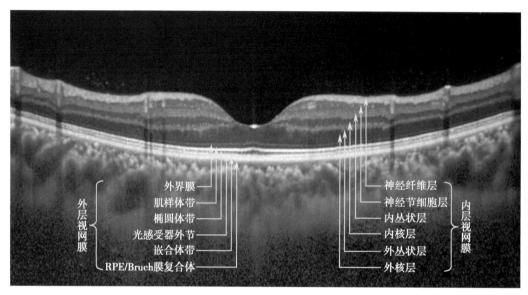

图 2-3-1　正常视网膜 OCT 图像

经过黄斑中心凹的正常视网膜 OCT 图，显示视网膜各层次结构清晰，其中神经纤维层、外界膜、椭圆体带、嵌合体带和 RPE/Bruch 膜复合体呈高反射带；神经节细胞层、内丛状层和外丛状层呈中反射带；内核层、外核层、肌样体带和光感受器外节呈低反射带；在加强深度成像模式（enhanced-depth imaging, EDI）下还可清晰显示脉络膜结构和脉络膜巩膜交界面。

　　图点评：熟悉正常视网膜 OCT 图像是进行准确 OCT 临床阅片的基础，OCT 对确定视网膜病灶性质和层次定位具有重要价值。

■ OCT 在视网膜血管性疾病的临床应用介绍

（1）显示视网膜细胞内水肿及病灶变化举例

　　患者女，67 岁，因右眼无痛性视力骤降 1 天就诊。眼科检查：右眼视力指数 /30cm，右眼晶状体混浊，相对性传入性瞳孔障碍（+），右眼视盘轻水肿，边界欠清，后极部苍白水肿，黄斑中心呈樱桃红斑。视网膜动脉变细，静脉粗细不均。有高血压病史 15 年。经眼底彩色照相、FFA、OCT 检查（图 2-3-2），诊断：①右眼视网膜中央动脉阻塞；②右眼年龄相关性白内障；③高血压病。经扩血管、降低眼压及营养神经治疗 9 天后恢复至 0.1。

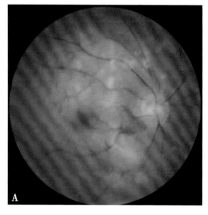
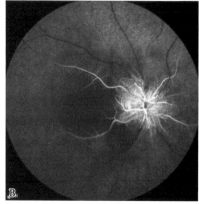
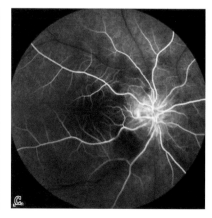

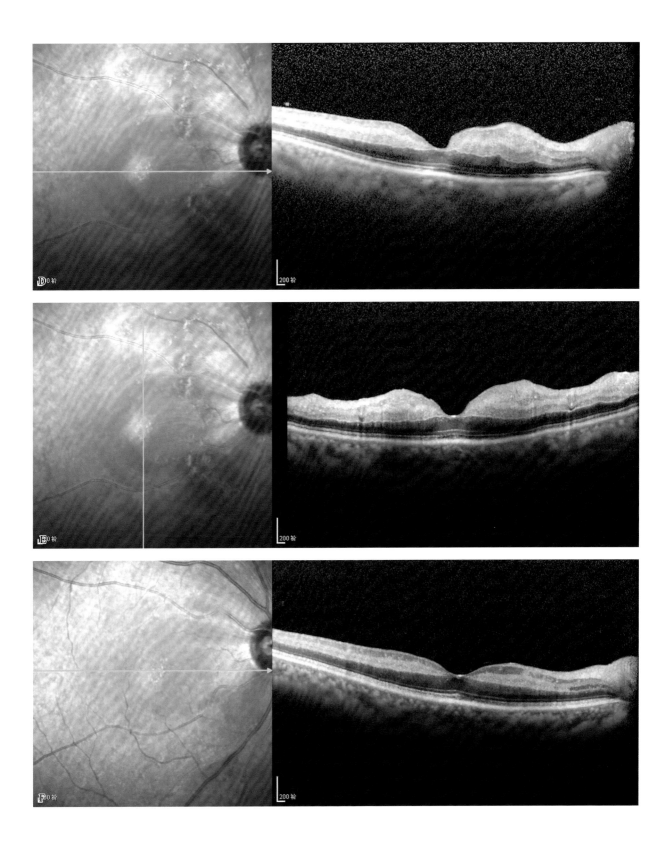

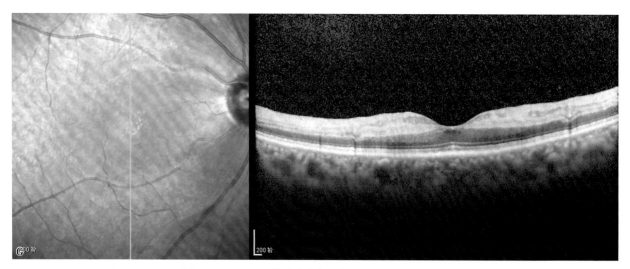

图 2-3-2 CRAO 的眼底彩色照相、FFA 及 OCT 检查

A. 右眼底彩色照相示后极部苍白水肿, 黄斑中心呈樱桃红斑; 视网膜动脉变细, 静脉粗细不均; B. FFA 21s 右眼视盘及视网膜动脉缓慢充盈, 可见视网膜动脉充盈前锋; C. FFA 40s 视网膜动脉充盈, 静脉未见回流; D、E. OCT 经过黄斑中心的水平和垂直扫描显示内层视网膜增厚, 反射增强, 结构层次欠清, 外层视网膜结构正常; F、G. 患者经积极治疗 9 天后 OCT 显示主要内核层及其附近仍呈强反射, 内层视网膜水肿消退, 层次结构改善。

图点评: 在 CRAO 急性期由于内层视网膜严重缺血缺氧, 在 OCT 上表现为内层视网膜水肿增厚, 反射增强, 层次结构模糊。需要注意的是视网膜动脉阻塞引起的视网膜水肿是细胞内水肿, 与细胞外水肿有本质区别, 在 OCT 上也有不同的影像特征。

(2) 显示视网膜细胞外水肿及病灶变化举例

患者男, 50 岁, 因左眼视力下降 1 周就诊。有高血压病史 10 余年, 糖尿病史 5 年, 血压、血糖控制可。眼科检查: 左眼视力 0.15, 左眼前节未见明显异常, 眼底见视盘水肿, 整个视网膜大量放射状视网膜浅层和视网膜前出血, 视网膜静脉迂曲扩张, 视网膜动脉变细, 黄斑区晦暗, 未见中心凹光反射。经 FFA 和 OCT 检查 (图 2-3-3A～E), 诊断: ①左眼视网膜中央静脉阻塞 (CRVO) (非缺血型); ②左眼黄斑区囊样水肿。给以玻璃体腔注射雷珠单抗治疗后 2 周复查 OCT 黄斑区水肿消退, 视力恢复至 0.6 (图 2-3-3F、G)。

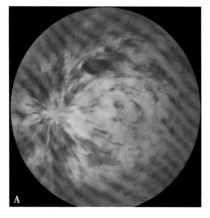
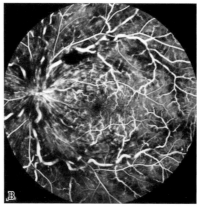
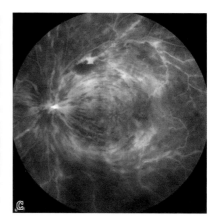

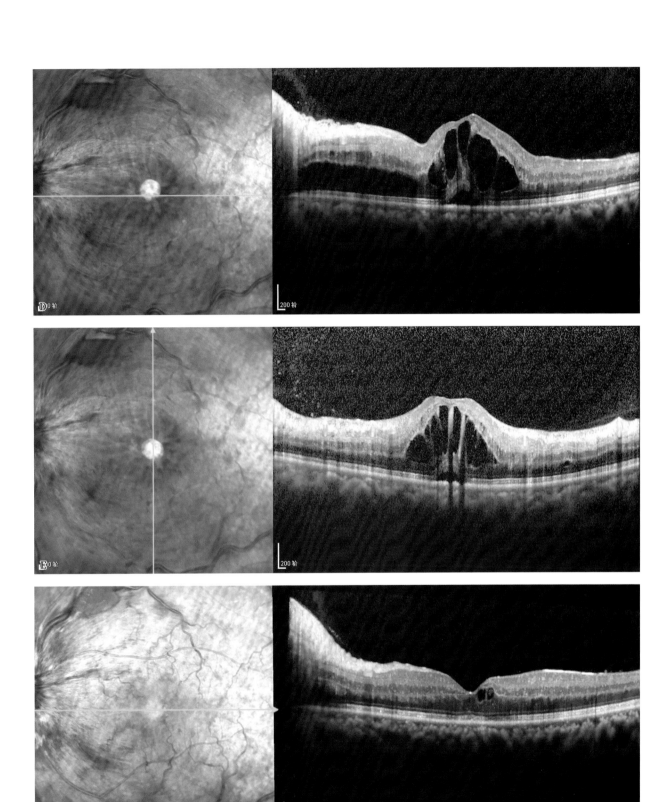

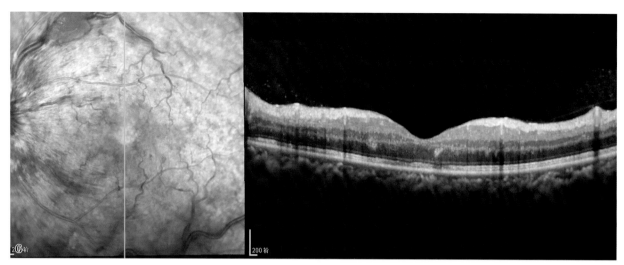

图 2-3-3 典型 CRVO 的眼底彩色照相、FFA 及 OCT 检查

A. 左眼底彩色照相示放射状视网膜浅层出血和视网膜前出血，视网膜动脉变细，静脉迂曲扩张；B. FFA 早期可见出血呈遮蔽荧光，视网膜静脉迂曲扩张伴微血管荧光素渗漏；C. FFA 晚期可见弥漫性荧光素渗漏强荧光，静脉管壁着染，黄斑区荧光素积存呈花瓣样外观；D、E. OCT 经过黄斑中心的水平和垂直扫描显示视网膜全层水肿增厚，黄斑区囊样液体集聚低反射区，视网膜结构层次尚清；F、G. 患者经抗血管内皮生长因子（vascular endothelial growth factor，VEGF）治疗后 2 周复查 OCT 显示视网膜水肿及黄斑区积液明显消退，视网膜层次结构清晰。

图点评：视网膜中央静脉阻塞所致的视网膜及黄斑水肿属于细胞外水肿，是由微血管渗漏所致，对视功能的损害相对较轻，患者对抗 VEGF 治疗效果好，但是 CRVO 患者黄斑水肿容易复发，而且病程较长，需要密切随访，如转化为缺血型则需要及时行视网膜激光光凝治疗，避免视网膜新生血管的形成和新生血管性青光眼的发生。

（3）视网膜病变层次定位举例

患者女，55 岁，因双眼视力逐渐下降 3 个月就诊。糖尿病史 15 年，血糖控制差。眼科检查：右眼视力 0.02，左眼视力 0.6，双眼前节未见明显异常，右眼底黄斑区可见大片视网膜前出血，双眼后极部及中周部散在点片状出血、渗出和棉绒斑。经 FFA 和 OCT 检查（图 2-3-4），诊断：①双眼糖尿病性视网膜病变（Ⅳ期）；②双眼糖尿病性黄斑水肿。

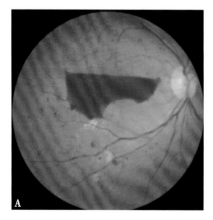
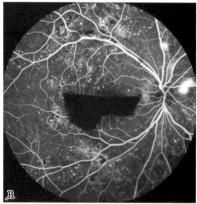
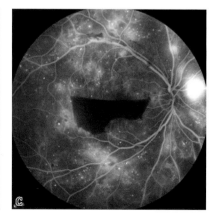

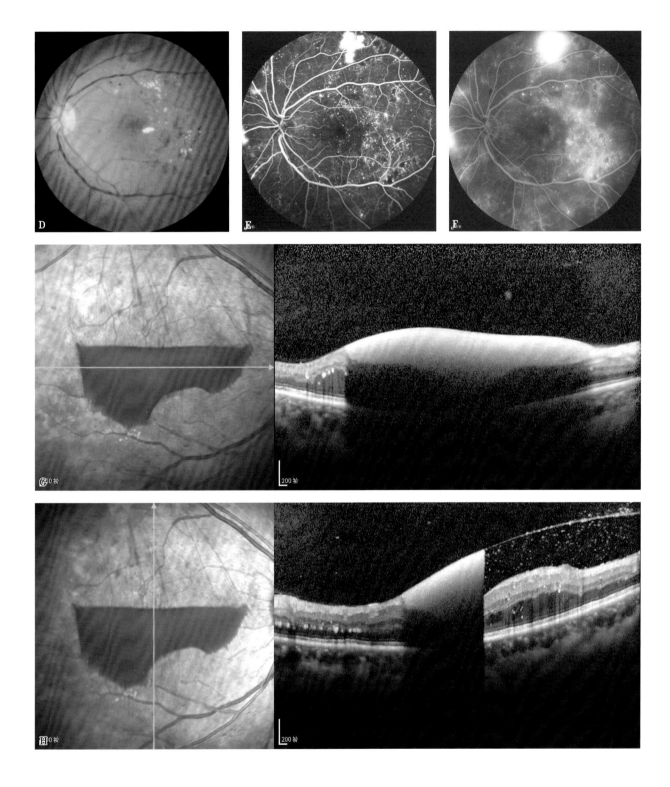

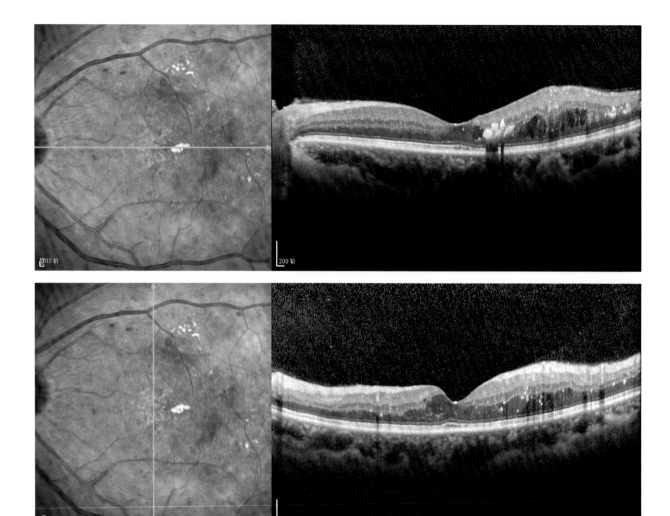

图 2-3-4　PDR 眼底彩色照相、FFA 及 OCT

A. 右眼底彩色照相示视网膜微血管瘤、出血、渗出和棉绒斑；B、C. 右眼 FFA 显示黄斑区视网膜前出血遮蔽荧光，大量微血管瘤伴微血管渗漏，散在片状无灌注区形成，视盘鼻侧及上方团状视网膜新生血管性强荧光；D. 左眼底彩色照相示视网膜微血管瘤、出血、渗出和棉绒斑；E、F. 左眼 FFA 显示大量微血管瘤伴微血管渗漏，散在片状无灌注区形成，视盘鼻侧及颞上血管弓处团状视网膜新生血管性强荧光，晚期黄斑及其颞侧荧光素积存；G、H. 右眼 OCT 经相干光层析血管成像术过黄斑中心的水平和垂直扫描显示视网膜内界膜下出血强反射，并对其后视网膜结构起到遮蔽效应，视网膜增厚，其层间散在点状强反射灶和囊样积液；I、J. 左眼 OCT 显示视网膜增厚，其层间散在点状强反射灶和囊样积液，以黄斑颞侧为甚。

图点评：OCT 对糖尿病视网膜病变所致的视网膜出血、渗出、水肿能很好地显示。特别是对视网膜出血层次的辨别非常准确。在评价糖尿病视网膜病变黄斑水肿严重程度、治疗效果及随访检查中具有重要价值。

（4）外层和中层视网膜病变的诊断举例

患者男，52 岁，因左眼前视物遮挡感 1 周就诊。有高血压、高脂血症史 10 余年。眼科检查：左眼视力 0.1，矫正 0.8（-4.00DS），左眼前节未见明显异常，眼底可见视网膜动脉变细，静脉稍迂曲扩张，动静脉交叉压迹明显，视网膜散在圆点状和小片状出血。黄斑鼻下方可见视网膜深层灰白色病灶。FFA 检查显示臂 - 视网膜循环时间延迟（25s），静脉回流缓慢。颈动脉超声显示双侧颈内动脉斑块形成，左侧颈内动脉狭窄 75%，右侧狭窄 50%。结合 OCT 检查（图 2-3-5），诊断：①左眼急性旁中心中层黄斑病变（paracentral acute middle maculopathy，PAMM）；②左眼视网膜中央静脉阻塞（瘀滞型）。

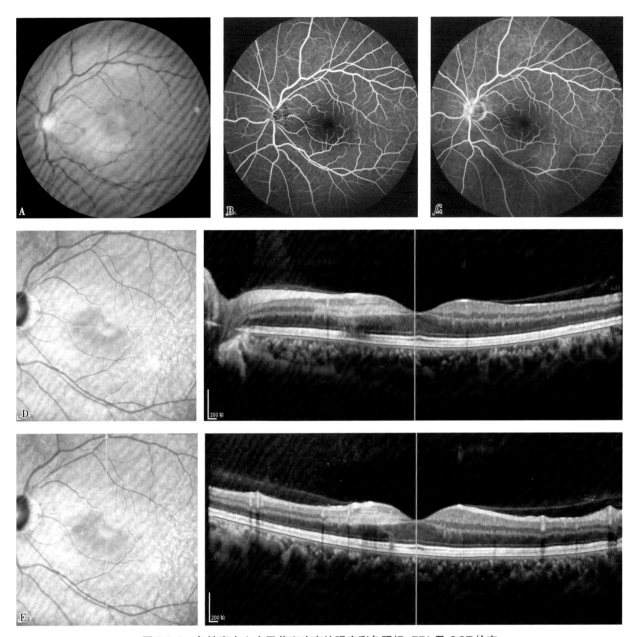

图 2-3-5　急性旁中心中层黄斑病变的眼底彩色照相、FFA 及 OCT 检查

A. 左眼底彩色照相示眼底黄斑鼻下方视网膜深层灰白色病灶；B、C. 左眼 FFA 显示在彩照中灰白色区域未见异常荧光；D、E. 左眼 OCT 经过黄斑中心的水平和垂直扫描显示中心凹颞侧及下方内核层及其附近局部高反射灶。

　　图点评：急性旁中心中层黄斑病变（PAMM）是一种描述性诊断，其本质是视网膜深层毛细血管缺血所致内核层及其附近区域的细胞内水肿。按病理诊断命名为视网膜深层毛细血管缺血（deep capillary ischemia，DCI）。针对 DCI 和外层视网膜病变，眼底彩色照相和血管造影常常容易忽略，特别是 FFA，因其只能显示视网膜浅层毛细血管，不能显示视网膜深层毛细血管，所以对 DCI 和外层视网膜病变的诊断价值不大。而 OCT 对此类中层、外层视网膜病变的检测非常敏感。因此，OCT 对外层和中层视网膜病变的诊断有优势。

● 相干光层析血管成像术检查

■ 概述

相干光层析血管成像术（optical coherence tomography angiography，OCTA）又称为血流 OCT，是一种非侵入性的新型的眼底影像检查技术，该技术除具备传统 OCT 的优点外，还能够分层观察视网膜、脉络膜血管形态及血流改变情况，并能够对血流信号进行探测和量化分析。

血流 OCT 的成像原理是基于眼底血管中存在流动的血细胞，通过对同一横断面进行重复的光学相干断层扫描成像，然后运用特殊的计算方法，获得移动血细胞即血流的信号，并据此进行血管结构的三维重建，以冠状面（en face）的形式逐层呈现眼底血管的影像。

相比于传统的 FFA 和 ICGA，血流 OCT 具有以下优点：①血流 OCT 检查具有无创性，避免了造影剂注射给患者带来的各种不良反应，同时避免了染料渗漏产生的强荧光对病灶观察的干扰；②血流 OCT 检查过程快捷方便，可以在几秒钟内获得图像，同时因不需要造影剂，该检查可在患者每次就诊时重复进行，简化了临床工作流程；③血流 OCT 可分层显示视网膜、脉络膜的血流分布情况，清楚地显示病灶的层次与位置，而且每幅 en face 血流 OCT 图像配合相应的 B 扫描 OCT，可更精确地分析病变的形态和位置；④血流 OCT 可实现视网膜、脉络膜血流的定量分析，对疾病的治疗和随访具有重要的指导作用。同时，血流 OCT 具有其局限性：①不能进行大规模扫描成像，扫描范围越大，成像效果越差；②不能评估血管通透性，影响对视网膜血管屏障功能的观察；③对被检查者的配合度及视敏度有较高的要求，如被检查者配合度差或屈光介质不清，则不能很好地成像；④血流 OCT 成像会受到伪影的影响，进而影响对图像的判读。

■ 眼底 OCTA 影像阅片规范

血流 OCT 图像（图 2-3-6）的分析解读不同于传统的造影影像，眼科医生必须在了解患者的病史和临床体征的前提下，结合 OCT B 扫描图像和其 en face 图像，对玻璃体视网膜交界面、浅层视网膜血管层、深层视网膜血管层、外层视网膜无血管区、脉络膜毛细血管层以及视盘区域视网膜脉络膜进行逐层观察，并根据需要采用软件附带功能进行定量分析，与历次血流 OCT 图像进行纵向比较，最后进行详尽的血流 OCT 影像描述。

由于不同设备在视网膜分层方面存在细微的差异，软件版本也在不断更新，因此在阅读血流 OCT 影像时必须注意影像拍摄所用设备和软件的版本。此外，血流 OCT 对在某些疾病状态下的眼底组织解剖状态分层无法做到尽善尽美，一旦分层出现误差，结果就会产生很大偏差。因此，合理运用自定义分层和手动分层对于判定血流 OCT 结果十分重要。

■ 血流 OCT 的临床应用举例

血流 OCT 可清晰显示黄斑拱环、视盘及周围区域的血流灌注，目前临床上广泛应用于诸多眼科疾病的诊断和鉴别诊断，如视网膜血管阻塞、糖尿病视网膜病变、视网膜脉络膜新生血管、青光眼及视盘疾病等。此外，血流 OCT 还可为眼底疾病的发病机制研究和疗效观察提供定量数据和客观依据。

典型病例 1：患者，男，59 岁，因左眼视力下降 3 个月来诊。眼科检查：左眼视力手动 /50cm。高血压病史 3 年。诊断：左眼玻璃体积血。入院行左眼玻璃体切除手术，术后完善 FFA 及血流 OCT 检查（图 2-3-7）。补充诊断：左眼视网膜分支静脉阻塞（branch retinal vein occlusion，BRVO）。

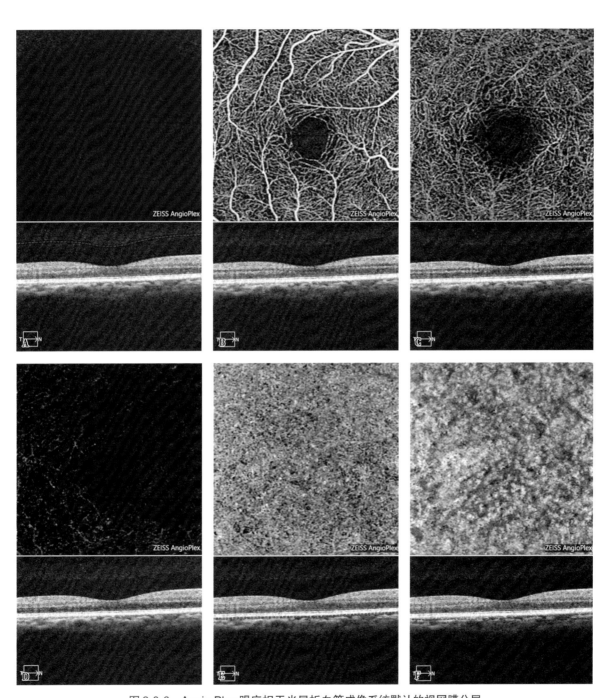

图 2-3-6　Angio Plex 眼底相干光层析血管成像系统默认的视网膜分层
A. 玻璃体视网膜交界面；B. 浅层视网膜血管层；C. 深层视网膜血管层；D. 外层视网膜无血管区；E. 脉络膜毛细血管层；F. 脉络膜。

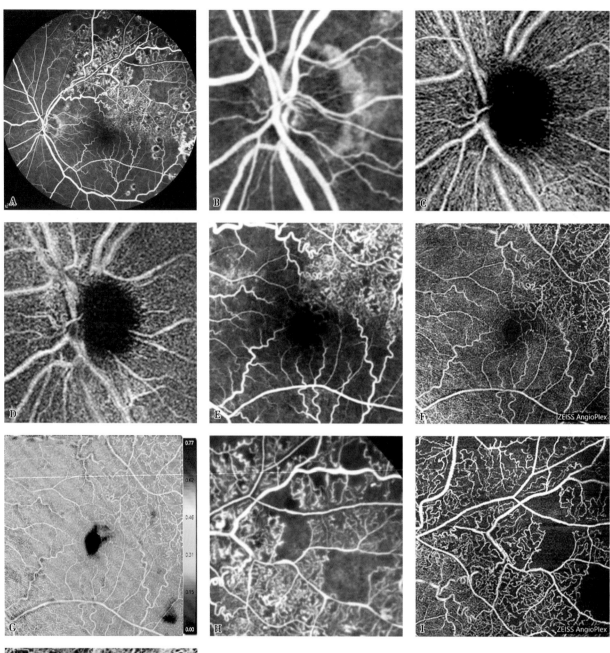

图 2-3-7 一例左眼 BRVO

A. FFA 早期像（53.05s）示视网膜颞上分支静脉迂曲扩张，片状视网膜无灌注区及侧支循环；B. 视盘周围 3mm×3mm 范围 FFA 早期图像；C. 视盘周围 3mm×3mm 范围血流 OCT 浅层视网膜图像；D. 视盘周围 3mm×3mm 范围血流 OCT 深层视网膜图像；E. 黄斑区 6mm×6mm 范围 FFA 图像；F. 血流 OCT 浅层视网膜图像；C～F. 示黄斑拱环破坏，其颞上方可见小灶无灌注及侧支循环形成；G. 血流 OCT 血流密度图示黄斑区血流密度值降低；H. 黄斑区颞上方 6mm×6mm 范围 FFA 图像；I. 给予激光治疗 2 周后，血流 OCT 视网膜图像（包括浅层和深层视网膜血管）示与 H 图对应区域仍可见片状无灌注区及侧支循环；J. 相应区域血流 OCT 脉络膜毛细血管图像示激光斑处脉络膜毛细血管血流信号消失，透见脉络膜中层血流信号。

图点评：血流OCT图像与FFA图像高度一致，可清晰显示血管扩张、无灌注区、侧支循环等病变，且与FFA相比，血流OCT对血管的显现更加清晰、分辨率更高，如视盘周围的毛细血管、黄斑拱环破坏的细节等。此外，血流OCT还可以通过血流密度值来评价视网膜微循环状态。

典型病例2：患者，男，62岁，因双眼视力下降1个月来诊。糖尿病史10年。右眼视力0.2，左眼视力0.4，诊断：双眼增殖性糖尿病视网膜病变（图2-3-8）。

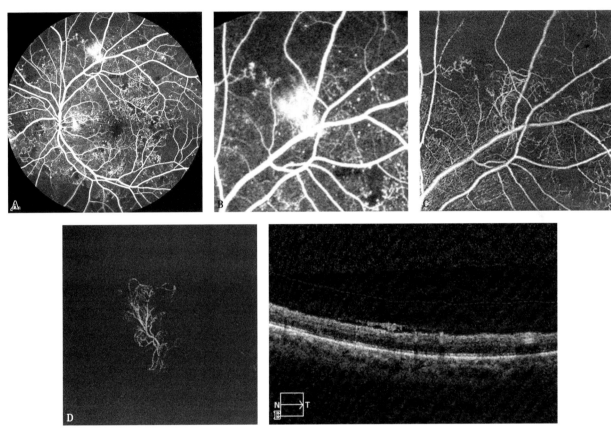

图2-3-8 PDR患者左眼FFA及血流OCT图像

A. FFA早期图像示左眼颞上血管弓上方可见团状新生血管性强荧光，后极部大量微血管瘤及散在片状无灌注区、IRMA形成；B. 左眼颞上血管弓上方6mm×6mm范围FFA图像；C. 与B图对应区域血流OCT视网膜层图像示视网膜表面新生血管、IRMA、微血管瘤、无灌注区；D. 血流OCT玻璃体视网膜交界面可见清晰的团状新生血管网；E. B-scan图像示视网膜前新生血管膜。

图点评：血流OCT可以显示除渗漏之外的几乎所有的FFA征象。由于不受染料特性的影响，血流OCT对视网膜及视盘新生血管的观察更加清晰、细致，从断层上看，他们都位于玻璃体的增殖膜内。

典型病例3：患者，男，58岁，因双眼视力下降2个月来诊。糖尿病史5年余。右眼视力0.5，左眼视力0.6，诊断：双眼增殖性糖尿病视网膜病变（图2-3-9）。

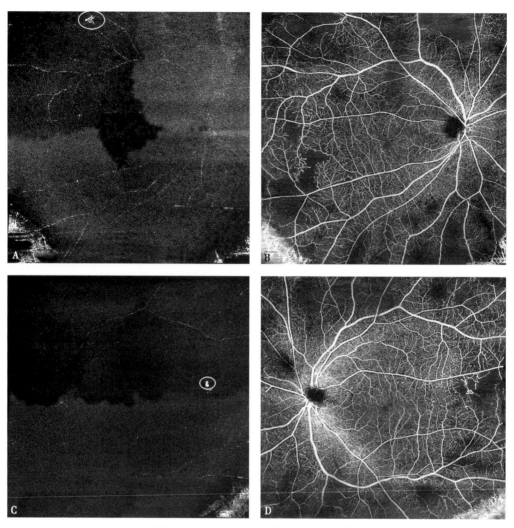

图 2-3-9 PDR 患者双眼血流 OCT 图像

A、B. 右眼广角血流 OCT 玻璃体视网膜交界面及视网膜浅层图像；C、D. 左眼广角血流 OCT 玻璃体视
网膜交界面及视网膜浅层图像；在玻璃体视网膜交界面分层，可清晰观察到生长于视网膜前的新生血管
膜（A 与 C，黄色圆圈内）；在视网膜浅层可见弥漫性散在的微动脉瘤、IRMA 及片状无灌注区（B 与 D）。

图点评：广角血流 OCT 可更大范围地呈现视网膜血供情况及微血管瘤、无灌注区和新生血管膜等病
变，有助于无法行 FFA 检查患者的疾病诊断和随访观察。

（曾仁攀　刘　兵）

第四节　视觉电生理检查

临床常用的视觉电生理检查主要包括：全视野视网膜电图（full-field electroretinogram，ffERG）、多焦
视网膜电图（multifocal electroretinography，mfERG）、图形视网膜电图（pattern electroretinogram，PERG）、
眼电图（electro-oculogram，EOG）以及视觉诱发电位（visual evoked potential，VEP）。

● 全视野视网膜电图（ffERG）

用于检测全视野视网膜感光细胞、双极细胞等各层细胞的功能。按照国际临床视觉电生理学会（the

International Society for Clinical Electrophysiology of Vision，ISCEV）制定的临床 ffERG 的基本标准包含以下基本项目。

（1）暗适应 0.01ERG（图 2-4-1A）：主要观测 b 波，其反映视杆细胞系统 On 型双极细胞功能。

（2）暗适应 3.0ERG（图 2-4-1B）：主要观测 a、b 波。由视杆系统和视锥细胞系统的光感受器细胞（a 波）和双极细胞（b 波）产生的混合反应，由视杆系统主导。

（3）暗适应振荡电位（图 2-4-1C）：主要观测 OPS 各子波，反映无长突细胞功能，也反映了视网膜循环功能。

（4）暗适应 10.0ERG（图 2-4-1D）：主要观测 a、b 波。是相对于 3.0ERG 项目而言增强刺激闪光强度至 $10cd \cdot s/m^2$ 所得视杆系统和视锥细胞系统的光感受器细胞（a 波）和双极细胞（b 波）产生的混合反应。在该混合反应中，a 波增强反映视锥细胞的功能。

（5）明适应 3.0ERG（图 2-4-1E）：主要观测 a、b 波。经过明适应后，视杆系统受到抑制，仅反映视锥系统功能。a 波由视锥细胞和 Off 型双极细胞产生，b 波来自 On 型和 Off 型双极细胞。

（6）明适应 30Hz 闪烁 ERG（图 2-4-1F）：主要观测 P 波。对整个视锥系统反应敏感。明适应状态下使用 30Hz 闪烁光刺激后，整个视锥通路产生一系列近似于锯齿波的尖峰状波形。

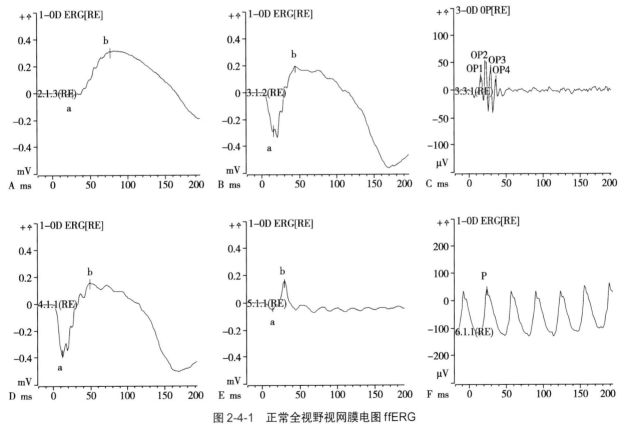

图 2-4-1 正常全视野视网膜电图 ffERG

A. 暗适应 0.01ERG；B. 暗适应 3.0ERG；C. 暗适应振荡电位；D. 暗适应 10.0ERG；E. 明适应 3.0ERG；F. 明适应 30Hz 闪烁 ERG。

图点评：A 中 a 波幅值极小，一般不做分析，b 波标记在波峰处；B 中 a 波应标记在第 1 个波谷处，b 波标记在波峰处；C 中依次标记为 OP1、OP2、OP3、OP4 子波，一般 OP2 波稳定性最好；D 中 a 波应标记在第 1 个波谷处，b 波标记在波峰处；E 中 a 波应标记在波谷处，b 波标记在波峰处；F 中 T 波应标记在波谷处，P 波标记在波峰处，某些电生理系统没有设计波谷标记点，波峰也设计为 b 波。

由于 ffERG 可以分层次反映全视网膜功能，是视网膜血管疾病最为核心的视觉电生理检查。暗适应振荡电位 OPS 反映视网膜循环功能，在诸如糖尿病视网膜病变、视网膜动脉阻塞、视网膜静脉阻塞等视网膜疾病中，OPS 反应会有显著降低。

b 波主要反映双极细胞层功能，在诸如先天性静止性夜盲、铁锈症、视网膜中央动脉阻塞等内层视网膜功能障碍的疾病中，暗适应 3.0ERG 的 b 波反应降低程度显著大于 a 波反应降低程度，b 波与 a 波幅值之比可显著降低，比值接近 1 或者小于 1，通常称之为负波型 ERG。

由于屈光介质混浊和瞳孔大小能在一定程度上影响刺激光线到达视网膜处的实际强度，因此在临床检查及结果分析中，需要注意受检者接受检查时的屈光及瞳孔状态，以免对结果产生误判。

● 多焦视网膜电图（mfERG）

反映黄斑区直径约 40° 范围的局部视网膜功能。其使用 103 个或者 241 个六边形组成的蜂窝状图像刺激黄斑区，依据人视网膜的视锥细胞分布密度，六边形的大小设计为中间六边形面积小周边面积大，将黄斑区分成 103 个区域，使用特殊算法得到每个小区域的电反应（主要由视锥双极细胞的极化和超极化产生），用以检测黄斑区的局部区域性改变（图 2-4-2）。

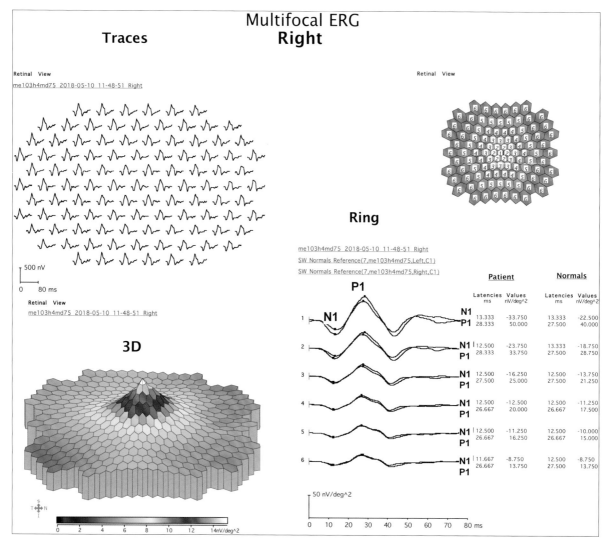

图 2-4-2　正常多焦视网膜电图 mfERG

图点评：图 2-4-2 的 traces 图反映每个区域的振幅强度，正常情况下每个小波形是均匀强度；右上为区域划分示意图，显示中心六边形面积小边缘六边形面积大，以及将所有六边形区域从中心向周边呈环状区域划分，依次分为 6 个环状区域；左下为每个区域的反应密度 3D 图，其为每个六边形区域的反应强度除以六边形面积；右下为 6 个环状区域分别的反应密度。

● 图形视网膜电图（PERG）

使用图形刺激视网膜黄斑区域，产生反映黄斑区整体功能的 P50 和反映视网膜神经节细胞层功能的 N95 波形（图 2-4-3）。当受检者不能散瞳或者临床需要快速了解黄斑区整体功能时，可以使用该检查。

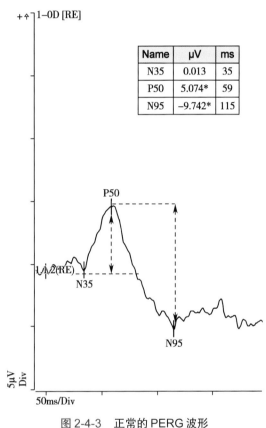

Name	μV	ms
N35	0.013	35
P50	5.074*	59
N95	−9.742*	115

图 2-4-3　正常的 PERG 波形

图点评：图 2-4-3 PERG 的 P50 幅值是指 N35 到 P50 高度，反映黄斑功能；N95 幅值是指 P50 到 N95 高度，反映视网膜神经节细胞层功能。部分视网膜血管性疾病会导致视网膜神经节细胞层功能降低程度更甚于黄斑降低程度。

● 眼电图（EOG）

刺激光经角膜、晶状体、玻璃体，透过视网膜刺激视网膜色素上皮层产生静息电位。受检者眼球追随视标有节律地左右转动眼球，可以间接检测视网膜色素上皮层的静息电位。在暗适应时静息电位达到低谷，明适应时静息电位达到波峰最大值，以峰时比谷值，则为 Arden 比值，其可反映视网膜色素上皮层功能（图 2-4-4）。

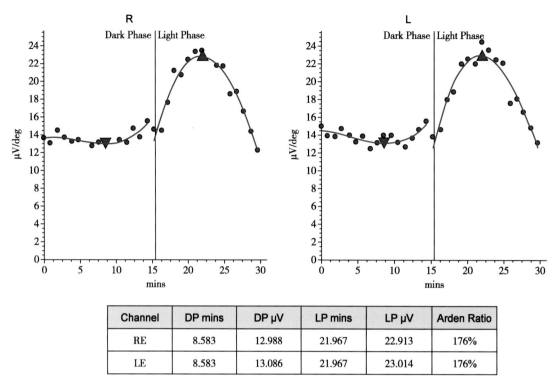

Channel	DP mins	DP μV	LP mins	LP μV	Arden Ratio
RE	8.583	12.988	21.967	22.913	176%
LE	8.583	13.086	21.967	23.014	176%

图 2-4-4　正常眼电图（EOG）

图点评：图 2-4-4 三角形尖朝上处的波峰值除以三角形尖朝下处的波谷值，即为 Arden 比值。双眼 Arden 比值均为 176%。拟合曲线平滑程度说明患者配合程度。

● 视觉诱发电位（VEP）

反映视网膜的视觉电活动经由视觉神经通路传导至视皮层时产生的视觉生理电信号。按照刺激方式，一般包括闪光视觉诱发电位（flash visual evoked potential, F-VEP）和图像视觉诱发电位（pattern visual evoked potential, P-VEP）（图 2-4-5，图 2-4-6）。视觉诱发电位在视网膜血管疾病的临床应用中主要用于排除视神经类疾病。

图点评：图 2-4-5 F-VEP 主要观察是否诱发出显著 P2 波，如果能诱发 P2 波，则需要观察峰时是否延迟。特别是对于光感患者，由于其反应极低，尤其需要排除肌电干扰对有效反应的影响。

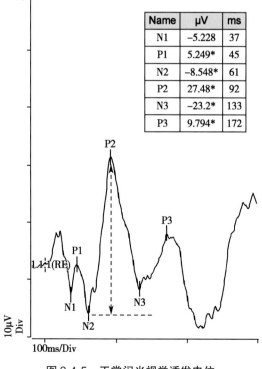

Name	μV	ms
N1	−5.228	37
P1	5.249*	45
N2	−8.548*	61
P2	27.48*	92
N3	−23.2*	133
P3	9.794*	172

图 2-4-5　正常闪光视觉诱发电位

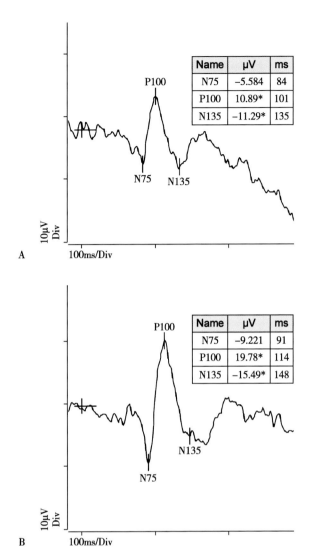

Name	μV	ms
N75	−5.584	84
P100	10.89*	101
N135	−11.29*	135

Name	μV	ms
N75	−9.221	91
P100	19.78*	114
N135	−15.49*	148

图 2-4-6　正常图像翻转视觉诱发电位

图点评：图 2-4-6 上图为 1°空间频率反应，下图为同一只眼 15′空间频率反应。由于 15′空间频率的单个刺激方格更小，其对更精细的视觉功能反应更敏感。

国际临床视觉电生理学会（the International Society for Clinical Electrophysiology of Vision，ISCEV）发布并更新多项临床电生理检测标准，涉及视觉生理系统各个方面的电反应。对于视网膜疾病而言，全视野视网膜电图、多焦视网膜电图在临床诊疗中最具价值。但眼电图、视觉诱发电位等检查在视网膜疾病的诊疗中亦非全无用处，在实际应用中应联合辩证使用，方可提高诊疗水平。

虽然各品牌的视觉电生理检查系统均按照国际临床视觉电生理学会（the International Society for Clinical Electrophysiology of Vision，ISCEV）制定的临床 ERG 的基本标准进行系统参数设计，但由于各系统品牌具有个体差异以及各检查室环境存在差异性，各检查室得到的正常值范围可能不尽相同，实际使用中须对每台机器建立正常值范围。

- 视觉电生理在视网膜血管性疾病诊断及鉴别中的临床应用举例

　　典型病例 1：患者，男，62 岁，因右眼黄斑水肿复查就诊。眼科检查：右眼裸眼视力 0.6；左眼裸眼视力 0.4。右眼眼压 17.7mmHg（非接触），左眼眼压 18.1mmHg（非接触）。右眼前节正常，玻璃体轻微混浊，右眼眼底视盘界清，C/D=0.5，黄斑区水肿，见陈旧出血（图 2-4-7），左眼视网膜颞上小分支静脉迂曲，扩张，少量视网膜出血。诊断：右眼视网膜分支静脉阻塞继发黄斑水肿；左眼陈旧性颞上分支静脉阻塞（图 2-4-8～图 2-4-11）。

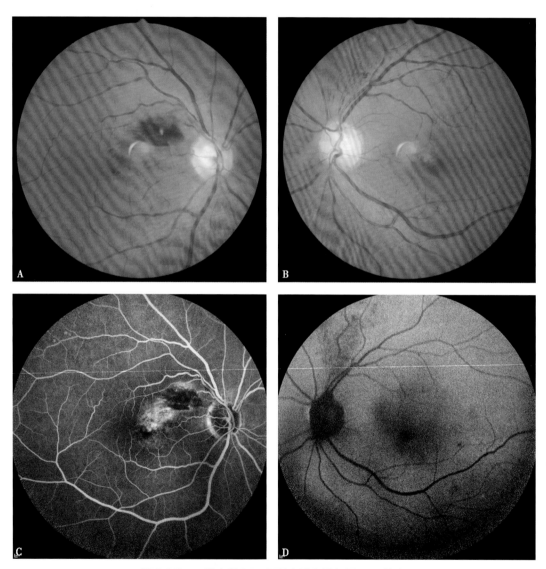

图 2-4-7　一例右眼 BRVO 眼底彩色照相及 FFA 检查

A. 眼底彩色照相示右眼黄斑区视网膜分支动脉见灰白色隆起病灶，周围以片状出血环绕，局部视网膜血管迂曲、扩张，黄白色点状渗出；B. 眼底彩色照相示左眼视网膜颞上分支静脉迂曲，毛细血管扩张，形态异常，可见动静脉交叉压迹；C. FFA 示后期黄斑花瓣样染料积存，毛细血管迂曲扩张、荧光渗漏，片状出血遮蔽荧光；D. 左眼自发荧光照相显示颞上小分支静脉迂曲、扩张，视网膜点状出血呈弱荧光。

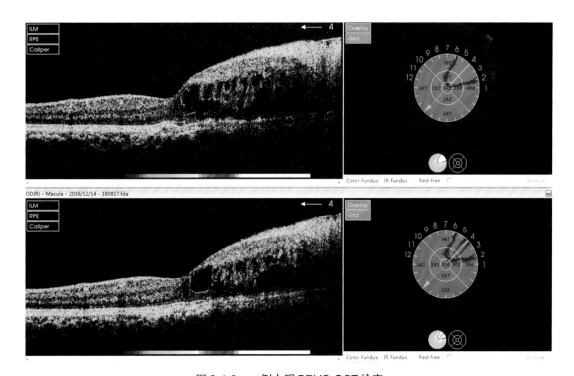

图 2-4-8　一例右眼 BRVO OCT 检查

OCT 示右眼黄斑区鼻上象限局部视网膜组织明显增厚,其间见囊腔样无反射暗区。

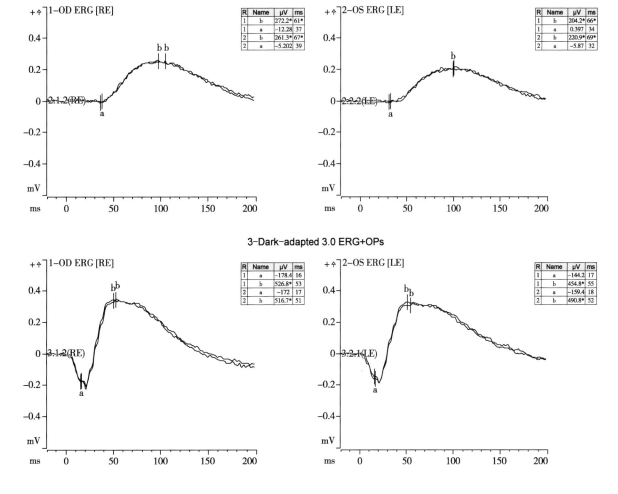

3-Dark-adapted 3.0 ERG+OPs

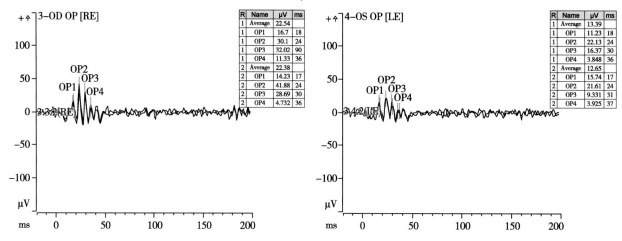

R	Name	μV	ms
1	Average	22.54	
1	OP1	16.7	18
1	OP2	30.1	24
1	OP3	32.02	90
1	OP4	11.33	36
2	Average	22.38	
2	OP1	14.23	17
2	OP2	41.88	24
2	OP3	28.69	30
2	OP4	4.732	36

R	Name	μV	ms
1	Average	13.39	
1	OP1	11.23	18
1	OP2	22.13	24
1	OP3	16.37	30
1	OP4	3.848	36
2	Average	12.65	
2	OP1	15.74	17
2	OP2	21.61	24
2	OP3	9.331	31
2	OP4	3.925	37

4-Dark-adapted 10.0 ERG

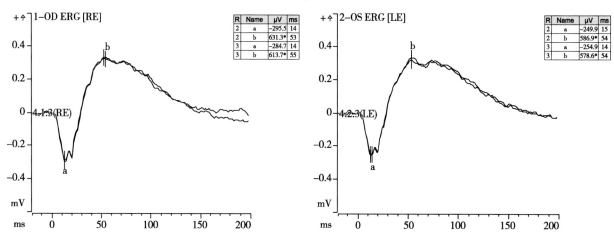

R	Name	μV	ms
2	a	−295.5	14
2	b	631.3*	53
3	a	−284.7	14
3	b	613.7*	55

R	Name	μV	ms
2	a	−249.9	15
2	b	586.9*	54
3	a	−254.9	14
3	b	578.6*	54

5-Light-adapted 3.0 ERG

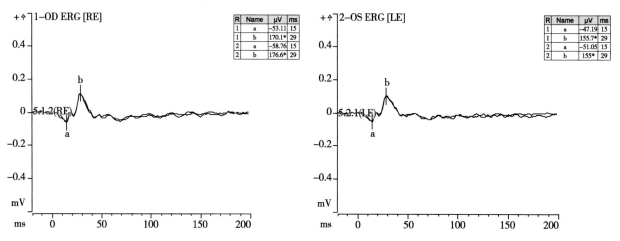

R	Name	μV	ms
1	a	−53.11	15
1	b	170.1*	29
2	a	−58.76	15
2	b	176.6*	29

R	Name	μV	ms
1	a	−47.19	15
1	b	155.7*	29
2	a	−51.05	15
2	b	155*	29

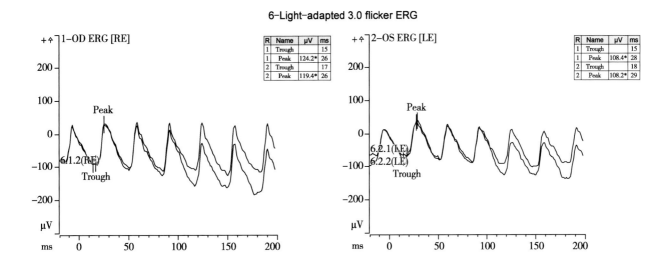

图 2-4-9　一例右眼 BRVO ffERG 检查

右眼各项反应未见显著降低，左眼相对于右眼略微降低，左眼 OPS 波振幅明显低于右眼。

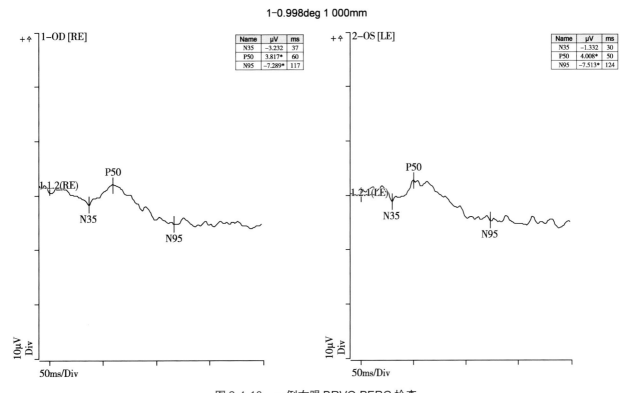

图 2-4-10　一例右眼 BRVO PERG 检查

PERG 示双眼 P50、N95 波幅值未见显著降低。

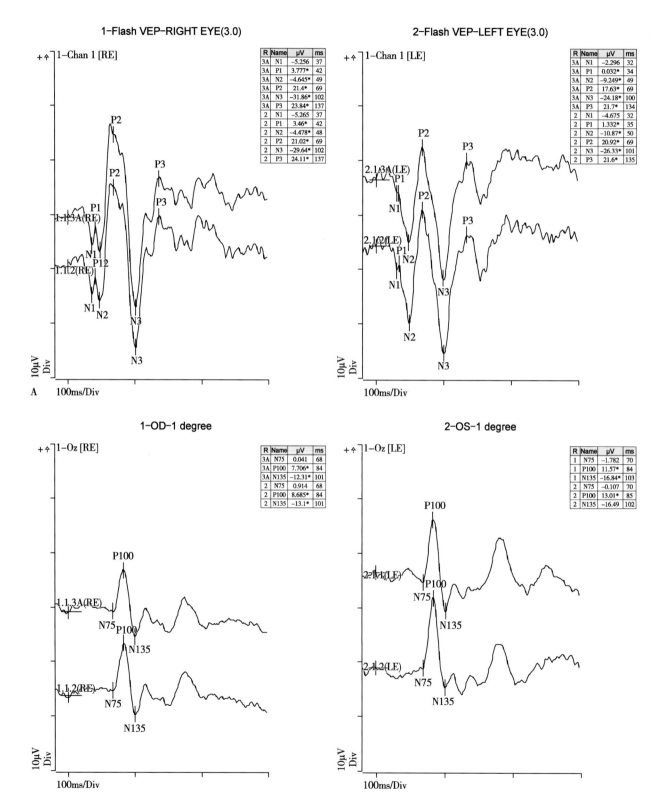

1-Flash VEP-RIGHT EYE(3.0)

1-Chan 1 [RE]

R	Name	μV	ms
3A	N1	−5.256	37
3A	P1	3.777*	42
3A	N2	−4.645*	49
3A	P2	21.4*	69
3A	N3	−31.86*	102
3A	P3	23.84*	137
2	N1	−5.265	37
2	P1	3.46*	42
2	N2	−4.478*	48
2	P2	21.02*	69
2	N3	−29.64*	102
2	P3	24.11*	137

A   100ms/Div

2-Flash VEP-LEFT EYE(3.0)

1-Chan 1 [LE]

R	Name	μV	ms
3A	N1	−2.296	32
3A	P1	0.032*	34
3A	N2	−9.249*	49
3A	P2	17.63*	69
3A	N3	−24.18*	100
3A	P3	21.7*	134
2	N1	−4.675	32
2	P1	1.332*	35
2	N2	−10.87*	50
2	P2	20.92*	69
2	N3	−26.33*	101
2	P3	21.6*	135

100ms/Div

1-OD-1 degree

1-Oz [RE]

R	Name	μV	ms
3A	N75	0.041	68
3A	P100	7.706*	84
3A	N135	−12.31*	101
2	N75	0.914	68
2	P100	8.685*	84
2	N135	−13.1*	101

100ms/Div

2-OS-1 degree

1-Oz [LE]

R	Name	μV	ms
1	N75	−1.782	70
1	P100	11.57*	84
1	N135	−16.84*	103
2	N75	−0.107	70
2	P100	13.01*	85
2	N135	−16.49	102

100ms/Div

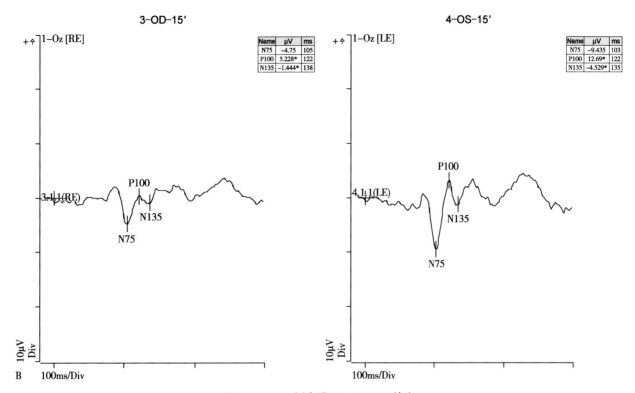

图 2-4-11 一例右眼 BRVO VEP 检查

A. 示双眼 F-VEP 未见显著异常；B. P-VEP 的右眼 1°空间频率 P100 幅值轻度降低，15′空间频率 P100 幅值中度降低，峰时未见延迟；左眼未见显著异常。

图点评：患者因右眼黄斑水肿复查就诊，右眼黄斑区水肿，见陈旧出血，右眼诊断为视网膜分支静脉阻塞合并黄斑水肿。眼底彩色照相发现左眼视网膜颞上分支静脉迂曲，毛细血管扩张，形态异常，可见动静脉交叉压迹，由此发现左眼陈旧性颞上分支静脉阻塞，ffERG 也体现左眼 OPS 波振幅明显低于右眼，说明左眼全视野视网膜循环功能反应确实受损，而右眼全视野视网膜循环功能受损尚不显著。由此可见 ffERG 能够较好地反映影像学变化不明显的病情变化。P-VEP 右眼反应下降，尤其 15′空间频率反应下降显著，这是由于右眼黄斑区水肿所致。同时 PERG 反应降低不显著，这是由于检查时 PERG 所采用的刺激空间频率为 1°空间频率。相较于 1°空间频率，15′空间频率对黄斑区精细影像刺激的反应更敏感。

典型病例 2：患者，女，68 岁，因左眼视力下降 1 个月就诊。眼科检查：左眼视力 0.3，左眼前节正常，左眼视网膜静脉迂曲、扩张，所属区域散在斑块状出血，视盘边界不清。FFA 显示视网膜中央静脉荧光充盈迟缓，臂 - 视网膜循环时间延长，造影后期视网膜静脉血管管壁荧光染色，视盘表面毛细血管扩张，荧光渗漏，所属区域散在斑点状出血遮挡荧光（图 2-4-12）。黄斑 OCT 显示黄斑区视网膜组织增厚，层间囊腔样无反射暗区（图 2-4-13）。ffERG 显著降低，OPS 降低尤为显著，提示左眼视网膜循环功能降低（图 2-4-14）。诊断：左眼视网膜中央静脉阻塞合并黄斑水肿。

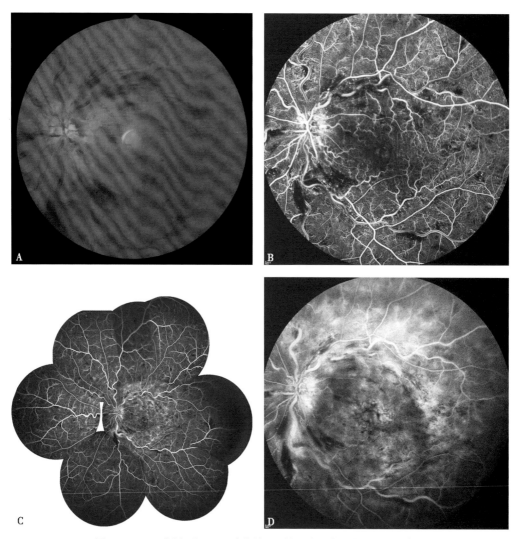

图 2-4-12 一例左眼 CRVO（非缺血型）眼底彩色照相和 FFA 检查

A. 眼底彩色照相：视网膜静脉血管迂曲、扩张，所属区域视网膜斑片状出血，视盘边界不清，表面毛细血管扩张；
B～D. FFA 示视网膜血管迂曲，毛细血管扩张，荧光渗漏，后期黄斑区见花瓣样燃料积存，视盘弥散性强荧光。

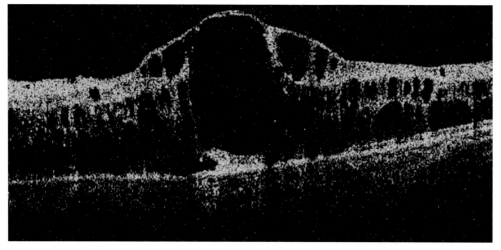

图 2-4-13 一例左眼 CRVO（非缺血型）OCT 检查

OCT 示黄斑区视网膜内层组织增厚、反射疏松，层间囊腔样无反射暗区，外层组织局部反射不光滑。

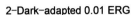

2-Dark-adapted 0.01 ERG

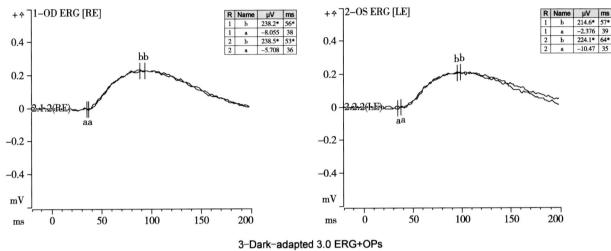

3-Dark-adapted 3.0 ERG+OPs

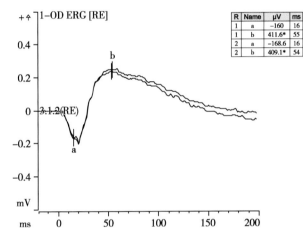
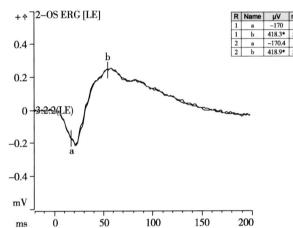

3-Dark-adapted 3.0 ERG+OPs

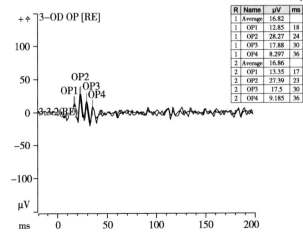
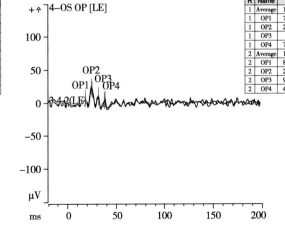

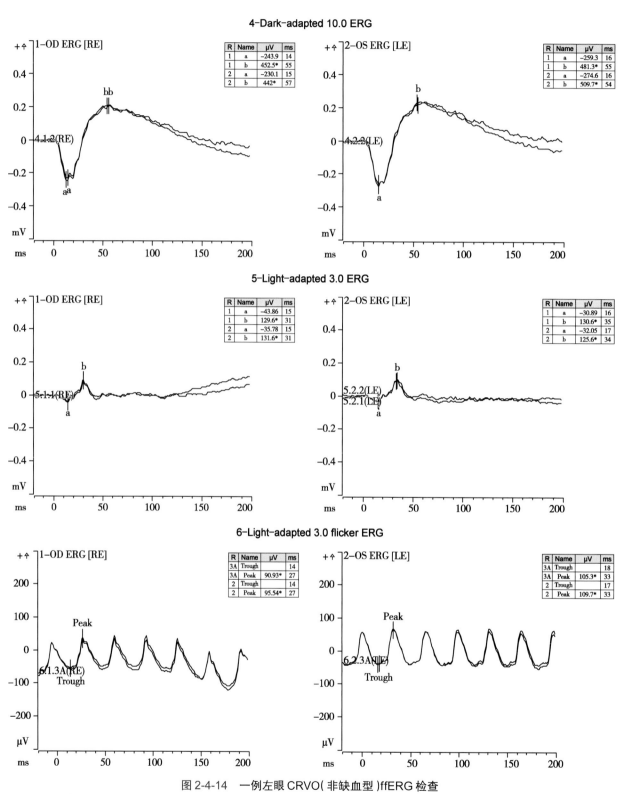

图 2-4-14 一例左眼 CRVO(非缺血型)ffERG 检查

示双眼仅反映视网膜循环功能的 OPS 反应轻度降低，余各项反应均正常，说明非缺血型的视网膜功能受损有限。

　　典型病例 3：患者，男，60 岁，因左眼视力下降 1 个月余就诊。眼科检查：左眼视力 0.05，左眼前节正常，左眼视网膜静脉迂曲、扩张，所属区域散在斑块状出血及棉绒斑，视盘边界不清。FFA 显示视网膜中央静脉荧光充盈迟缓，大片视网膜毛细血管无灌注，后期视网膜血管管壁荧光染色（图 2-4-15）。黄斑 OCT 显示黄斑区视网膜神经上皮层组织增厚、反射疏松，层间见囊腔样无反射暗区（图 2-4-16）。ffERG 显著降低，OPS 降低尤为显著，提示左眼视网膜循环功能降低（图 2-4-17）。诊断：左眼视网膜中央静脉阻塞合并黄斑水肿（缺血型）。

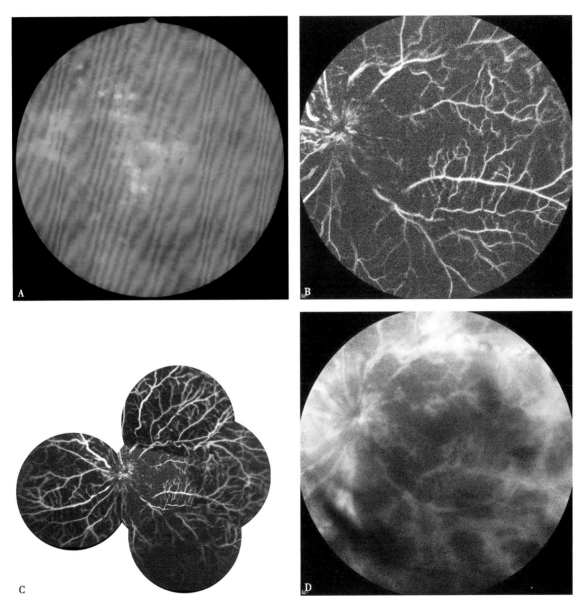

图 2-4-15　一例左眼 CRVO（缺血型）眼底彩色照相和 FFA 检查

A. 眼底彩色照相：视网膜静脉血管迂曲、扩张，斑片状出血及棉绒斑，黄斑区视网膜色苍白；B～D. FFA 示视网膜静脉血管迂曲、扩张，大片视网膜毛细血管无灌注，后期血管管壁荧光着染。

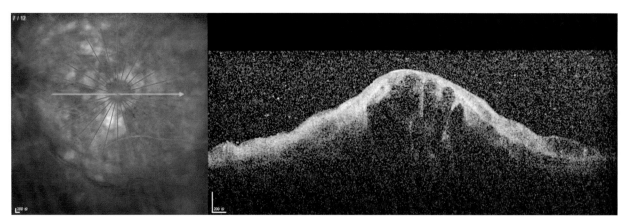

图2-4-16　一例左眼CRVO(缺血型)OCT检查

OCT示黄斑区视网膜神经上皮层组织增厚、反射疏松,层间见囊腔样无反射暗区,中心凹形态消失,扫描区域内未见RPE/脉络膜复合带层组织反射。

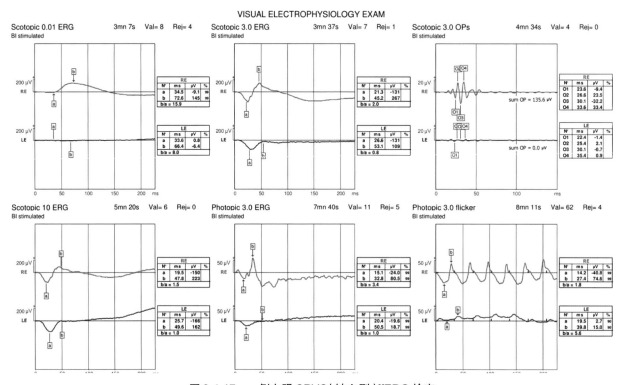

图2-4-17　一例左眼CRVO(缺血型)ffERG检查

ffERG提示左眼视网膜循环功能减低尤为明显。

　　图点评:在视网膜中央静脉阻塞病例中,FFA显示视网膜中央静脉血管荧光充盈迟缓,循环功能障碍,可分为非缺血型和缺血型,与ffERG检查中显示OPS波和b波下降所提示视网膜循环功能障碍的情况相符。根据病情的不同,黄斑OCT检查中不仅能显示出视网膜水肿情况,还能提示黄斑区视网膜的缺血情况。

典型病例 4：患者，男，65 岁，因右眼视力下降 2 个月就诊。眼科检查：右眼视力指数 / 眼前，右眼前节正常，右眼视网膜静脉迁曲、扩张，所属区域散在斑块状出血及棉绒斑，视盘边界不清。FFA 显示视网膜中央静脉荧光充盈迟缓，大片视网膜毛细血管无灌注，后期视网膜血管管壁荧光染色（图 2-4-18）。黄斑 OCT 显示黄斑区视网膜组织增厚，神经上皮层组织局部反射致密（图 2-4-19）。ffERG 显著降低，OPS 降低尤为显著，提示右眼视网膜循环功能降低（图 2-4-20）。诊断：右眼缺血型视网膜中央静脉阻塞合并视网膜中央动脉阻塞及黄斑水肿。

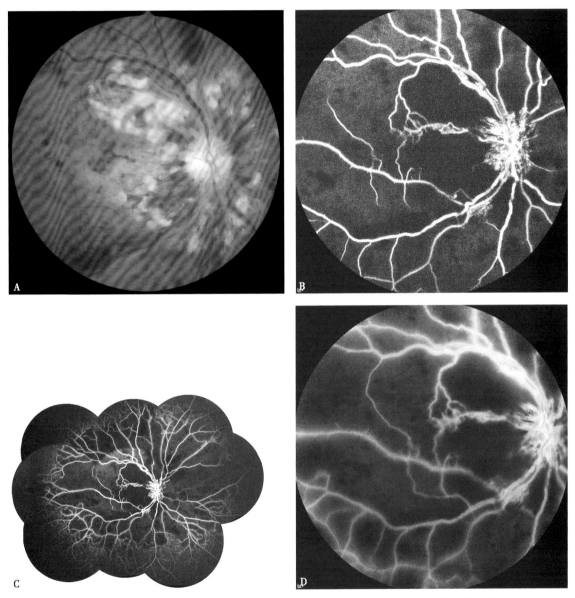

图 2-4-18　一例右眼 CRVO（缺血型）合并 CRAO 及黄斑水肿眼底彩色照相和 FFA 检查

A. 眼底彩色照相：视网膜静脉血管迁曲、扩张，动脉血管管径粗细不均，斑片状出血及棉绒斑，黄斑区视网膜色苍白；B～D. FFA 示视网膜动脉充盈前锋，视网膜静脉血管迁曲、扩张，大片视网膜毛细血管无灌注，后期血管管壁荧光着染。

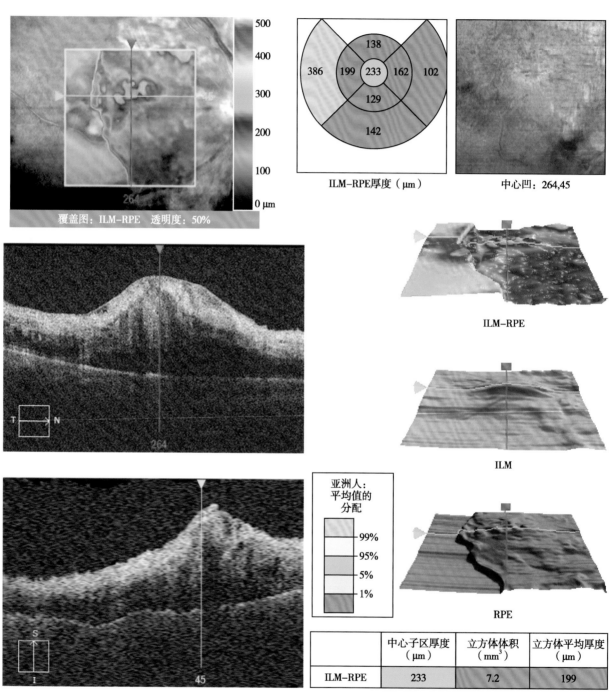

图 2-4-19   一例右眼 CRVO(缺血型)合并 CRAO 及黄斑水肿 OCT 检查
OCT 示黄斑区视网膜内层组织增厚,神经上皮层组织局部反射致密。

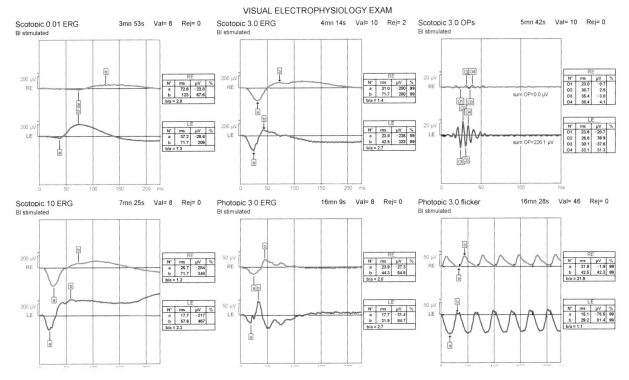

图 2-4-20 一例右眼 CRVO(缺血型)合并 CRAO 及黄斑水肿 ffERG 检查

ffERG 提示右眼视网膜循环功能减低尤为明显。

图点评：在视网膜中央静脉阻塞合并 CRAO 病例中，FFA 显示视网膜中央静脉血管荧光充盈迟缓，循环功能障碍，可分为非缺血型和缺血型，与 ffERG 检查中显示 OPS 波和 b 波下降所提示视网膜循环功能障碍的情况相符。根据病情的不同，黄斑 OCT 检查中不仅能显示出视网膜水肿情况，还能提示黄斑区视网膜的缺血情况。

（王　刚　冉　黎　蔡和协　李世迎）

第五节　基因检测在视网膜疾病诊断中的应用

新一代测序（next generation sequencing，NGS）又称为高通量测序，是一种新的大规模平行测序技术，可以快速扫描全基因组或全外显子组。新一代测序主要包括目标区域捕获（targeted regions sequencing，TRS）、全外显子测序（whole-exome sequencing，WES）和全基因组测序（whole-genome sequencing，WGS）。

（1）目标区域测序是通过定制目标基因组区域的探针，与基因组 DNA 进行杂交，将目标区域 DNA 捕获富集后进行高通量测序的技术手段，通过对目标区域检测，有助于发现和验证疾病相关致病基因位点，虽然受限于不能发现新基因，但目标区域测序可以对已知疾病基因进行目的区域序列分析。以往靶向优势是较全外显子测序价格低，但现在该优势不再，更多的是对 WES 未涉及区域的补充，或者某些区域的深度测序。

（2）外显子测序是对全基因组外显子进行捕获、扩增，再进行测序，最后进行生物信息学分析，能够更快地确定致病基因及突变位点，有助于加速筛选发现单基因疾病以及复杂疾病的致病基因和易感基因等,该测序方法优势是无选择地对已知基因编码序列进行测序分析,无须事先根据表型进行可能致病基因的判断,避免了不典型症状、外显不全等对候选基因的遗漏或者误判。

(3)全基因组测序不仅能覆盖全部外显子,而且能对整个内含子区域及调控区域进行测序,这种全基因覆盖识别不但有助于疾病的诊断,还适合于搜索和识别在某些时候可能作为治疗靶点的遗传修饰物,另外其可以对基因组拷贝数变异(copy number variation,CNV)进行检测。其主要的限制因素是成本偏高,且计算量大,对生物信息分析要求较高。TRS 与 WES 和 WGS 相比对于大样本量的研究和已知基因突变的筛查具有明显优势,可极大地提高基因组中特定区域的研究效率,显著降低研究时间和成本。现随着 NGS 技术的成熟和成本逐渐降低,人类对通过测序获得的基因组数据的了解和处理水平逐渐提高,高通量测序也常用于遗传相关疾病的临床诊疗。常见遗传性视网膜血管疾病主要有家族性渗出性玻璃体视网膜病变(familial exudative vitreoretinopathy,FEVR)、希佩尔 - 林道病(von Hippel-Lindau disease)、诺里病(Norrie disease)、色素失禁症等。

■ 视网膜疾病基因检测流程图

见图 2-5-1。

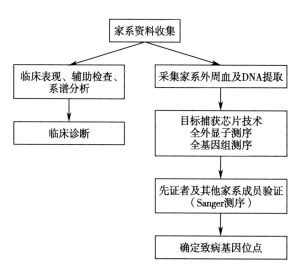

图 2-5-1 遗传性视网膜疾病基因检测流程图

视网膜遗传性疾病家系,首先需要明确其临床表现、辅助检查及系谱分析;另一方面通过采集外周血提取 DNA,通过遗传学的方法如目标捕获芯片技术、全外显子测序及全基因组测序的方法鉴定突变基因及位点,并应用 Sanger 测序验证家系成员的共分离情况。

图点评:对于视网膜遗传性疾病家系,首先应明确该家系遗传模式,如显性、隐性、性染色体遗传等,一方面我们根据临床特征及辅助检查予以临床诊断,此类疾病可通过目标捕获芯片技术筛选,首先定位是否存在已知基因突变,若未发现,可进一步通过全外显子、全基因组测序等方法进行寻找鉴定,最终一代 Sanger 测序进行验证。

■ 以遗传性视网膜疾病为例,应用目标区域捕获技术鉴定其致病基因

目前已经确定数百个基因与遗传性视网膜病变有关,如 RPE65、视紫红质(RHO)、原癌基因酪氨酸激酶(MERTK)、USH2A、三磷酸鸟苷酶调节因子(RPGR)、磷酸二酯酶 6B(PDE6B)等。比如,眼底黄色斑点症(又称 Stargardt 病,stargardt macular dystrophySTGD)是人类中最常见的常染色体隐性早发性黄斑变性,主要由三磷酸腺苷(adenosine triphosphate,ATP)结合盒亚族成员 ABCA4 基因突变(ABCA4 基因编

码序列为 6 822bp）异常编码光感受器细胞特异的 ATP 结合转运蛋白引起。有研究发现在临床上应用视网膜疾病相关基因 *panel* 的目标区域捕获技术检测遗传性视网膜变性的检测率可高达 84.7%，目前已成为筛选遗传性视网膜病变的一种常用方法。

■ 基因检查在视网膜血管疾病诊断及鉴别中的临床应用举例

（1）家族性渗出性玻璃体视网膜病变：家族性渗出性玻璃体视网膜病变（FEVR）是一种遗传性的视网膜血管发育异常，其特征在于颞侧视网膜无血管化，类似于早产儿视网膜病变。视网膜褶皱和周围纤维血管增生以及牵引性和渗出性视网膜脱离通常与 FEVR 相关。一般来说，疾病越早发病，临床表现越严重。此类疾病通常累及双眼，双眼受累的严重程度可能不对称。其视网膜周围血管被牵拉、变直，并且于锯齿缘的不同距离内突然终止。在一些 FEVR 患者中，唯一发现的可能是血管变直和周围视网膜无灌注。患病儿童的父母和兄弟姐妹可能轻度受累且无症状。在检查家庭成员时，周边视网膜荧光造影有助于诊断。FEVR 通常为常染色体显性遗传，但也会出现 X 连锁。几个不同的基因位点与 FEVR 表型有关。多种遗传性疾病可以表现为 FEVR 的视网膜特征，包括先天性角化不良、Coats-plus 病、面肩肱肌营养不良和进行性半面萎缩（Parry-Romberg 综合征）。

目前已经发现明确与 FEVR 相关的致病基因包括卷曲蛋白 4（*FZD4*）、低密度脂蛋白受体相关蛋白 5（*LRP5*）、Norrie 病基因（*NDP*）、四跨膜蛋白 12（*TSPAN12*）、锌指蛋白 408（*ZNF408*）、驱动蛋白 11（*KIF11*）等；*JAG1*、*RCBTB1*、*CTNNB1* 等基因的突变也可能与 FEVR 有一定的相关性。*FZD4*、*LRP5*、*TSPAN12* 以及 *NDP* 基因突变主要通过影响 Wnt/Norrin-β-catenin 信号通路的正常激活导致视网膜血管发育缺陷；而 *ZNF408*、*KIF11* 的作用机制尚不明确。约 38.7%～48.9% 的 FEVR 患者可以检测出以上 6 种基因的突变，其中以 *LRP5* 及 *FZD4* 较多见。*FZD4* 基因突变定位到染色体区域 11q13—q23，引起常染色体显性遗传性 FEVR，其突变产生 Frizzled-4 受体功能异常。位于染色体 Xp11.4 上的 *NDP* 突变与 X 连锁的 FEVR 有关。*NDP*（性连锁，可能有脑发育的问题、小头小眼等，通常表型严重）通常与诺里病（Norrie disease）有关，其特点是进行性耳聋、认知延迟和先天性严重视网膜脱离。*NDP* 产生的蛋白 Norrin 来自 Müller 细胞，参与眼部毛细血管的发育。对 *FZD4* 基因进行鉴定，进一步发现了与隐性 FEVR 家族有关的纯合突变。*LRP5*（这个基因，目前很多报告的位点都有问题，需要谨慎对待）是第一个被发现的 FEVR 隐性基因。在导致 FEVR 的 *LRP5* 突变中，无义突变与常染色体隐性和散发性疾病有关。*TSPAN12* 是 FEVR 的一个致病基因，首次在荷兰的一组 5 个家系中发现，该基因是根据小鼠研究数据发现的，该基因与视网膜血管发育有关，后来确定它是一个常染色体显性和隐性的 FEVR 基因。与 FEVR 的发病机制有关的最新基因是 *ZNF408*，它在 3 个常染色体显性 FEVR 家族中被发现是一种致病突变。最近还发现 *KIF11* 突变可导致一种具有 FEVR 样表型的综合征。

FEVR 临床表现多样，但早期缺乏典型的临床体征，部分患者病情可终身处于静止期，无明显临床症状，易被忽视和漏诊，仅在 FFA 检查时发现周边视网膜血管异常及无灌注区形成，常规眼底检查在轻型患者上表现基本正常。FEVR 患者多伴有高度近视，如不进行仔细的扩瞳后周边眼底检查或 FFA 检查则易被漏诊或误诊为屈光性弱视，因此临床上遇到高度近视的患者或者长期接受弱视训练无效的患者均应进行详细的眼底检查；对于白瞳症、眼球震颤、斜视、弱视的患儿也要仔细检查，排除 FEVR 的可能，对临床症状不典型的可疑患者，除 FFA 检查外，还可以通过追问家族史，同时辅助基因检测以获得准确诊断。同时，由于与 FEVR 致病性相关的基因突变位点具有多个，因此在临床上尚不能基于临床表现直接锁定某个特定致病基因，也不能单纯基于基因检测结果直接锁定该疾病，需要进行大样本系列研究，以进一步明确基因型与临床表型的联系,丰富基因突变疾病谱,采用基因检测结合临床表型分析的方法将显著提高FEVR的早期诊断水平。

以下病例为基因检查在FEVR诊断及鉴别中的临床应用。

典型病例:FEVR患者基因检测一例,见图2-5-2。

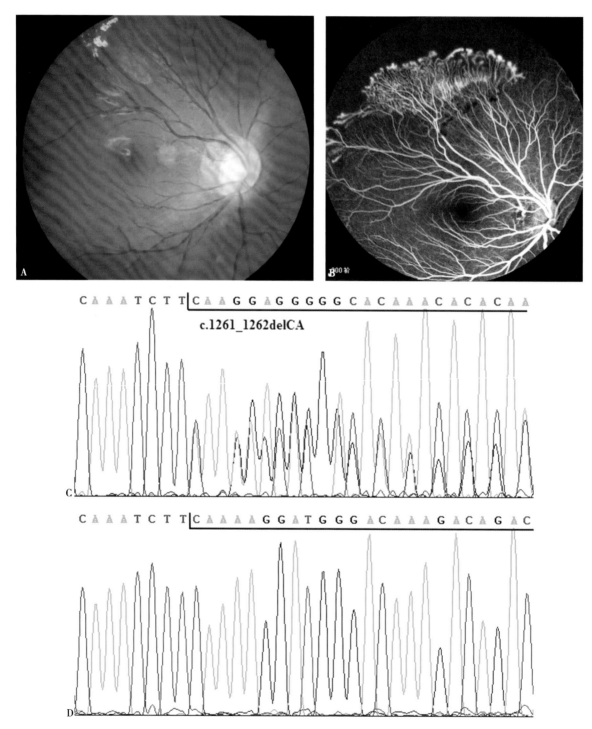

图2-5-2 一例FEVR患者临床特征及基因检测

A. 眼底照相提示该患者右眼底颞侧视网膜血管呈拉直牵引状;B. FFA提示病变部位大片无灌注区伴毛细血管扩张及新生血管,点状强荧光;C、D. 基因检测发现 *FZD* 基因突变位点 c. 1261_1262delCA。

　　图点评：FEVR 多为常染色体显性遗传，主要与 *FZD4*、*LRP5*、*NDP* 等基因相关，该患者为 *FZD* 基因突变位点 c.1261_1262delCA，即缺失突变。典型临床特征为周边视网膜无灌注区，多伴有颞侧血管拉直呈牵拉状，大部分患者为双侧，但两眼程度可能不一。由于该患者出现周边视网膜新生血管，根据 Trese 分期，病变为 FEVR 2 期。治疗上针对无灌注区应用视网膜激光光凝术。

　　（2）希佩尔 - 林道病：希佩尔 - 林道病（von Hippel-Lindau disease），又称家族性小脑视网膜血管瘤病、VHL 综合征，是由 3 号染色体（3p26-p25）短臂上的肿瘤抑制基因突变引起的，其遗传为不完全外显率和表达多变的常染色体显性遗传。该病的特点是视网膜和中枢神经系统血管母细胞瘤和内脏表现，可通过基因检测确定诊断。在 20% 的 VHL 综合征患者中，中枢神经系统肿瘤包括小脑、髓质、脑桥和脊髓的血管母细胞瘤。全身表现包括肾癌、嗜铬细胞瘤、内淋巴囊肿瘤，肾、胰腺和肝脏囊肿，以及附睾（男性）或子宫阔韧带（女性）的双侧乳头状囊腺瘤。视网膜血管母细胞瘤的诊断需要进行系统检查和基因检测。小脑血管母细胞瘤和肾细胞癌是 VHL 综合征患者的主要死亡原因。患者可能因中枢神经系统病变及其治疗而导致严重残疾，完全发展的视网膜病变是球形橙红色肿瘤，由扩张的弯曲的视网膜动脉供血，并由充血的静脉引流。视盘和视盘周围区域的血管母细胞瘤通常扁平且难以辨认。同一只眼睛中可能存在多个血管母细胞瘤，50% 的患者双眼受累。血管母细胞瘤的渗漏可能通过黄斑渗出液（有或没有渗出性视网膜脱离）造成视力下降，玻璃体积血也可能发生。

　　以下病例为基因检查在 VHL 综合征诊断及鉴别中的临床应用。

　　典型病例：von Hippel-Lindau 综合征基因检测一例，见图 2-5-3。

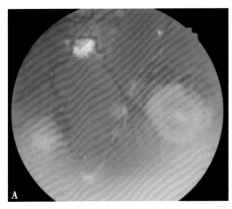
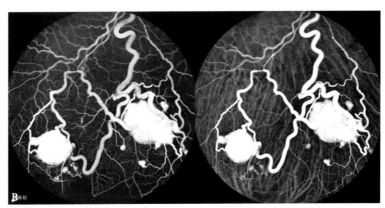
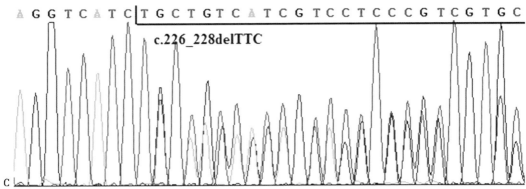

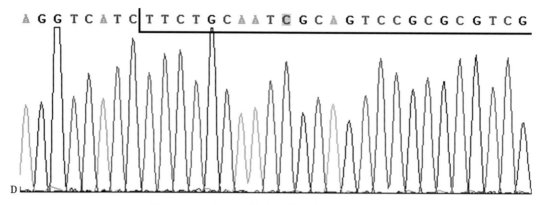

图 2-5-3　一例 VHL 综合征临床特征及基因检测

A. 眼底照相下方周边视网膜可见 2 个毛细血管瘤及滋养血管；B. 荧光造影提示病变部位毛细血管瘤体呈强荧光，可见滋养动脉；C、D. 基因检测发现 *VHL* 基因突变 c. 226_228delTTC。

图点评：VHL 综合征为常染色体显性遗传，由于基因突变也可能造成其他组织器官出现血管瘤，须进行全身排查。应用目标区域捕获的方法发现 *VHL* 基因缺失突变 c.226_228delTTC。荧光造影可鉴定出瘤体血管供养情况包括滋养动脉。治疗上根据肿瘤大小以及合并视网膜情况选择激光、冷凝、玻璃体切除术等。

（闫晓河　王　婷　于明玉）

第六节　眼内液检测在视网膜血管疾病中的应用

● 总论

眼内液是眼球内液体的统称，包括房水、玻璃体液、视网膜下液、脉络膜上腔积液等。其中房水、玻璃体液常用于临床检测，可提示视网膜血管性疾病的眼内免疫状态及病原，具有较高特异性。

视网膜血管性疾病治疗（如玻璃体腔注药前进行前房穿刺、玻璃体切除手术）过程中的眼内液样本的收集与检测，具有一定的临床意义与价值。目前眼内液检测在视网膜血管疾病中的应用虽多为辅助手段，但其可以精准反映眼内的新生血管化、增殖纤维化以及免疫炎症状态，进而提示疾病发病机制、疾病严重程度、治疗后的预测（解剖应答／疗效），为临床选择药物种类、治疗时机以及预后判断提供参考依据。

视网膜血管疾病眼内液检测最常见的项目为细胞因子，近年来蛋白组学与代谢组学技术的运用也使我们对氧化应激、糖代谢过程以及相关蛋白在疾病发病中的作用有了全新的认识。代谢组学是对眼内液中代谢物（小分子 <1.5kDa）的定性和定量评估，这些代谢物位于遗传转录、翻译过程以及与环境暴露相互作用的下游，因此，被认为与表型密切相关；蛋白组学是对眼内液中的蛋白亚群进行定性和定量分析，适用于多因素疾病的研究。

Luminex xMAP（液态悬浮芯片技术）实现了用微量样本（仅需 10µl 样品）可以检测包含细胞因子、代谢组学、蛋白组学以及基因组学等多项指标，几乎包含了眼内液检测所需的全部项目。此外，流式微球分析技术（cytometric beads array，CBA）、传统酶联免疫吸附测定（enzyme linked immunosorbent assay，ELISA）也用于眼内液检测。

● 糖尿病视网膜病变的眼内液检测应用

■ 眼内液检测应用于 DR 发病机制的研究

血管内皮生长因子（vascular endothelial growth factor，VEGF）参与 DR 发生已成为共识，越来越多眼内液检测证据表明其他促血管生长因子、炎症介质也表达升高，提示炎症免疫参与 DR 进程。

（1）促血管生长因子：早在 1994 年 Aiello 以及 Adamis 等就报道 VEGF 在增殖性糖尿病性视网膜病变（proliferative diabetic retinopathy，PDR）患者玻璃体中浓度升高。除 VEGF 以外，其他血管生长调节因子也被证实在 DR 患者眼内液中高表达，包括转化生长因子 β（transforming growth factor，TGF-β）、促红细胞生成素（erythropoietin，EPO）、血管紧张素Ⅱ（angiotensin，Ang-2）、基质金属蛋白酶 9（matrix metalloproteinases，MMP-9）以及 apelin。

（2）炎症因子与趋化因子：众所周知的促炎性因子如肿瘤坏死因子（tumor necrosis factor，TNF）、白细胞介素（interleukin，IL）在 DR 患者玻璃体中表达升高，活动性 PDR 患者玻璃体的 IL-8 水平显著升高（24.7ng/mL±4.5ng/mL）。而 DR 患者房水与玻璃体液中细胞黏附分子 -1（intercellular adhesion molecule-1，ICAM-1）、血管细胞黏附分子（vascular cell adhesion molecule-1，VCAM-1）、IL-1β、IL-6、IL-8 和 TNF-α 的浓度显著升高，且与疾病严重程度密切相关，由背景期到非增殖性糖尿病视网膜病变，再至增殖性糖尿病视网膜病变，房水 IL-6 的滴度不断升高。趋化因子在早期 DR 诱导白细胞趋化，在晚期可诱导血管新生。DR 患者玻璃体中单核细胞趋化蛋白 -1（monocyte chemotactic protein-1，MCP-1）水平升高，且高于血清，MCP-1 随 DR 进展逐渐增加。

■ 眼内液检测应用于 DR 疗效与预后评价

（1）抗 VEGF 治疗后房水细胞因子浓度变化及其与治疗应答的相关性：2007 年 Osamu Sawada 等首次用房水检测证实 PDR 患者玻璃体腔注射贝伐单抗（intravitreal bevacizumab injection，IVB）治疗后 1 周房水中 VEGF 浓度显著降低。IVB 治疗糖尿病性黄斑水肿（diabetic macular edema，DME）反应良好的患者房水中 IL-8 浓度（16.81pg/mL±13.15pg/mL）显著低于反应不良的患者（30.82pg/mL±23.96pg/mL），且多因素回归研究表明 IL-8 与反应性相关（OR=0.95，P=0.017）。基线 ICAM-1 水平的增加与玻璃体腔注射雷珠单抗（intravitreal ranibizumab injection，IVR）治疗后良好的解剖应答相关，相反，基线 VEGF 水平的增加与 3 个月时 SD-OCT 黄斑容积（macular volunmn，MV）反应较差相关。基线水平房水中 ICAM-1 水平较高而 VEGF 水平较低的 DME 患者对 IVR 治疗的解剖应答效果是最好的。因此，对于抗 VEGF 应答不良 / 不应答的患者，可通过眼内液检测的方式找寻其他治疗方案。

（2）抗炎治疗可同时降低炎性介质与 VEGF 水平：玻璃体腔注射地塞米松植入物（intravitreal dexamethasone implant，DEX）治疗 DME 减轻黄斑水肿的效果与房水中基线水平 MCP-1 的浓度相关（OR=-0.4，P=0.028），基线水平 MCP-1 的水平越高，患者对 DEX 治疗的解剖学反应越好。DEX 治疗 DME 术后房水中 γ 干扰素诱导蛋白 -10（interferon-inducible protein-10，IP-10）（P=0.034）与 MCP-1（P=0.044）的浓度显著下降，复发病例房水中 IP-10（P=0.013）与 MCP-1（P=0.005）的浓度再次升高，房水中 IL-6（P=0.028）与 IL-8（P=0.005）的浓度显著高于基线水平。

（3）玻璃体切除手术治疗 PDR 预后危险因素与术前抗 VEGF 治疗时机选择：研究发现 PDR 玻璃体切除术后进展组 VEGF 浓度（770.43pg/mL±229.04pg/mL）显著高于稳定组（506.49pg/mL±228.84pg/mL）（P=0.001），而单因素（OR=1.701，P=0.004）与多因素 Logistic 回归分析（OR=1.539，P=0.036）均提示玻璃体 VEGF 水平是玻璃体切除术后 PDR 进展的危险因素。PDR 患者抗 VEGF 治疗后玻璃体液中纤连蛋白和纤维蛋白原浓度显著升高，进一步加重纤维增殖，而笔者团队的研究结果也证实 PDR 患者 IVB 治疗 2~5 天后，VEGF 浓度显著降低，而治疗 21 天后增殖细胞数量显著上升，因此，建议 PDR 患者玻璃体切除术前最佳用药时机为 1 周内。

由此可见，眼内液检测可用于确定主要的致病因素是血管性还是炎症性因素，将为临床医生进行更合理、更具成本效益治疗方法的选择、治疗时机以及预后的判断提供直观的证据支持（表 2-6-1）。

表 2-6-1　糖尿病视网膜病变眼内液检测建议

检测对象	房水即可；如进行玻璃体切除手术，玻璃体液亦可
检测指标	首选检测 VEGF、MCP-1、ICAM-1、IL-6； 次选检测 IL-1β、IL-8、EPO； 参考检测 IP-10、TNF-α、VCAM-1
检测意义	1）评估 DR 活跃度与复发：随着 DR 的发展，房水中 IL-6 的滴度不断升高，检测房水 IL-6 水平可以评价 DR 早期乃至背景期的活跃度；活动性 PDR 患者玻璃体的 IL-8 水平显著升高；复发病例房水中 IP-10 与 MCP-1 的浓度再次升高，IL-6 与 IL-8 的浓度显著高于基线水平。 2）评价治疗预后：基线 ICAM-1 水平较高、VEGF 水平较低，抗 VEGF 效果更好；基线水平 MCP-1 较高，抗炎治疗反应更好。 3）指导用药方案调整：通过治疗后 VEGF、IL-6、IL-1β、IL-8、EPO 等细胞因子的变化，评价疗效以及评估是否继续治疗或换药。

● 视网膜静脉阻塞的眼内液检测应用

■ 眼内液检测应用于 RVO 发病机制的研究

视网膜静脉阻塞（retinal vein occlusion，RVO）与 DR 的病生理改变相似，越来越多眼内液检测的证据同样表明 VEGF、其他促血管生长因子以及炎症介质表达升高并参与 RVO 进程。

（1）促血管生长因子：2008 年 Noma 等首次报道视网膜分支静脉阻塞（branch retinal vein occlusion，BRVO）继发黄斑水肿患者房水与玻璃体中的 VEGF 浓度显著相关，且其浓度与黄斑水肿严重程度相关。缺血型 CRVO 患者房水中 VEGF 浓度显著高于非缺血型 CRVO，且动静脉血流时间与 VEGF 的浓度成正比（$P=0.000\ 1$）。而从 BRVO 到 CRVO 阻塞的严重程度与 VEGF 的增加和 VEGF165b 的降低相关，与对照组 0.26ng/mL 相比，CRVO 组和 BRVO 组玻璃体 VEGF 平均浓度分别为 8.6ng/mL 和 2.0ng/mL；而 VEGF165b 的平均玻璃体浓度 CRVO 组为 27pg/mL，BRVO 组为 42pg/mL，对照组为 49pg/mL，可见，随着阻塞范围的扩大，血管生成平衡被打破从而转向刺激血管生成。CRVO 患者玻璃体液中色素上皮衍生因子（pigment epithelium-derived factor，PEDF）浓度显著低于对照组，而其房水中 Ang 4、血小板衍生生长因子（platelet-derived growth factor，PDGF）-AA 浓度显著升高。

（2）炎症因子与趋化因子：BRVO 患者玻璃体液中的 IL-6 的浓度与黄斑水肿严重程度相关。CRVO 继发黄斑水肿患者玻璃体液中 IL-6（51.2pg/mL）浓度显著高于对照组（1.07pg/mL），且缺血型 CRVO 房水中 IL-6 浓度高于非缺血型（$P=0.000\ 3$），而玻璃体液中 IL-6 的浓度与黄斑水肿严重程度相关。同样，BRVO 患者房水中 ICAM-1（6.90ng/mL）较对照组（3.30ng/mL）也明显升高，且 ICAM-1 浓度与黄斑水肿程度显著相关。BRVO 患者玻璃体液中 IL-8 与 MCP-1 较对照组显著升高。CRVO 患者玻璃体中炎症因子 ICAM-1、IL-6、IL-8、MCP-1 水平均显著升高。笔者在姜燕荣教授团队中的研究发现 CRVO 与 BRVO 患者房水中 IL-6、IL-8、IL-1β、TGF-β、碱性成纤维细胞生长因子（basic fibroblast growth factor，bFGF）、血清淀粉样蛋白 A 与 VEGF 浓度均较对照组显著升高，但组间并未见明显差异。

■ 眼内液检测应用于 RVO 预后与疗效评价

Hidetaka Noma 等对 BRVO 患者玻璃体切除术后 6 个月 VEGF 与 ICAM-1 水平显著下降,而 PEDF 水平在玻璃体切除术后显著升高。CRVO 患者玻璃体切除术后的视力预后与玻璃体液中 VEGF、PEDF 水平相关,但与 ICAM-1 水平无关。Masahiko Shimura 等研究发现 BRVO 玻璃体切除术后的视力预后与玻璃体液中 IL-6 的浓度显著相关。

CRVO 患者继发黄斑水肿玻璃体腔注射雷珠单抗(intravitreal injection ranibizumab,IVR)治疗后 1 个月,房水中 VEGF、IL-6 水平变化与黄斑水肿消退程度相关,且 VEGF 浓度与视力改善呈负相关关系。BRVO 患者基线水平的 PDGF-AA 浓度与黄斑水肿的复发显著相关,可作为决定 IVR 注射次数的独立预测因素。BRVO 患者玻璃体腔注射贝伐珠单抗(intravitreal injection bevacizumab,IVB)治疗后无应答组 VEGF 水平与 PEDF 浓度显著高于应答组,且治疗后 6 周 VEGF 与 PEDF 水平仍居高不下。

HeeJin Sohn 等报道 IVB 治疗 BRVO 后房水中仅有 VEGF 滴度下降,而玻璃体腔注射曲安奈德(intravitreal injection triamcinolone acetonide,IVTA)术后房水中 IL-6、IL-17、IP-10、PDGF-AA 以及 VEGF 滴度均下降,提示抗炎治疗降低炎症因子水平的同时也可影响 VEGF 的表达。Sung P Park 等发现 IVTA 治疗 BRVO 继发黄斑水肿无应答的患者基线水平房水中 VEGF 与 IL-6 水平显著高于应答组,IVTA 治疗后 3 个月无应答组的 VEGF 浓度(312pg/mL±64pg/mL)仍然高于应答组(86pg/mL±21pg/mL,$P<0.001$),而 IL-6 的浓度均降至正常水平。

由此可见,对于抗 VEGF 或抗炎治疗 RVO 继发黄斑水肿效果不理想的患者,眼内液检测能够提示居高不下的细胞因子,利于精准选择针对性的靶向治疗药物(表 2-6-2)。

表 2-6-2 视网膜静脉阻塞眼内液检测建议

检测对象	房水即可,如进行玻璃体切除手术,玻璃体液亦可。
检测指标	首选检测 VEGF、IL-6、ICAM-1; 次选检测 PEDF、PDGF-AA、VEGF165b; 参考检测 IP-10、MIP-1β、PlGF、sICAM-1、MCP-1、IL-8。
检测意义	1)判断 RVO 分型与评估复发:眼内液 VEGF 水平可辅助诊断是否为缺血型,PDGF-AA 可作为决定 IVR 注射次数的独立预测因素; 2)指导用药方案:对于难治性的黄斑水肿眼内液检测可有的放矢,针对居高不下的细胞因子精准选择治疗方案。

● Coats 病的眼内液检测应用

2007 年 Sun Young 等学者首次报道一例 2 岁 Coats 病患儿玻璃体液中 VEGF 浓度相较于正常人的 100pg/mL,显著升高近十倍为 908pg/mL,抗 VEGF 治疗后 8 周 VEGF 水平降至 167pg/mL。相继 He Yu-Guang 等、Zhao Qi 等以及 Satoru Kase 等学者通过病例系列报道进一步证实 VEGF 在儿童 Coats 病患儿眼内水平升高,且 VEGF 水平的升高与疾病严重程度相关。而陆续个案报道也表明抗 VEGF 治疗联合激光或冷冻治疗儿童 Coats 病的有效性与安全性。

除 VEGF 以外,赵培泉教授等 2020 年最新研究发现 Coats 病患儿房水中 IL-6、IL-8、MCP-1、MIP-1α、IP-10、VCAM-1 与 ICAM-1 的浓度显著高于对照组,而黄欣教授等进一步证实 MCP-1 水平与视网膜渗出的严重程度相关。玻璃体腔注射地塞米松缓释剂或曲安奈德治疗儿童与成人 Coats 病均被证实有效,而韩国学者 Jun 等研究报道对于 IVB 治疗效果欠佳的成人 Coats 病患者行 IVTA 治疗后明显好转。

我们与姜燕荣教授等对 12 例(12 眼)儿童 Coats 病患儿、8 例(8 眼)成人 Coats 病患者房水中 IL-6、

IL-8、IL-1β、bFGF、MCP-1、TNF-α 以及 VEGF 的浓度进行比较,结果发现儿童 Coats 病患儿房水内 VEGF、IL-6、IL-1β 浓度明显增高,且 3B 期儿童 Coats 病患儿眼内 VEGF 浓度显著高于 3A 期。而在成人 Coats 病患者中,IL-6 和 IL-1β 的浓度明显高于对照组,且 IL-6 的浓度与渗出性视网膜脱离的范围呈显著正性线性相关,提示儿童 Coats 病患儿眼内 VEGF 浓度的升高与疾病的严重程度显著相关,因此单纯抗 VEGF 效果更好。而 IL-6 可能参与了成人 Coats 病患者的炎症发生过程,因此抗炎或者联合抗 VEGF 治疗效果更佳(表 2-6-3)。

表 2-6-3　Coats 病眼内液检测建议

检测对象	房水即可,如进行玻璃体切除手术,玻璃体液亦可。
检测指标	首选检测 VEGF、IL-6; 次选检测 IL-1β、MCP-1; 参考检测 MCP-1、MIP-1α、IP-10、VCAM-1 以及 ICAM-1。
检测意义	1)用于临床诊断:尤其是对于成人 Coats 病,临床表现不典型,可运用眼内液检测辅助诊断; 2)指导用药方案:根据眼内液中 VEGF 以及炎症因子浓度选择使用抗 VEGF 药物还是选择抗炎药物如糖皮质激素类药物。

● 视网膜血管炎的眼内液检测应用

以视网膜血管炎为临床表现的眼底病,在早期常常不典型,例如急性视网膜坏死(acute retinal necrosis,ARN),在早期只有轻度玻璃体混浊,视网膜坏死灶还不明显,视网膜动脉闭塞改变不明显,仅依靠临床体征很难做出判断,如果在早期可以及时精确诊断,预后会大幅改善,而等到视网膜动脉闭塞、大片视网膜坏死灶形成,甚至"破布样改变",治疗结局往往较差(表 2-6-4,表 2-6-5)。

表 2-6-4　视网膜血管炎眼内液检测建议

检测对象	房水即可,如进行玻璃体切除手术,玻璃体液亦可。
检测指标	ARN 首选:VZV-DNA、HSV-1 DNA、HSV-2 DNA、IL-6、IL-8、VEGF、IFN-γ、TGF-β、HSV-IgG/VZV-IgG 的 Goldmann-Witmer 系数; 巨细胞病毒性视网膜炎首选:CMV-DNA、IL-8、CMV-IgG; 结核性视网膜血管炎首选:抗酸染色显微镜下找结核分枝杆菌、聚合酶链反应(polymerase chain reaction,PCR)进行结核分枝杆菌 DNA 检测、分离培养; 梅毒性视网膜血管炎首选:梅毒螺旋体 IgG 的 Goldmann-Witmer(G-W)系数。
检测意义	1)用于确定诊断和鉴别诊断,尤其是临床体征不典型时; 2)通过检测病毒载量、IL-8 水平,判断是否需要调整抗病毒药物、是否耐药以及是否停药; 3)指导用药方案:根据眼内液中 VEGF 以及炎症因子浓度选择使用抗 VEGF 药物还是选择抗炎药物如糖皮质激素类药物。

表 2-6-5　典型疾病的检测结果

疾病种类	检测结果
急性视网膜坏死(ARN)	采用 PCR 对眼内液中的单纯疱疹病毒(herpes simplex virus,HSV)、水痘带状疱疹病毒(varicella-zoster virus,VZV)的核酸进行检测,阳性率普遍较高,基本都接近 100%。检测房水中病毒载量,有助于判断 ARN 患者的预后:定量 PCR-DNA 拷贝数 ≥5.0×10⁶/mL 的患者相较于 DNA 拷贝数 <5.0×10⁶/mL 的患者,最终视力预后较差。而在眼内液病毒核酸载量检测值较低的情况下,检测 HSV/VZV 抗体 G-W 系数可以帮助判断。此外,ARN 患者的眼内液中 IL-6、IL-8、IL-18、MIF、MCP-1、Eotaxin、IP-10、IL-15、sICAM-1 和 sVCAM-1 等促炎因子和血管调节因子上调,抑炎因子 IL-10、IFN-γ 浓度也显著升高。

续表

疾病种类	检测结果
巨细胞病毒性视网膜炎（cytomegalovirus retinitis, CMVR）	CMVR 患者采用 PCR 法检测房水和玻璃体液中巨细胞病毒（cytomegalovirus, CMV）核酸载量，可以区分病变是否为活动性，而 CMV 抗体的滴度可以辅助判断是否为陈旧性 CMVR。CMVR 的发生还与 Th-1、单核-巨噬细胞介导的免疫反应有关，通过检测房水细胞因子浓度变化可以更好地预测疾病转归、进行个性化治疗。 研究证实，房水 IL-8 水平和巨细胞病毒性视网膜病变的恢复程度相关，可以在临床上用作生物标志物，辅助判断抗病毒药物是否耐药以及是否需要停止眼内注射。
结核性视网膜血管炎	通过抗酸染色和分离培养对眼内液中的结核分枝杆菌进行鉴定，是确诊眼内结核的传统重要手段，但是阳性率极低。眼内液结核分枝杆菌核酸 PCR 检测结果和临床治疗反应的相关性为 80%，灵敏度为 73.3%，特异度为 92.3%。结核性葡萄膜炎患者房水中 IL-6、IL-8、CXCL9、CXCL10 等细胞因子和 IP-10 等趋化因子表达水平显著升高。
梅毒性视网膜血管炎	神经梅毒的确诊依据脑脊液中梅毒螺旋体的抗原、抗体检测，而梅毒眼部受累的确诊各国指南仍停留在临床诊断，实验室证据为血液和脑脊液检测。而眼科医生获得眼内液标本远比脑脊液容易且安全。我们曾对一例疑诊为 ARN 的病例（详见下文图说病例分享）进行房水检测发现梅毒螺旋体 IgG 抗体阳性，且 Goldmann-Witmer 系数 >4，同时基于宏基因组新一代测序技术（metagenomics next generation sequencing, mNGS）再次确认梅毒螺旋体基因覆盖，可见眼内液检测对于明确诊断梅毒性视网膜血管炎有一定的价值。

● 眼内液检测在 Coats 病和梅毒性脉络膜视网膜炎诊断及鉴别中的临床应用举例

■ Coats 病

典型病例：患者，男，25 岁，因左眼视力下降 3 个月就诊。眼科检查：右眼视力 1.0，右眼前节及眼底未见异常；左眼视力 0.3，左眼底颞侧周边大量视网膜下胆固醇结晶积聚、毛细血管扩张和出血（图 2-6-1A）。荧光素眼底血管造影（FFA）显示该部位毛细血管扩张区域强荧光（图 2-6-1B）。光相干断层扫描（OCT）显示左眼黄斑水肿（图 2-6-1C），诊断为成人 Coats 病。眼内注射抗 VEGF 药物康柏西普 0.5mg，注射前取房水，测定 VEGF 26.0pg/mL（0～40pg/mL）、IL-8 38.7pg/mL（0～20pg/mL），提示眼内疾病引起炎症因素更为主导。抗 VEGF 注药后 1 周，黄斑水肿减轻，最佳矫正视力（best corrected visual acuity, BCVA）增加至 0.5。但 1 个月后，BCVA 再次下降，黄斑水肿复发（图 2-6-1D）。再次注射抗 VEGF 药物，注射前再次获测定房水中 VEGF 水平较低，而炎症因素仍显著：VEGF1.9pg/mL、IL-8 35.4pg/mL。第二次注射后 1 个月，BCVA 降至 0.3。考虑房水细胞因子以炎症因子升高为主，治疗改为玻璃体内地塞米松缓释植入物 0.7mg。注射后 2 周黄斑水肿明显减轻，BCVA 升高至 0.6（图 2-6-1E）。随访 12 周，黄斑水肿无复发。

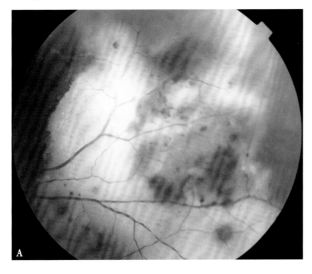

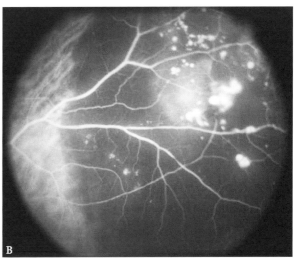

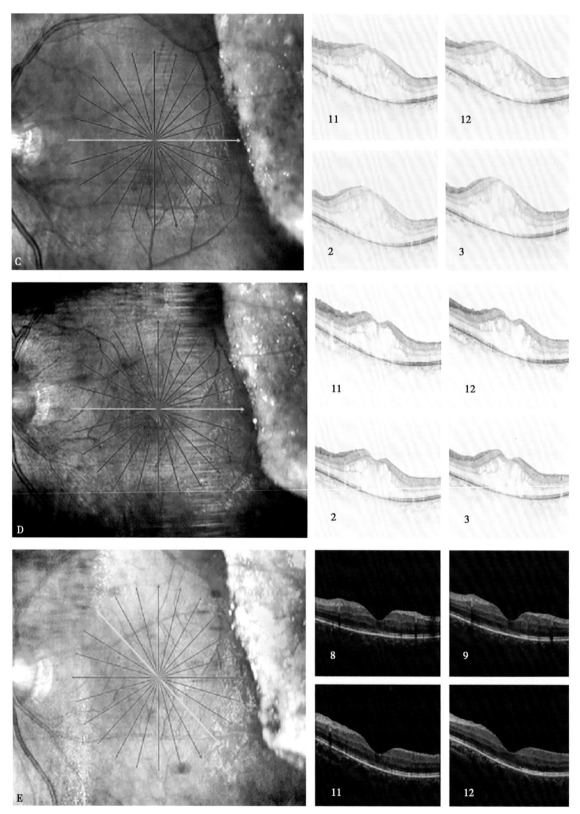

图 2-6-1　成人 Coats 病通过眼内液细胞因子检测进行精准治疗

A. 左眼底彩色照相见颞侧周边大量视网膜下胆固醇结晶积聚、毛细血管扩张和出血；B. 左眼 FFA 见病变部位毛细血管扩张区域强荧光；C. 左眼基线 OCT 时黄斑水肿明显；D. OCT 显示抗 VEGF 治疗 1 个月后，黄斑水肿仍明显；E. 左眼增加抗炎治疗后 OCT 显示黄斑水肿消退。

图点评：Coats 病引起黄斑水肿，既有报道采用眼内注射抗 VEGF 治疗，也有报道采用眼内注射抗炎药物治疗，或者联合注射。本例患者在基线时的眼内液检测结果即提示炎症因素升高占主导，眼内 VEGF 浓度升高不明显，治疗结果也符合眼内液细胞因子检测预期：抗 VEGF 治疗后，眼内液 VEGF 浓度下降到较低水平，但黄斑水肿仍存在。采用抗炎治疗后，黄斑水肿消失，视力提高。

■ 梅毒性脉络膜视网膜炎

典型病例：患者，男，65 岁，因右眼视物模糊半年，左眼视物模糊 1 周就诊。眼科检查：右眼视力 0.1，矫正不提高，左眼视力指数 / 眼前 20cm。双眼角膜后可见少量尘状角膜后沉着物（keratic precipitates，KP）（+），房水闪辉（+），浮游细胞 5 个 / 视野，瞳孔药物性散大，晶状体 N_0C_2，前部玻璃体可见浮游细胞（图 2-6-2A、B），玻璃体混浊明显，近视网膜处绒球样改变，中周部视网膜可见周边黄白色出血、渗出灶（图 2-6-2C、D）。外院血常规、生化、自身抗体、血弓形虫、风疹病毒、巨细胞病毒、单纯疱疹病毒 IgM 抗体均为阴性。血沉轻度加快 21mm/h（↑）。外院荧光素眼底血管造影（FFA）显示双眼后极部沿血管弓湖泊样染料积存（图 2-6-2E、F）。OCT 示双眼色素上皮（retinal pigment epithelium，RPE）尖锐隆起（图 2-6-2G、H）。结合患者双眼受累，前节反应较轻，视网膜血管炎症表现为主，进一步排除感染性因素，血清梅毒甲苯胺红不加热血清试验（tolulized red unheated serum test，TRUST）阳性，滴度 1∶128，梅毒螺旋体抗体凝集试验阳性。房水梅毒螺旋体 IgG 抗体阳性，且 Goldmann-Witmer 系数为 60.13，mNGS 结果提示梅毒螺旋体基因覆盖（图 2-6-2I）。诊断为双眼梅毒性脉络膜视网膜炎。青霉素静脉治疗 8 天后视力恢复至右眼 0.3、左眼 0.1，双眼前段炎症消失，玻璃体及眼底病变明显减轻（图 2-6-2J、K），OCT 示 RPE 隆起较前明显减轻（图 2-6-2L、M）。

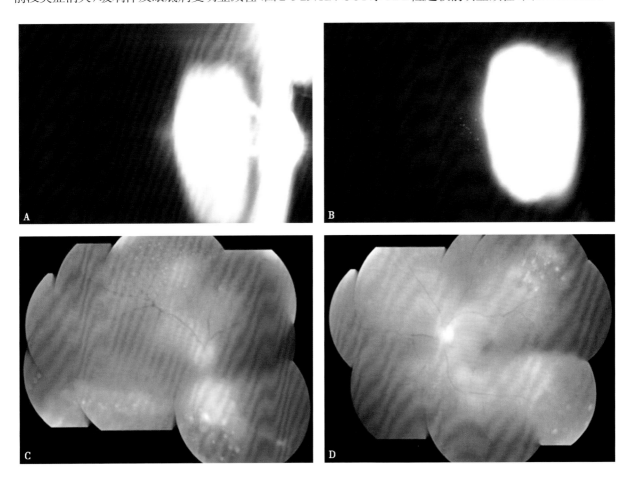

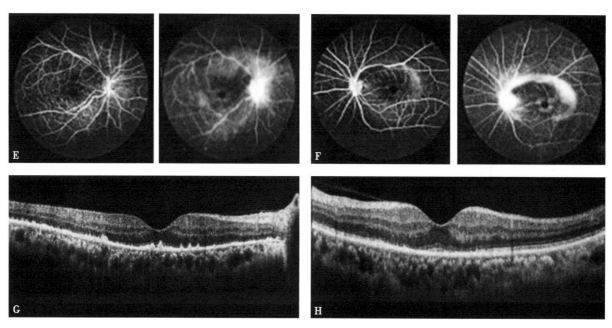

1. 病毒筛查结果					
名称	Name	检出序列数	基因组覆盖度	估测浓度[copies/mL]	
−	−	−	−	−	
2. 细菌筛查结果					
名称	Name	检出序列数	基因组覆盖度	估测浓度[copies/mL]	
梅毒螺旋体	Treponema_pallidum_subsp._pa	2	241bp/0.02%	1.8E+01	
3. 真菌、寄生虫筛查结果					
名称	Name	检出序列数	基因组覆盖度	估测浓度[copies/mL]	
−	−	−	−	−	
4. 耐药基因筛查结果					
检测到的耐药基因	检出序列数	基因耐药参考		覆盖度	估测浓度[copies/mL]
−	−	−		−	−

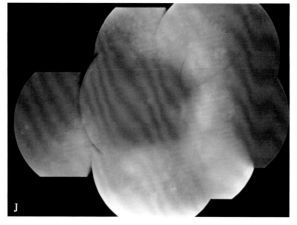

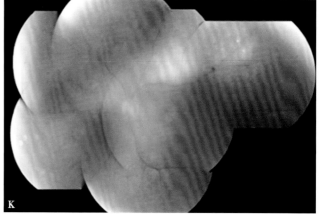

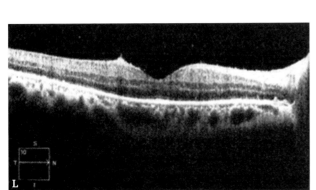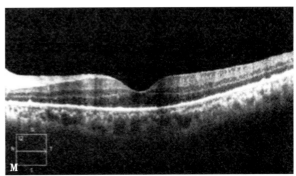

图 2-6-2　梅毒性脉络膜视网膜炎通过眼内液检测明确诊断

A、B. 双眼前部玻璃体可见浮游细胞；C、D. 双眼玻璃体混浊明显，中周边视网膜可见周边黄白色出血、渗出灶；E、F. 外院 FFA 可见双眼后极部强荧光，局部视网膜血管荧光渗漏，晚期视盘强荧光，湖泊样染料积存；G、H. OCT 可见双眼 RPE 尖锐隆起；I. 房水病原微生物 mNGS 检测报告；J、K. 治疗 8 天后可见视网膜血管炎炎症反应明显减轻；L、M. 治疗 8 天后可见 RPE 改变明显减少。

图点评：上述病例在其他医院进行了大量化验检查，包括自身抗体等，但没有得到正确的诊断。主要原因在于接诊医生对于梅毒性脉络膜视网膜炎的认识不足，其临床表现可以伪装成很多疾病的临床表现。双眼后极部强荧光，局部视网膜血管荧光渗漏，晚期视盘强荧光，湖泊样染料积存，均为梅毒性脉络膜视网膜炎的表现。OCT 上多处 RPE 改变须与眼内淋巴瘤相鉴别，梅毒性脉络膜视网膜炎的 RPE 隆起更尖锐，而淋巴瘤的 RPE 改变更圆钝。眼内液检测梅毒螺旋体抗体以及梅毒螺旋体抗体的 Goldmann-Witmer 系数，是为了进一步明确患者眼内局部感染是不是由梅毒引起，其可以提供直观的病原学证据。

● 眼内液的采集步骤（表 2-6-6，表 2-6-7）

表 2-6-6　房水采集

环境选择		手术室进行或治疗室紫外线消毒 40min 后使用。
术前准备	预防性抗生素滴眼液点眼	妥布霉素滴眼液、左氧氟沙星滴眼液等抗生素滴眼液。 当天：每 5min 点一次，点 6 次。 预约：术前 1 天，6 次 /d，术前 2～3 天，4 次 /d。
	表面麻醉	盐酸奥布卡因滴眼液或丁卡因。 每 3min 1 次，连续 3 次。
	皮肤及睑缘消毒	乙醇、安尔碘或聚维酮碘（最佳）。消毒范围：上下眼睑，以棉签蘸少许乙醇或安尔碘清洁睑缘和睫毛根部，但勿接触结膜及角膜。 抗生素眼药水冲洗结膜囊或聚维酮碘＋生理盐水冲洗结膜囊。
前房穿刺	裂隙灯或手术显微镜下	常选 1mL 注射器或 32G 胰岛素针。 穿刺时嘱患者固视，略向上转眼球，穿刺口从透明角膜缘进入。 建议 5：00 位进针，针尖斜面朝向术者，针尖朝向 7：00 位，平行于虹膜表面，针尖进入前房后，嘱患者勿移动眼球，向外缓缓拉动针栓，抽出 0.05～0.1mL 房水后拔出针尖。
术后处理	预防性抗生素滴眼液点眼	抗生素眼药水冲洗结膜囊。 嘱患者持续进行抗生素眼水点眼，每半小时一次，直至睡前。
注意事项	禁忌证	活动性感染性疾病，如结膜炎、睑缘炎、泪道炎症等。
	操作关键点	操作中保持针尖与虹膜表面平行，注意避免损伤晶状体与虹膜，针尖进入前房前不要接触其他组织，尤其是睑缘，避免感染。
	新手小妙招	新手操作可不散瞳，更利于保护晶状体，注射器可预先拔出针栓，让眼内液缓慢流出。

表 2-6-7　玻璃体液采集

环境选择		手术室进行，如果已进行多台手术，建议补充消毒一次。
术前准备	预防性抗生素滴眼液点眼	妥布霉素滴眼液、左氧氟沙星滴眼液等抗生素滴眼液。 当天：每 5min 点一次，点 6 次。 预约：术前 1 天，6 次 /d，术前 2～3 天，4 次 /d。
	球后麻醉	2% 利多卡因 2mL+75% 布比卡因球后注射。
	皮肤及睑缘消毒	乙醇、安尔碘或聚维酮碘（最佳），依次进行皮肤消毒，建议使用 50g/L 聚维酮碘进行皮肤和结膜囊消毒。按照眼科手术要求进行铺巾、贴膜、开睑器撑开眼睑。
前房穿刺	手术显微镜下	选用 23G、25G、27G。如果进行细胞学分析，23G 为宜。 穿刺前，仔细检查周边眼底（尤其是存在周边前增生的患者，例如眼弓蛔虫病），避开增生明显部位，于角膜缘外 3.5mm 经巩膜斜行穿刺而后垂直进针，分别置入灌注和玻璃体切割套管。抽液前关闭灌注，确保没有灌注液进入玻璃体腔；在确保玻璃体切割器的管道内没有液体的情况下，旋开玻璃体切割器的管道螺旋帽，接上 2.5mL 注射器针管，将切割频率设置在 2 500 次 /min 以上，踩动脚踏板，缓缓向外抽动注射器针栓，吸出约 0.3～0.5mL 玻璃体液即可。打开灌注，恢复眼压后拔出套管，仔细检查有无渗漏。如须进行后续细胞学成分检查，建议打开灌注后，玻璃体切割频率设置在 1 000 次 /min，外接 10mL 注射器针管，进行玻璃体腔盥洗液采集，切割时尽量朝向可疑病灶。
术后处理	预防性抗生素滴眼液点眼	抗生素眼药水冲洗结膜囊。 嘱患者持续进行抗生素眼水点眼，每半小时 1 次，直至睡前。
注意事项	禁忌证	活动性感染性疾病，如结膜炎、睑缘炎、泪道炎症等。
	操作关键点	原液玻璃体须确保灌注液未进入玻璃体腔且玻切管道内无液体，即使少量液体也会影响眼内液检测的结果。
		抽液过程务必缓慢，密切关注眼压变化，避免损伤晶状体与视网膜，如进行细胞学检测或病理，须进行全玻璃体切除。

（冯　婧　陶　勇）

参 考 文 献

1. CLOUDHARY N，DUKER J S，FREUND K B，et al. Classification and guidelines for widefield imaging: recommendations from the international widefield imaging study group. Ophthalmology Retina，2019，3（10）：843-849.

2. SADDA S R. Widefield-imaging：Ryan's Retina.6th ed.New York：Elservier，2018.

3. 中华医学会眼科学分会眼底病学组. 常见眼底病眼底照相及血管造影图像采集规范. 中华眼科杂志，2015，51（11）：808-813.

4. SAGONG M，VAN H J，OLMOS D E，et al. Assessment of accuracy and precision of quantification of ultra-widefield images. Ophthalmology，2015，222（4）：864-866.

5. 吴德正，马红婕，张静琳. 200° 超广角眼底成像图谱. 北京：人民卫生出版社，2017.

6. SAMIR N P，ANGELL S，TURNER D，et al. Ultra-widefield retinal imaging: an update on recent advances. Ophthalmology and Eye Diseases，2020，12：2515841419899495.

7. MARIA V C，ALESSANDRO M，ALESSANDRO B，et al. Reviewing the role of ultra-widefield imaging in inherited retinal dystrophies. Ophthalmol Ther，2020，9（2）：249-263.

8. JONES N P，SALA-PUIGGOLLERS A，STANGA P E，et al. Ultra-widefield fundus fluorescein angiography in the diagnosis

and management of retinal vasculitis. Eye（Lond），2017，31（11）：1546-1549.

9. 文峰，吴德正. 浅谈吲哚菁绿血管造影的临床释义. 中华眼底病杂志，2006，24：113-118.

10. 吴德正，文峰，黄时洲，等. 眼部吲哚菁绿血管造影学. 沈阳：辽宁科学技术出版社，2002.

11. 王燕云，张文芳，杨义，等. 妊娠高血压综合征视网膜病变的研究现状. 国际眼科纵览，2016，40（2）：94-97.

12. HUANG D，SWANSON E A，LIN C P，et al. Optical coherence tomography. Science，1991，254（5035）：1178-1181.

13. MICHAEL R. Optical coherence tomography of the human retina. Archives of Ophthalmology，1995，113（3）：325-332.

14. GABRIELE M L，WOLLSTEINN G，ISHIKAWA H. Optical coherence tomography：History，current status，and laboratory work. Investigative Ophthalmology & Visual Science，2011，52（5）：2425-2436.

15. KIM H，KIM H K，YANG J Y，et al. Optical coherence tomography measurement and visual outcome in acute central retinal artery occlusion. Korean Journal of Ophthalmology，2018，32（4）：303-311.

16. SAXENA S，CAPMDA M，RUIA S. et al. Spectral domain optical coherence tomography based imaging biomarkers for diabetic retinopathy. Endocrine，2019，66（3）：509-516.

17. 中华医学会眼科学分会眼底病学组，中国医师协会眼科医师分会眼底病专业委员会. 我国眼底相干光层析血管成像术的操作和阅片规范（2017 年）. 中华眼科杂志，2017，53（10）：729-734.

18. 魏文斌. OCT 血流成像图谱. 北京：人民卫生出版社，2016.

19. 张美霞，张韵. 强化光相干断层扫描血管成像检查图像采集质量与报告规范，提升其临床应用研究水平. 中华眼底病杂志，2018，34（1）：4-7.

20. 国际临床视觉电生理学会. 临床全视野视网膜电图标准. 中华眼科杂志，2020，56（9）：662-669.

21. 国际临床视觉电生理学会. 临床视觉诱发电位标准. 中华眼科杂志，2020，56（8）：587-592.

22. ODOM J V，BACH M，BRIGELL M，et al. ISCEV standard for clinical visual evoked potentials. Doc Ophthalmol，2016，133（1）：1-9.

23. HAMITON R，BACH M，HEINRICH S P，et al. ISCEV extended protocol for VEP methods of estimation of visual acuity. Doc Ophthalmol，2020，142（1）：17-24.

24. BACH M，BRIGELL M G，HAWLINA M，et al. ISCEV standard for clinical pattern electroretinography（PERG）. Doc Ophthalmol，2013，126（1）：1-7.

25. MCCULLOCH D L，MARMOR M F，BRIGELL M G，et al. ISCEV standard for full-field clinical electroretinography. Doc Ophthalmol，2015，130（1）：1-12.

26. HOODD C，BACH M，BRIGELL M，et al. ISCEV standard for clinical multifocal electroretinography（mfERG）（2011 edition）. Doc Ophthalmol，2012，124（1）：1-13.

27. BROADGATE S，YU J，DOWNES S M，et al. Unravelling the genetics of inherited retinal dystrophies：Past，present and future. Prog Retin Eye Res，2017，59（7）：53-96.

28. CHAITANKAR V，KARAKÜLAH G，RATNAPRIYA R，et al. Next generation sequencing technology and genomewide data analysis：Perspectives for retinal research. Prog Retin Eye Res，2016，55（11）：1-31.

29. HADDAD N M，CAVALLERANO J D，SILVA P S. Von Hippel-Lindau disease：A genetic and clinical review. Semin Ophthalmol，2013，28（5-6）：377-386.

30. HU H，XIAO X，LI S，et al. KIF11 mutations are a common cause of autosomal dominant familial exudative vitreoretinopathy. Br J Ophthalmol，2016，100（2）：278-283.

31. SALMANINEJAD A，MOTAEE J，FARJAMI M，et al. Next-generation sequencing and its application in diagnosis of

retinitis pigmentosa. Ophthalmic Genet，2019，40（5）：393-402.

32. WANG S，ZHANG X，HU Y，et al. Clinical and genetical features of probands and affected family members with familial exudative vitreoretinopathy in a large Chinese cohort. Br J Ophthalmol，2021，105（1）：83-86.

33. MIDENA E，BINI S，MARTINI F，et al. Changes of aqueous humor Müller cells' biomarkers in human patients affected by diabetic macular edema after subthreshold micropulse laser treatment. Retina，2020，40（1）：126-134.

34. SAWADA O，KAWAMURA H，KAKINOKI M，et al. Vascular endothelial growth factor in aqueous humor before and after intravitreal injection of bevacizumab in eyes with diabetic retinopathy. Arch Ophthalmol，2007，125（10）：1363-1366.

35. ZHANG X，WU J，WU C，et al. Comparison of aqueous humor levels of PlGF and VEGF in proliferative diabetic retinopathy before and after intravitreal conbercept injection. Diabetes Res Clin Pract，2020，162：108083.

36. FENG J，LI B，WEN J，et al. Preoperative timing of intravitreal bevacizumab injection for proliferative diabetic retinopathy patients. Ophthalmic Res，2018，60（4）：250-257.

37. NOMA H，FUNATSU H，MIMURA T，et al. Visual prognosis and vitreous molecules after vitrectomy for macular edema with branch retinal vein occlusion. Clin Ophthalmol，2011，5：223-229.

38. MATSUSHIMA R，NOMA H，YASUDA K，et al. Role of cytokines in ranibizumab therapy for macular edema in patients with central retinal vein occlusion. J Ocul Pharmacol Ther，2019，35（7）：407-412.

39. NOMA H，MIMURA T，YASUDA K，et al. Functional-morphological parameters，aqueous flare and cytokines in macular oedema with branch retinal vein occlusion after ranibizumab. Br J Ophthalmol，2017，101（2）：180-185.

40. NOMA H，MIMURA T，YASUDA K，et al. Cytokines and recurrence of macular edema after intravitreal ranibizumab in patients with branch retinal vein occlusion. Ophthalmologica，2016，236（4）：228-234.

41. SOHN H J，HAN D H，LEE D Y，et al. Changes in aqueous cytokines after intravitreal triamcinolone versus bevacizumab for macular oedema in branch retinal vein occlusion. Acta Ophthalmol，2014，92（3）：217-224.

42. HE Y G，WANG H，ZHAO B，et al. Elevated vascular endothelial growth factor level in Coats' disease and possible therapeutic role of bevacizumab. Graefes Arch Clin Exp Ophthalmol，2010，248（10）：1519-1521.

43. ZHAO Q，PENG X Y，CHEN F H，et al. Vascular endothelial growth factor in Coats' disease. Acta Ophthalmol，2014，92（3）：225-228.

44. FENG J，ZHENG X，LI B，et al. Differences in aqueous concentrations of cytokines in paediatric and adult patients with Coats' disease. Acta Ophthalmol，2017，95（6）：608-612.

45. WANG Y，FAN H，GAO K，et al. Levels of cytokines in the aqueous humor guided treatment of refractory macular edema in adult-onset coats' disease. BMC Ophthalmol，2020，20（1）：261.

第三章

视网膜血管病与生长因子和炎症

第一节　病　理　分　型

糖尿病视网膜病变（DR）、年龄相关性黄斑变性（age-related macular degeneration，AMD）、早产儿视网膜病变（retinopathy of prematurity，ROP）和视网膜静脉阻塞（RVO）都是典型眼底血管性疾病。年龄、基因、环境和潜在的全身性疾病等易感因素的组合作用破坏了供应视网膜的血管床，随之而来的病理生理反应可能包括萎缩、新生血管、水肿、出血和纤维化。根据观察到的血管病理性改变，眼内血管疾病大致可分为 3 种：视网膜、视盘和虹膜新生血管为代表的增殖型；仅由血管通透性异常引起的黄斑水肿型；而脉络膜新生血管则是增殖型和黄斑水肿型的组合。

1）增殖型：新生血管是对视网膜缺血的反应，包括视网膜新生血管、视盘新生血管或虹膜新生血管。新生血管容易出血和渗漏，随之而来的组织改变和纤维化破坏了受影响眼内组织的结构和功能。新生血管形成是增殖性糖尿病视网膜病变、ROP、镰状细胞视网膜病变的主要病理特征。新生血管和新生血管性青光眼也是缺血性视网膜中央静脉阻塞的常见并发症。毛细血管无灌注、视网膜内缺血和新生血管是这些疾病发病机制中的共同主题。在糖尿病视网膜病变中，细胞间黏附分子 -1 和 CD18 的表达增加，随后出现白细胞淤积、内皮细胞损伤和血 - 视网膜屏障（blood-retina barrier，BRB）破坏。糖尿病视网膜病变的微血管病变包括毛细血管基底膜增厚、周细胞和血管平滑肌细胞丢失、微动脉瘤、毛细血管闭塞和无细胞。随着疾病的进展，视网膜内缺血导致新生血管的形成。毛细血管无灌注导致视网膜缺血和新生血管也可能伴随着视网膜毛细血管内皮细胞的损伤。在早产儿视网膜病变中，眼内新生血管是由于视网膜血管系统无法满足发育中的视网膜的代谢需求而形成的相对缺氧状态。在镰状细胞疾病中，僵硬和畸形的红细胞团导致周围视网膜血管闭塞、缺血和新生血管形成，形成被称为"海扇"的脆弱形态。

2）黄斑水肿型：黄斑水肿是许多视网膜血管性疾病，如糖尿病视网膜病变（DR）和视网膜静脉阻塞（RVO）的非特异性体征。血 - 视网膜屏障功能障碍继发于内皮细胞紧密连接处的损伤，浆液从闭塞静脉渗漏到组织间隙导致黄斑水肿并伴随视力的损害。

3）混合型：湿性老年性黄斑变性（wet Age-related macular degeneration，wAMD）的发展涉及血管渗漏和新生血管（NV），属于混合型。

第二节　生长因子的作用

湿性 AMD、糖尿病视网膜病变和视网膜静脉阻塞疾病中血管内皮生长因子（vascular endothelial

growth factor, VEGF)、白介素 8（interleukin 8, IL-8）、成纤维细胞生长因子（fibroblast growth factor, FGF）、血管生成素（angiogenin, Ang）及其相互作用广泛参与疾病过程。在过去，眼内的多种生长因子，包括胰岛素样生长因子（insulin-like growth factors, IGF）、转化生长因子（transforming growth factor, TGF）和成纤维细胞生长因子（FGF）、促红细胞生成素（erythropoietin, EPO），被认为在视网膜血管疾病发生中起主要作用。可以肯定的是，这些因素中的许多都有影响视网膜和脉络膜血管的作用。然而，这些生长因子中的许多因子并不受组织氧合的调节，这一事实表明，它们可能在协调视网膜血管形成方面起着从属作用。最近的研究表明，它们的许多作用可能是由组织氧合作用介导的。

- **血管内皮生长因子是眼内血管增殖的主要信号**

血管内皮生长因子（VEGF）是一种有效的、可扩散的、内皮细胞特异性的有丝分裂原，在低氧条件下释放，并与血管内皮细胞表达的血管内皮生长因子受体 2 结合，引起血管生成和血管高通透性。VEGF 被认为是一种眼内血管疾病发病机制中的重要因素：①视网膜血管系统的病理改变，从通透性、重塑到新生血管，与 VEGF 的表达增加有关；②单独的 VEGF 足以触发眼内新生血管；③ VEGF 的抑制与受影响眼的功能和解剖改善有关。VEGF 可由人视网膜色素上皮（RPE）细胞在体外和原位合成，是培养的人 RPE 细胞对低氧反应产生的唯一内皮细胞有丝分裂原。在其他类型的视网膜细胞，包括周细胞、内皮细胞和 Müller 细胞，也观察到低氧引起的 VEGF 的表达增加。在增殖性视网膜病变患者的玻璃体中 VEGF 的水平显著增加。玻璃体内注射重组人 VEGF 足以在非人类灵长类动物中产生眼内新生血管和渗漏。此外，玻璃体内注射中和抗 VEGF 单抗或抗原结合片段可抑制眼内新生血管的发展。大量的实验和临床证据表明，对视网膜缺血的增殖反应是由 VEGF 驱动的。VEGF RNA 和蛋白已经定位于受新生血管影响的视网膜组织中。增殖性糖尿病视网膜病变、早产儿视网膜病变、视网膜静脉阻塞和新生血管性青光眼患者的眼内 VEGF 水平升高；而具有明显增殖性病理特征的患者比无新生血管疾病的患者眼内 VEGF 水平更高。虽然眼内血管疾病的发病机制无疑是复杂的，但仅抑制 VEGF 就足以诱导新生血管的消退。

- **血管内皮生长因子在眼内血管渗漏中的作用**

VEGF 在眼内血管渗漏中的关键作用，首先得到了 VEGF 的内在生物学效力的支持，其次是血管高通透性与 VEGF 表达之间的时间和直接关系，最后是仅通过抑制 VEGF 就足以减少渗漏的事实。诱导微血管高通透性是 VEGF 的主要生物学作用之一。最近的证据表明，VEGF 导致的显著和持续的血管渗漏是由于诱导了结构异常的血管生长。VEGF 也被证明可以诱导紧密连接蛋白的磷酸化状态的改变。视网膜中 VEGF mRNA 的水平升高与血 - 视网膜屏障的破坏和血管通透性的增加有关，导致黄斑水肿的发生和发展。糖尿病黄斑水肿和视网膜静脉阻塞患者玻璃体中 VEGF 浓度与病情严重程度相关。静止期葡萄膜炎患者房水和血清中 VEGF 水平升高。在啮齿动物和灵长类动物模型中，眼内注射 VEGF 中和嵌合蛋白和抗体可阻止视网膜静脉阻塞诱导后新生血管的发展。

第三节 炎 症 机 制

- **炎症在视网膜血管疾病继发黄斑水肿发病机制中的作用**

炎性介质在黄斑水肿发病机制中的作用：在许多视网膜血管疾病如糖尿病视网膜病变（diabetic retinopathy；DR）和视网膜静脉阻塞（retina vain occlusion, RVO）继发的黄斑水肿中，炎症过程被认为是关键因素。此外，炎症反应和血管功能障碍可以相互作用，导致视网膜缺血，从而导致 VEGF 表达增高。糖尿病性黄斑水肿（diabetic macular edema，DME）和视网膜静脉阻塞性黄斑水肿（retinal vein occlusion macular edema，RVO-ME）在发病机制上可能不同，因为 DME 细胞因子浓度的炎症反应可能比 RVO-ME 更活跃，缺血性损伤可能在 RVO-ME 的发生发展中起核心作用。

炎症介质存在于黄斑水肿部位，如血管内皮细胞因子、趋化因子、血管紧张素Ⅱ、前列腺素、基质金属蛋白酶、白细胞介素、选择素、血管细胞黏附分子 -1（VCAM-1）、细胞间黏附分子 -1（ICAM-1）和炎性细胞（巨噬细胞和中性粒细胞）。BRVO-ME 患者中，玻璃体腔内的细胞因子增加，包括血管内皮生长因子和白细胞介素 -6（IL-6），并且这种增加与黄斑水肿的严重程度和预后有关。同样，玻璃体液中白细胞介素 6（IL-6）、单核细胞趋化蛋白 -1（MCP-1）、色素上皮衍生因子（PEDF），尤其是血管内皮生长因子（VEGF）和细胞间黏附分子 -1（ICAM-1）水平的升高与视网膜血管通透性和 DME 的严重程度有关。

比较 DME 患者或 BRVO 和 CRVO 所致的黄斑水肿（macular edema，ME）（图 3-3-1）患者的玻璃体中的 VEGF 和 IL-6 水平，证明两组玻璃体中的 VEGF 浓度非常相似。但 DME 患者玻璃体中 IL-6 水平明显高于 BRVO 或 CRVO 患者。而在 BRVO 和 CRVO 患者中，玻璃体中 VEGF 和 IL-6 水平呈显著正相关。BRVO/CRVO 合并缺血组玻璃体液中 VEGF 和 IL-6 水平均显著高于无缺血组。

此外，在 BRVO/CRVO 患者中，VEGF 和 IL-6 的玻璃体水平与黄斑水肿的严重程度显著相关。

黏附分子介导的白细胞募集参与血 - 视网膜屏障破坏的趋化因子是一种多功能的媒介。可以将白细胞招募到炎症部位，促进进一步的炎症。包括 MCP-1、MIP-1α 和 MIP-1β 在内的一些趋化因子的玻璃体水平会受到不同视网膜疾病的影响，包括 DME 和 RVO。白细胞和血管内皮生长因子在增加血管通透性方面也起着作用。当它们聚集在血管周围空间时，由血管内皮细胞表达的黏附分子（选择素、免疫球蛋白、整合素等）介导白细胞、内皮细胞的相互作用，这一过程最终导致血 - 视网膜屏障的破坏。

白细胞在疾病发育和血管闭塞过程中介导视网膜血管重塑。在大鼠视网膜血管形成的研究中已经表明，血管的修剪发生在正常发育中。在正常发育过程中，视网膜血管向外周无血管视网膜延伸；从出生后第 5 天开始，通过 CD45（白细胞共同抗原）的免疫化学染色可见白细胞的贴壁细胞数量显著增加。随后随着血管修剪向外移动白细胞的数量减少。当血管系统向外围生长时，含有白细胞的区域也向外围迁移，很明显，血管密度和分支周围间隙的减少先于白细胞密度的增加，这表明了一种因果关系。到所有血管的修剪都完成了，白细胞也几乎消失。

视网膜 Müller 胶质细胞在黄斑水肿中的作用。黄斑水肿的发生是由于血管渗漏和 / 或细胞毒性事件（例如，胶质细胞肿胀）。尽管视网膜 Müller 胶质细胞（retina müller gliocyte cells，RMG）在视网膜血管疾病中的重要性还不完全清楚，但 RMG 细胞在调节细胞外空间容量、水和离子平衡以及保护内部血 - 视网膜屏障方面起着至关重要的作用。液体清除通常是由渗透水通过 RMG 细胞介导的。已有一些研究对糖皮质激素在 ME 中的作用机制进行了研究，研究表明 RMG 细胞同时表达糖皮质激素受体（glucocorticoid receptor，GR）和盐皮质激素受体（mineralocorticoid receptor，MR）。玻璃体腔治疗中使用的两种主要糖皮质激素，曲安奈德（triamcinolone acetonide，TA）和地塞米松，明显调节 RMG 细胞 K^+ 通道和水通道蛋白 -1 和水通道蛋白 -4 从而减轻黄斑水肿程度。

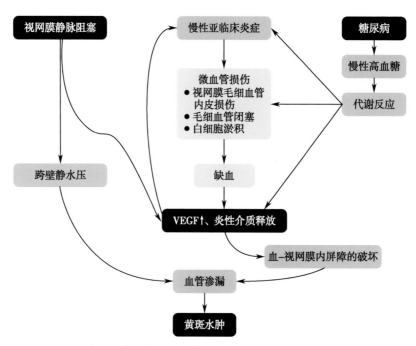

图 3-3-1　糖尿病视网膜病变或视网膜静脉阻塞继发黄斑水肿的病理生理流程图

图点评：RVO 继发黄斑水肿的机制与 DR 不同。RVO 继发黄斑水肿有机械压迫与生化病理两种机制，而糖尿病黄斑水肿仅由一种机制导致。

● 糖尿病视网膜病变与炎症

关于炎症在糖尿病视网膜病变（DR）发病机制中的作用，特别强调周细胞功能障碍和脱落，以及相关的视网膜微血管功能障碍和变性。

炎症是一把"双刃剑"，在短期内是对组织损伤的宿主防御反应和促进动态平衡，但当触发不当，尤其是长期激活时，炎症可能有害并推动疾病的进展。局部的炎症过程在形成 DR 形态表达的微血管变化中扮演着重要角色。例如，周细胞枯竭是糖尿病视网膜病变最早的病变之一，其部分原因是视网膜炎症；糖尿病环境刺激局部和全身炎性细胞因子、趋化因子和生长因子的表达增加。在糖尿病视网膜病变患者的房水、玻璃体和血清中检测到几种促炎介质的水平升高，且更高水平的炎症因子表达与糖尿病视网膜病变的晚期有关。

参与 DR 的炎症介质包括血管黏附分子、促炎和抗炎细胞因子、促炎 / 血管生成趋化因子、抗炎 / 抗血管生成趋化因子、转录因子、促炎 / 促血管生成和抗炎 / 抗血管生成生长因子、抗炎 / 促血管生成生长因子，以及先天免疫反应细胞（带有 Toll 样受体的视网膜内皮细胞）。

Müller 细胞是主要的视网膜内胶质细胞，通过反应性胶质增生和促炎细胞因子的产生对高血糖做出反应。

小胶质细胞是中枢神经系统中主要的常驻免疫活性细胞，在糖尿病视网膜病变中被激活，从视网膜内层向外层迁移，并增加肿瘤坏死因子 -α、白细胞介素 -6、单核细胞趋化蛋白 -1 和血管内皮生长因子的分泌。

星形胶质细胞还通过产生促炎细胞因子来放大炎症过程。在存在炎症细胞因子如干扰素 -γ、IL-17、肿瘤坏死因子 -α 和 IL-1β 的情况下，激活的周细胞也有助于 DR 的视网膜炎症。周细胞分泌过多的趋化因子和细胞因子来吸引免疫细胞到视网膜炎症部位。高血糖增加视网膜胶质细胞产生白三烯，糖尿病视网膜病变患者 LTA4 和 LTB4 明显升高。

LTB4 是一种白细胞诱导剂，与活性氧自由基（reactive oxide species，ROS）的产生、细胞因子的产生和细胞凋亡有关，导致视网膜毛细血管通透性增加，从而导致 DR 的促炎环境和毛细血管变性。

5-LOX 衍生的 5- 羟基二十碳四烯酸（5-HETE）是一种主要的促炎二十［烷］酸，在糖尿病患者和非糖尿病患者的玻璃体中显著增加，导致白细胞黏附、毛细血管高通透性和新生血管形成。

一系列关于糖尿病血管损伤机制的研究表明，与介导血管修剪的炎症过程类似，炎症过程有助于血 - 视网膜屏障的破裂，而血管内皮生长因子（VEGF）和炎性白细胞再次发挥重要影响。在糖尿病视网膜病变玻璃体内注射血管内皮生长因子可导致糖尿病病理的许多特征，包括视网膜内和视网膜前新生血管，并伴有肝细胞增生、微动脉瘤形成、出血和水肿、毛细血管闭塞和缺血。有几种机制被认为介导了血管内皮生长因子促进血管渗漏的作用，包括增加内皮细胞窗口和破坏紧密连接。在炎症机制方面尤其是血管内皮细胞生长因子上调 ICAM-1 的表达。白细胞的稳定与 ICAM-1 的表达增加有关。用一种单克隆抗体阻断这种 ICAM-1 可以显著减少无灌注和渗漏，伴随而来的是糖尿病相关的白细胞停滞和内皮细胞损伤或死亡的减少。在 DR 患者的眼中也观察到类似的 ICAM-1 和白细胞数量的升高。与生理性血管修剪一样。

FasL 介导的细胞凋亡似乎是炎症损伤的最后一步。在链脲佐菌素诱导的糖尿病大鼠中，中性粒细胞 FasL 表达增加，视网膜血管 Fas 表达同时上调。体外实验表明，糖尿病大鼠的白细胞可诱导内皮细胞凋亡，而对照组的白细胞则不能诱导内皮细胞凋亡；此外，体内应用抗 FasL 抗体抑制 FasL 介导的细胞凋亡可显著抑制内皮细胞的凋亡和 BRB 的破坏。

抗炎治疗方面，玻璃体内糖皮质激素注射有效抑制引起糖尿病黄斑水肿的多种介质，包括血管内皮生长因子、肿瘤坏死因子 -α、白细胞介素 -1β 和趋化因子。它们还抑制促进白细胞稳定和血管内皮细胞紧密连接下调的分子。

玻璃体内注射糖皮质激素，如曲安奈德、氟米龙和地塞米松，可迅速减轻黄斑水肿，并伴随视力的提高。然而，由于其短期和短暂的疗效，以及白内障形成和青光眼等不良反应的高发生率，糖皮质激素通常被用作抗血管内皮生长因子治疗无效的患者的二线选择。

展望未来，新的延长作用时间的抗血管内皮生长因子药物正在开发，同时其他可能提供补充作用的选择也正在研究中。通过调节血管生成因子和肿瘤坏死因子 -α 通路来降低内皮细胞（endothelial cells，ECs）对促血管生成和促炎刺激的敏感性是一种很有前途的治疗策略。

生长抑素已被证明在小胶质细胞介导的炎症过程中对人视网膜周细胞的凋亡 / 生存通路有有利的调节作用。

β 激动剂通过激活周细胞中的蛋白激酶 B，似乎对周细胞有促进生存的作用，并降低糖尿病小鼠视网膜中的 EC 通透性。针对周细胞反应性自身抗体的中和抗体的开发也可能代表着一种很有前途的治疗策略。

● 视网膜静脉阻塞与炎症

视网膜静脉阻塞（retinal vein occlusion，RVO）继发黄斑水肿的发病机制包括毛细血管通透性增加，以及静脉压升高和缺氧。这是由血 - 视网膜屏障的破坏引起的，部分由 VEGF 介导，部分由炎性细胞因子介导。在 CRVO 和 BRVO 两种疾病状态中，尽管存在黄斑水肿，只有三分之一平均玻璃体 VEGF 水平升高，仍有很多患者 VEGF 水平可能落在正常范围内，表明存在导致黄斑水肿的不依赖 VEGF 的通路，这可能是一些患者对单独使用抗 VEGF 治疗反应较差的原因。使用类固醇治疗黄斑水肿的原理与其降低毛细血管通透性的能力有关。类固醇可抑制 VEGF 基因的表达和 VEGF 的代谢途径，此外还可抑制炎性细胞因子的表达。一些促炎介质，如肿瘤坏死因子 α、白介素 1、单核细胞趋化蛋白 -1 和白介素 17-E，已被证明与继发于视网膜静脉阻塞的黄斑水肿有关。

第四节　血管内皮生长因子与炎症因子作用的差异

检测糖尿病性黄斑水肿（DME）或 BRVO 与 CRVO 所致的 ME 患者的玻璃体中的 VEGF 和 IL-6 水平时，证明两组的玻璃体中的 VEGF 浓度非常相似。但 DME 患者玻璃体中 IL-6 水平明显高于 BRVO 或 CRVO 患者。而在 BRVO 和 CRVO 患者中，玻璃体中 VEGF 和 IL-6 水平呈显著正相关。BRVO/CRVO 合并缺血组玻璃体液中 VEGF 和 IL-6 水平均显著高于无缺血组。

在 BRVO/CRVO 患者中，VEGF 和 IL-6 的玻璃体水平与黄斑水肿的严重程度显著相关。在各种实验系统中越来越多的证据表明，血管内皮生长因子与炎症之间存在因果联系。在眼部，血管内皮生长因子的抑制被证明可以抑制炎症相关的脉络膜新生血管。

在类风湿性关节炎模型中也描述了抑制血管内皮生长因子后的类似抗炎作用。因此，尽管血管内皮生长因子不能直接用于治疗，但仍可能改变白细胞的生物学特性。

（徐红萍　李旭日）

参 考 文 献

1. AIELLO L P, WONG J S. Role of vascular endothelial growth factor in diabetic vascular complications. Kidney International，2000，77：S113-S119.

2. ASCASO F J, HUERVA V, GRZYBOWSKI A. The role of inflammation in the pathogenesis of macular edema secondary to retinal vascular diseases. Mediators of Inflammation，2014，2014：432685.

3. MILLER J W, Le C J, STRAUSS E C, et al. Vascular endothelial growth factor a in intraocular vascular disease. Ophthalmology，2013，120（1）：106-114.

4. SCHMIDT-ERFURTH U, GARCIA-ARUMI J, GERENDAS B S, et al. Guidelines for the management of retinal vein occlusion by the European Society of Retina Specialists（EURETINA）. Ophthalmologica，2019，242（3）：123-162.

5. SPENCER B G, ESTEVEZ J J, LIU E, et al. Pericytes, inflammation, and diabetic retinopathy. Inflammopharmacology，2020，28（3）：697-709.

6. FUNATSU H H, NOMA T, MIMURA S E. Vitreous inflammatory factors and macular oedema. British Journal of Ophthalmology，2012，96（2）：302-304.

7. HOERAUF H, FELTGEN N, WEISS C, et al. Clinical efficacy and safety of ranibizumab versus dexamethasone for central retinal vein occlusion（COMRADE C）：A European label study. Am J Ophthalmol，2016，169：258-267.

视网膜血管疾病各论

第四章

视网膜动脉阻塞

■ 概述

视网膜动脉阻塞（retinal artery occlusion，RAO）是严重损害视力的急性致盲性视网膜血管性眼病。从颈总动脉到视网膜内微动脉之间的任何部位的阻塞均可引起相应供血区域的视网膜缺血。视网膜动脉阻塞可有多种表现类型，按照阻塞部位进行分类，可分为视网膜中央动脉阻塞（central retinal artery occlusion，CRAO）、视网膜分支动脉阻塞（branch retinal artery occlusion，BRAO）、睫状动脉阻塞（cilioretinal artery occlusion，CLRAO）、视网膜毛细血管前微动脉阻塞［又称棉绒斑（cotton wool cotton）］。

■ 流行病学特点

视网膜中央动脉阻塞的发病率约为1.9/100 000，多发生于中老年人，男性多见，男女发病比例约为2∶1。

■ 病因

①动脉粥样硬化；②栓子栓塞，根据栓子的来源可分为心源性栓子、颈动脉粥样硬化斑块脱落形成的栓子、面部注射玻尿酸、葡聚糖、自体脂肪、曲安奈德等栓子的逆行性栓塞；③凝血异常，如抗心磷脂抗体综合征、S蛋白或C蛋白缺乏、妊娠、口服避孕药等；④血管炎性动脉阻塞，如巨细胞动脉炎、白塞病、系统性红斑狼疮；⑤视网膜中央动脉痉挛；⑥眼外伤、青光眼、眶内占位或出血性病变等。

■ 临床表现

患眼突发视力下降，部分病例发病前有发作性黑矇，初诊视力在光感到指数之间，患眼瞳孔散大，直接对光反射迟钝，间接对光反射存在。眼底表现为后极部视网膜混浊水肿，呈苍白色或乳白色，黄斑中心凹樱桃红斑，视网膜动脉变细，节段性血柱。

■ 诊断

OCT表现视网膜内层水肿增厚，解剖分层模糊不清，呈现高反射信号。相干光层析血管成像术（OCTA）显示视网膜毛细血管密度减低。FFA表现为视网膜动脉充盈时间明显延迟或可见视网膜动脉充盈前锋，视网膜动脉管腔内荧光素流变细，节段性或搏动性充盈，视网膜动脉血流恢复后FFA表现为正常。臂-视网膜循环时间（A-Rct）延长（A-Rct>35s为完全型阻塞，A-Rct<35s为不完全型阻塞），视网膜动脉荧光素充盈迟缓，可见前锋现象，荧光素节段性充盈（充盈时间>35s为完全型阻塞，<35s为不完全型阻塞）。

■ 治疗建议

RAO属于眼底病急诊，应尽快给予抢救性治疗。治疗包括血栓溶解治疗、眼球按摩、吸入95%的氧气和5%的二氧化碳、局部或全身应用血管扩张剂、局部或全身应用糖皮质激素减轻血管内皮水肿；视网膜动脉有可见栓子情况下应用 YAG 激光进行栓子碎解术；动脉或静脉尿激酶或阿替普酶溶栓治疗，动脉溶栓治疗效果优于静脉溶栓，且全身出血并发症发生率较低。动脉介入溶栓治疗常用的手术方式包括顺行超选择性眼动脉溶栓和经眼动脉终末分支逆行溶栓治疗。血管炎性 CRAO 急性期建议糖皮质激素抗炎，阶梯递减，视功能损害严重的血管炎性 CRAO 早期联合应用生物制剂、免疫抑制剂、糖皮质激素序贯治疗降低复发率。

第一节　视网膜中央动脉阻塞

- 视网膜中央动脉阻塞

典型病例：患者，女，56 岁，因左眼突然视物不见 6 小时入院。眼科检查：右眼视力 0.15，左眼视力指数 /30cm，左眼前节检查正常，RAPD（+），视网膜动脉纤细、后极部水肿及黄斑樱桃红斑（图 4-1-1A）。FFA 早期显示视盘强荧光，视盘旁辐射状毛细血管强荧光；臂 - 视网膜循环时间延迟至 38s（图 4-1-1B）；视网膜动脉逆行充盈，视网膜动脉主干 - 末梢充盈延长至 65s（图 4-1-1C）；经眼动脉终末分支逆行插管血管造影影像（图 4-1-1D）；OCT 检查：视网膜内层结构紊乱，反射增强，提示视网膜内层缺血水肿（图 4-1-1E、F）。诊断：左眼视网膜中央动脉阻塞。颅脑 MRI 显示多发腔隙性脑梗死。颈部血管超声显示颈部动脉内径及血流未见明显异常，左侧 CRA 未显示。

眼动脉终末分支逆行插管成功后给予尿激酶 50 万 U 动脉溶栓治疗，术后 24h 左眼视力 0.02，A-Rct 13s（图 4-1-1G），16s 视网膜动脉主干 - 末梢充盈（图 4-1-1H）。

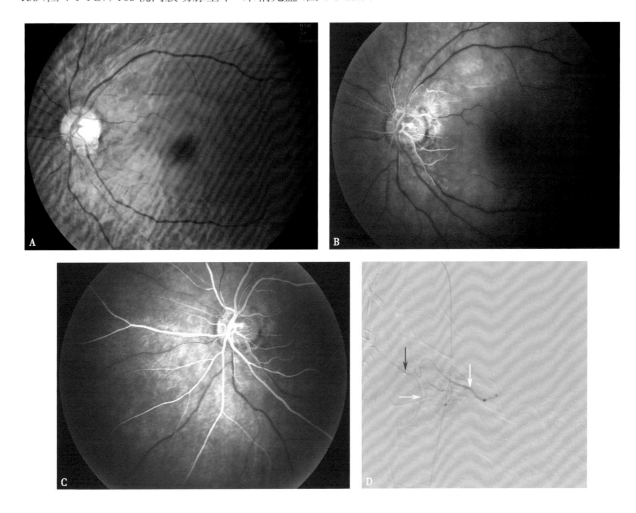

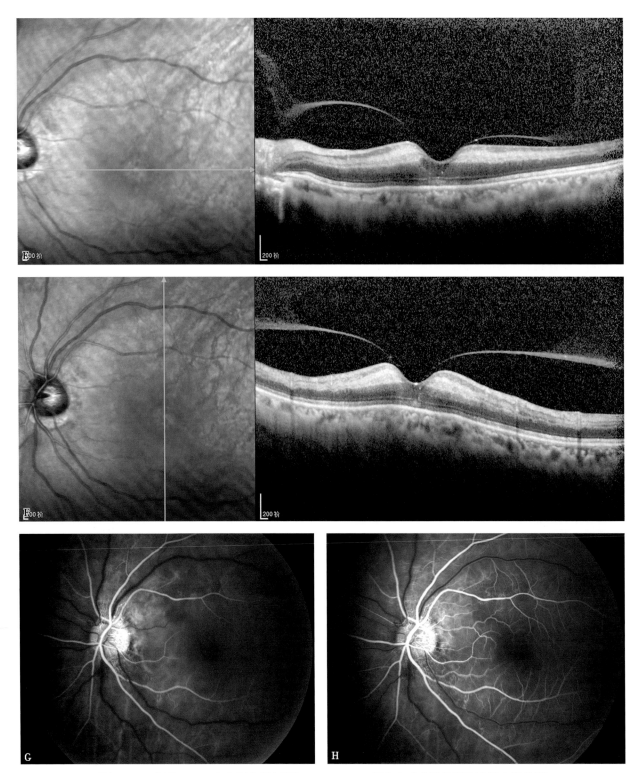

图 4-1-1　典型 CRAO 患者眼底彩色照相、FFA、OCT、滑车上动脉逆行插管溶栓血管造影

A. 眼底彩照见视网膜动脉纤细、后极部水肿及黄斑樱桃红斑；B. FFA 检查早期视盘强荧光，臂 - 视网膜循环时间延迟至38s；C. FFA 视网膜动脉逆行充盈，视网膜动脉主干 - 末梢充盈时间延长至 65s；D. 经眼动脉终末分支逆行插管血管造影影像，红色箭头示微导管前端，黄色箭头示眼环显影，白色箭头示眼动脉逆行充盈；E、F. OCT 检查：视网膜内层结构紊乱，反射增强；G、H. 逆行介入溶栓治疗后复查 FFA 像，A-Rct13s，16s 视网膜动脉主干 - 末梢充盈。

　　图点评：本例CRAO患者从发病到溶栓治疗时间为6h，尽管超过常规4h溶栓治疗时间窗，但尿激酶动脉溶栓治疗仍有显著效果，A-Rct缩短了25s，视网膜动脉主干-末梢充盈时间缩短了24s，后极部水肿减轻，视力恢复至0.02。对于部分超过常规溶栓治疗时间窗的CRAO，术前眼底影像及颅脑MRI检查进行风险评估，部分CRAO动脉溶栓治疗获益。

● 视网膜中央动脉阻塞伴睫状视网膜动脉赦免

　　典型病例：患者，男，54岁，因左眼视力减退45小时，加重6小时入院。眼科检查：右眼视力1.0，左眼视力0.01，左眼前节检查正常，视网膜动脉纤细、后极部水肿及黄斑区樱桃红斑，视盘颞下方视网膜色红（图4-1-2A）。FFA检查：早期视盘颞侧睫状视网膜动脉显影（图4-1-2B），视网膜动脉荧光素充盈迟缓；臂-视网膜循环时间延迟（图4-1-2C、D）；OCT检查：视网膜内层结构模糊不清，反射增强，提示视网膜内层缺血水肿（图4-1-2E、F）。诊断：左眼视网膜中央动脉阻塞。给予尿激酶静脉溶栓，尼莫地平扩血管等治疗，复查眼底照相：视网膜动脉充盈较治疗前好转，后极部视网膜浅灰色（图4-1-2G）。复查FFA：睫状视网膜动脉不显影，A-Rct正常（图4-1-2H）。1周后视力检查：右眼视力1.0，左眼视力1.0。

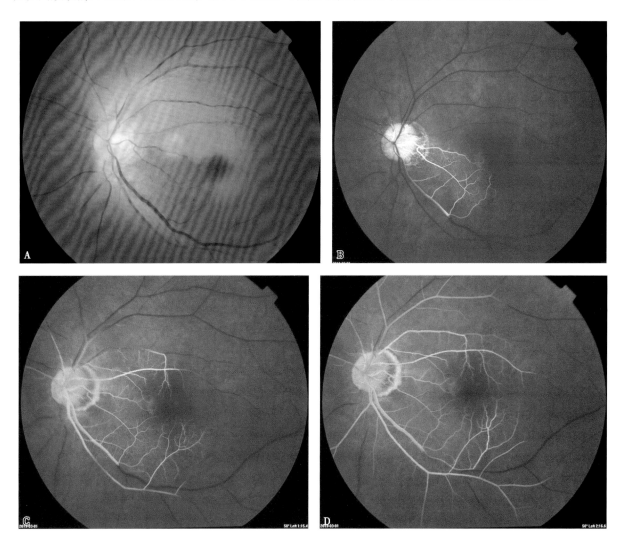

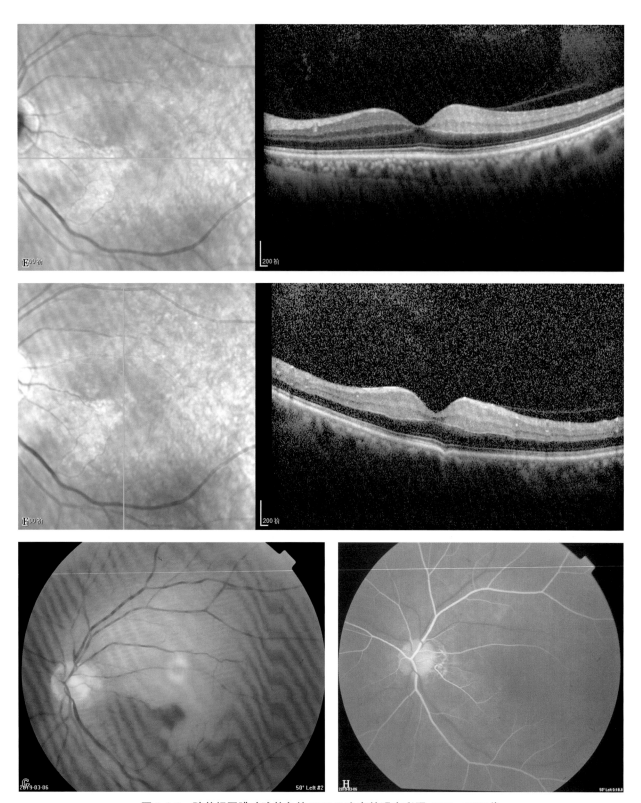

图 4-1-2 睫状视网膜动脉赦免的 CRAO 患者的眼底彩照、FFA、OCT 像

A. 眼底彩照见视网膜动脉纤细、后极部水肿及黄斑区樱桃红斑，视盘颞下方视网膜色红；B～D. FFA 早期视盘颞侧睫状视网膜动脉显影，视网膜中央动脉荧光素充盈迟缓，A-Rct 延迟，视网膜动脉主干-末梢充盈时间延长；E、F. OCT 检查视网膜内层结构模糊不清，反射增强；G. 尿激酶静脉溶栓治疗后复查眼底彩照见视网膜动脉充盈较治疗前好转，后极部视网膜浅灰色；H. 复查 FFA 睫状视网膜动脉不显影，A-Rct 正常。

图点评：睫状视网膜动脉在CRAO发生后代偿性为视网膜供血，视力损害程度相对较轻，视功能恢复较好。睫状后动脉、视网膜中央动脉和脑膜支动脉在视盘周围形成网状血管吻合，CRAO发生后睫状后动脉与视网膜动脉形成压力梯度，睫状后动脉向视网膜动脉供血，FFA早期睫状视网膜动脉显影，溶栓、扩血管治疗后复查FFA见视网膜中央动脉循环恢复，睫状视网膜动脉不再显影。

● 视网膜中央动脉阻塞伴同侧颈内动脉重度狭窄

典型病例：患者，男，60岁，因一过性视物模糊48小时就诊。眼科检查：右眼视力1.0，左眼视力0.5，左眼前节检查正常，左眼视盘边界清，视网膜灰白色。FFA检查：40s视网膜中央动脉开始显影（图4-1-3A），65s视网膜动脉主干-分支动脉荧光素充盈（图4-1-3B），FFA晚期视网膜静脉血管荧光素渗漏（图4-1-3C、D）。OCT检查：黄斑区视网膜内层结构模糊不清，反射增强（图4-1-3E、F）。头颈部CTA检查：左侧颈内动脉重度狭窄（图4-1-3G、H）。诊断：左眼视网膜中央动脉阻塞，左侧颈内动脉重度狭窄。给予颈动脉支架植入血管成形手术治疗，术后左眼视力逐渐恢复。复查FFA：20s视网膜动脉主干显影（图4-1-3I），52s视网膜动脉充盈（图4-1-3J），晚期像视网膜静脉血管未见荧光素渗漏（图4-1-3K、L）。

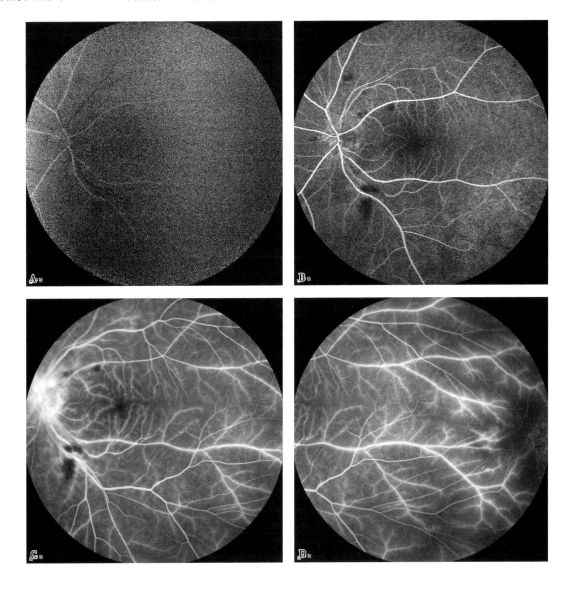

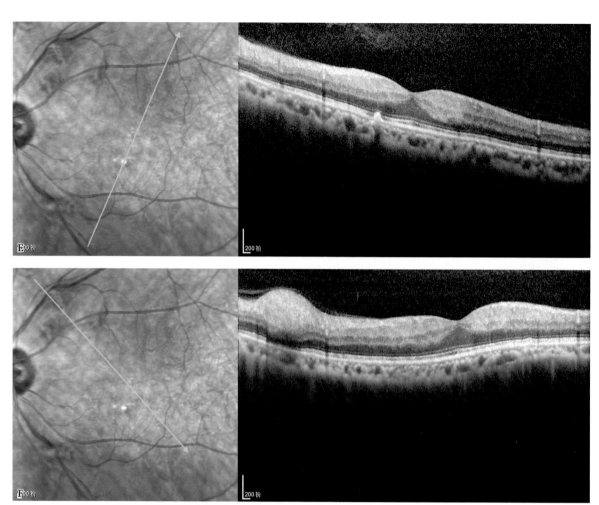

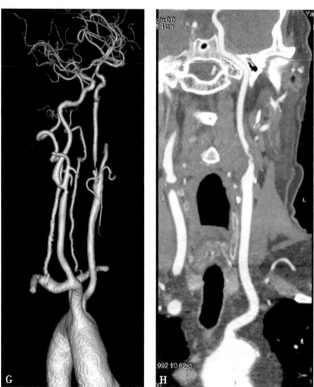

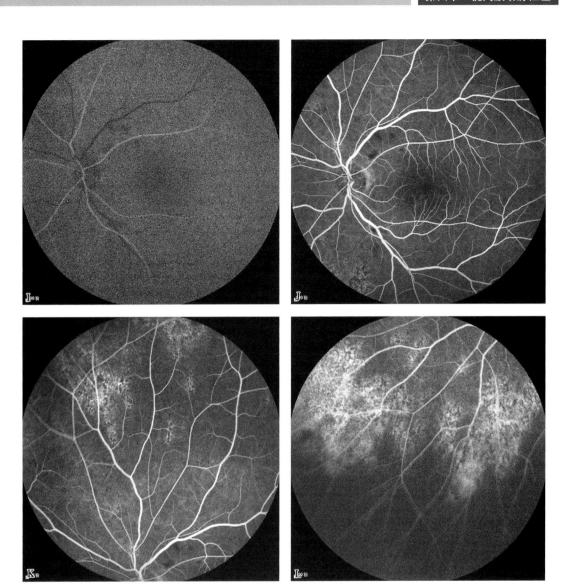

图 4-1-3　CRAO 伴同侧颈内动脉重度狭窄患者的 FFA、OCT、CTA

A～D. FFA 检查 A-Rct40s,视网膜动脉主干 - 末梢充盈时间延长,晚期视网膜静脉荧光素渗漏；E、F. OCT 检查:黄斑区视网膜内层结构模糊不清,反射增强；G、H. 头颈部 CTA 检查左侧颈内动脉重度狭窄；I～L. 复查 FFA 检查 A-Rct 20s,52s 视网膜动脉充盈,造影晚期视网膜静脉血管未见荧光素渗漏。

　　图点评:颈动脉粥样硬化狭窄、闭塞导致眼动脉血流减低,眼灌注压下降,多表现为眼缺血综合征,也是 CRAO 的常见原因之一,典型特征为波动性视力下降,FFA 特点是视网膜动脉荧光素充盈迟缓,静脉血管扩张而不迂曲,中晚期毛细血管荧光素渗漏。颈动脉内膜剥脱、血管内介入支架植入血管成形术是有效的治疗方法。

第二节　视网膜分支动脉阻塞

● 视网膜分支动脉阻塞

　　典型病例 1:患者,女,38 岁,因右眼视力减退 4 天入院。眼科检查:右眼视力 1.0,左眼视力 1.2,右眼前节检查正常,视网膜动脉颞上分支纤细,血管被鞘,颞上、颞下动脉旁及视盘周围棉绒斑(图 4-2-1A)。

FFA 检查：视网膜动脉颞上分支不显影，棉绒斑遮蔽荧光（图 4-2-1B～D）。OCT 检查：右眼视网膜颞上内层解剖结构模糊不清，反射增强（图 4-2-1E、F）。诊断：右眼视网膜分支动脉阻塞。给予尿激酶静脉溶栓，尼莫地平扩血管治疗，1 周后视力检查：右眼视力 1.2，左眼视力 1.2。

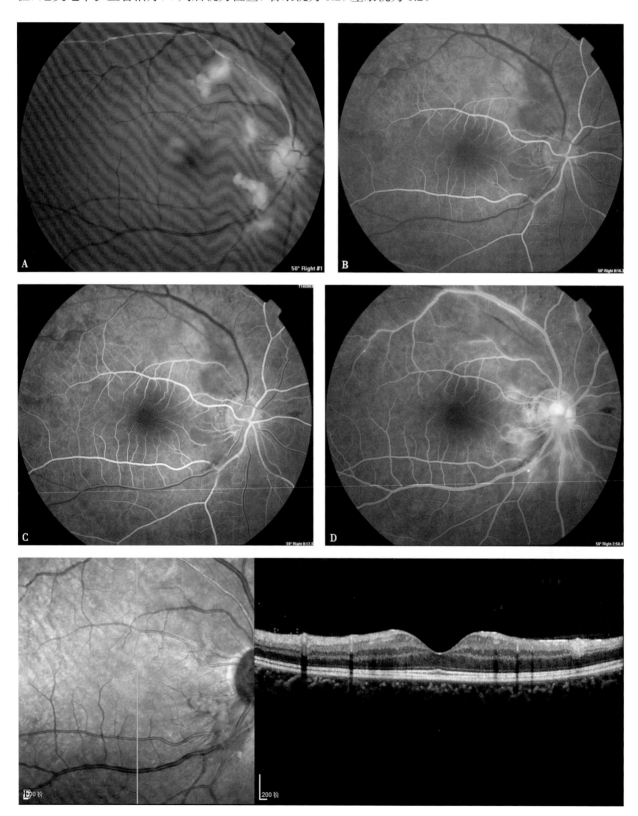

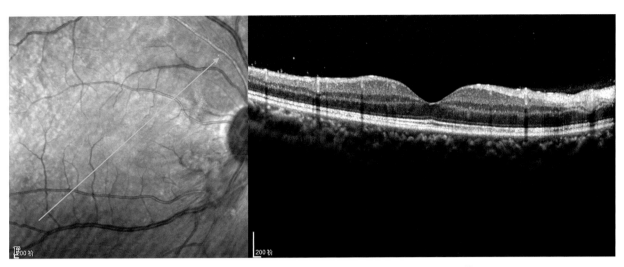

图 4-2-1　典型视网膜分支动脉阻塞患者眼底彩照、FFA、OCT 像

A. 眼底彩照视网膜动脉颞上分支纤细，血管被鞘，颞上、颞下动脉旁及视盘周围棉绒斑；B～D. FFA 像视网膜动脉颞上分支不显影，棉绒斑遮蔽荧光；E、F. OCT 检查：右眼视网膜颞上内层解剖结构模糊不清，反射增强。

　　图点评：本例 BRAO 患者发病 4 天，颞上分支动脉纤细，血管被鞘，颞上、颞下动脉旁及视盘周围棉绒斑，提示存在视网膜缺血半暗带区，半暗带区神经节细胞结构完整，给予尿激酶静脉溶栓以及扩血管药物治疗部分神经节细胞功能得到不同程度恢复。

　　典型病例 2：患者，女，76 岁，因左眼突然视力减退 72 小时。眼科检查：左眼视力 0.4，左眼前节检查正常，左眼视盘边界清。眼底彩照：左眼颞下视网膜灰白色水肿，颞下动脉起始部见白色栓子，颞下动脉纤细（图 4-2-2A）。FFA 检查：20s 视网膜动脉颞下分支不显影（图 4-2-2B），28s 颞下动脉荧光素开始充盈（图 4-2-2C），58s 颞下视网膜动脉主干末梢荧光素充盈（图 4-2-2D）。诊断：左眼视网膜分支动脉阻塞，给予 YAG 激光栓子碎解，联合尿激酶静脉溶栓治疗，复查眼底照相左眼颞下视网膜浅灰色水肿，颞下动脉起始部栓子消失，颞下分支动脉血流充盈（图 4-2-2E）。FFA 检查：12s 视网膜动脉颞下分支显影（图 4-2-2F），13s 颞下动脉荧光素充盈（图 4-2-2G），17s 颞下视网膜动脉主干末梢充盈（图 4-2-2H）。

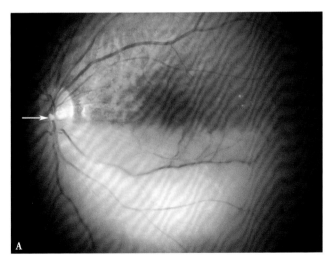
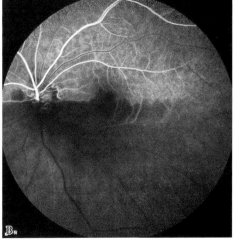

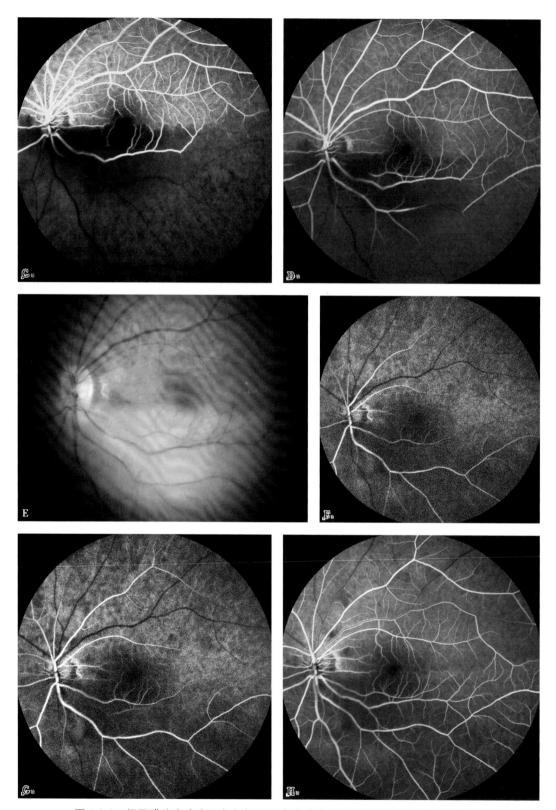

图 4-2-2　视网膜分支动脉阻塞患者 YAG 激光碎栓治疗前后的眼底彩色照相、FFA

A. 眼底见左眼颞下视网膜灰白色水肿,颞下动脉起始部见白色栓子(白箭头),颞下动脉纤细;B~D. FFA 检查 20s 视网膜动脉颞下分支未显影,28s 颞下动脉荧光素开始充盈,58s 颞下视网膜动脉主干末梢荧光素充盈;
E. 复查眼底彩照左眼颞下视网膜浅灰色水肿,颞下动脉起始部栓子消失,颞下分支动脉血流充盈;F~H. 复查 FFA 检查 12s 视网膜动脉颞下分支显影,13s 颞下动脉荧光素充盈,17s 颞下视网膜动脉主干末梢充盈。

图点评：视网膜分支动脉阻塞的栓子多来源于颈动脉粥样硬化斑块脱落、心源性栓子等，溶栓药物难以完全溶解栓子，部分视网膜分支动脉阻塞眼底见黄白色栓子，YAG激光碎解栓子是一种有效的方法，将较大的栓子碎解为小栓子，小栓子顺血流向远端移动，降低视网膜缺血的范围，同时联合尿激酶静脉溶栓治疗，提高了溶栓药物的作用效果。在YAG激光栓子碎解术中注意瞄准光对准栓子部位血管壁后，焦点向后移至栓子处，激光能量由小到大，直至栓子裂解、移动，激光治疗时注意预防血管破裂出血等并发症。

● 玻尿酸致视网膜分支动脉阻塞

典型病例：患者，女，24岁，微注射隆鼻手术后左眼视力急剧下降9小时就诊。既往体健。眼科检查：右眼视力0.8矫正1.0；左眼视力手动/眼前，矫正不提高。左眼前节检查正常，RAPD（+），左眼玻璃体轻微混浊，视盘边界不清晰，颞上、颞下视网膜静脉旁线状出血，后极部缺血水肿，黄斑星芒状渗出，黄斑中心樱桃红斑（图4-2-3）。诊断：左眼视网膜多分支动脉阻塞（multiple BRAO）。给予前房穿刺，吸氧，静脉内溶栓治疗后1个月患者左眼中心视力恢复至0.5。

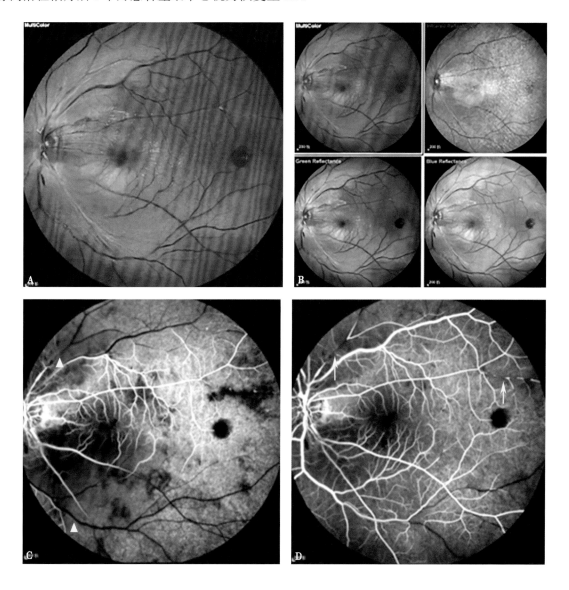

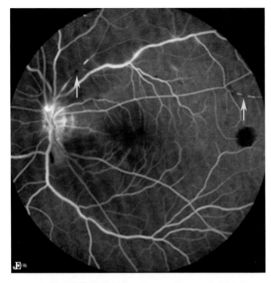
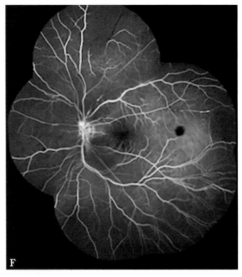

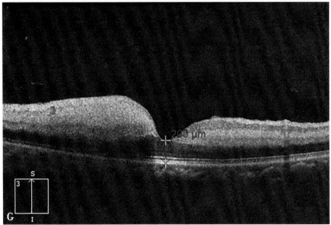

图 4-2-3　微注射隆鼻术后左眼 multiple BRAO 的炫彩眼底照、FFA、OCT 像

A. 炫彩眼底照成像左眼颞上、颞下浅绿色部分显示缺血水肿的视网膜区域；B. 依次为炫彩眼底照成像，蓝光（486nm）、绿光（518nm）及红外光（815nm）成像；C. 由于颞上、颞下分支动脉阻塞，FFA 早期示视网膜缺血（黄色三角），动脉阻塞导致的视网膜缺血并不等同于视网膜无灌注区，视网膜无灌注区由毛细血管闭塞导致；D、E. FFA 中晚期仍见视网膜动脉荧光素节段性充盈、外源性栓子弱荧光（黄色箭头）；F. FFA 拼图显示造影晚期视网膜动脉荧光流节段状，视网膜静脉层流现象；G. OCT 显示颞下视网膜内层缺血水肿，解剖分层不清晰。

图点评：微注射鼻部医美手术造成 RAO 具有不确定性。这是外源性栓子导致 RAO 与血管性因素导致 CRAO 的不同特点，因为血管性血栓导致的 CRAO 发生部位在视网膜中央动脉穿过视神经鞘或筛板处，故造成视网膜广泛的无灌注，而外源性栓子可由局部注射逆行进入眼动脉、视网膜中央动脉与分支动脉，由于填充物分子量的差异，导致眼动脉、视网膜动脉栓塞，分子量较小的填充物多造成多发视网膜分支动脉栓塞，分子量较大的造成眼动脉栓塞，甚至部分伴有脑动脉栓塞后偏瘫失语等症状。该例患者视网膜多分支动脉栓塞，视网膜中央动脉主干未发生栓塞，视功能恢复较好。

第三节　睫状视网膜动脉阻塞

● 睫状视网膜动脉阻塞

典型病例：患者，女，17 岁，因左眼突然视力减退 24 小时就诊。眼科检查：右眼视力 1.0，左眼视力 0.6，左眼前节检查正常，左眼视盘边界不清，视盘颞侧盘斑束区视网膜灰白色水肿，视网膜静脉迂曲扩张，静脉旁多发小片状出血（图 4-3-1A）。FFA 检查：臂 - 视网膜循环时间正常，视网膜动脉充盈正常，视网膜静脉迂曲扩张，静脉旁出血遮蔽荧光，视盘颞侧睫状视网膜动脉充盈延迟（图 4-3-1B）。OCT 检查：视盘颞侧神经纤维层水肿增厚，视网膜内层结构紊乱，反射增强（图 4-3-1C、D）。诊断：左眼睫状视网膜动脉阻塞，视网膜血管炎。给予醋酸泼尼松抗炎等治疗 1 周，右眼视力 1.0，左眼视力 1.0。

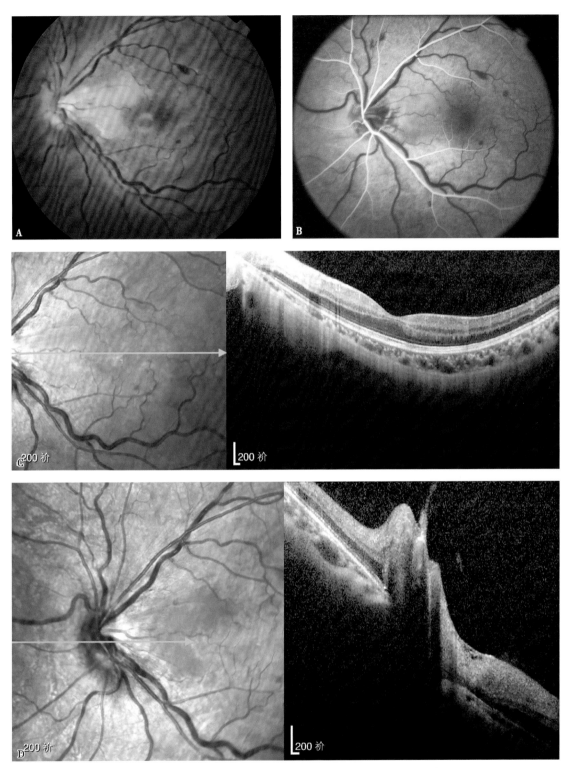

图 4-3-1 睫状视网膜动脉阻塞患者的眼底彩照、FFA、OCT 像

A. 眼底彩照见左眼视盘边界不清,视盘颞侧盘斑束区视网膜灰白色水肿,视网膜静脉迂曲扩张,静脉旁多发小片状出血;B. FFA 检查视盘颞侧睫状视网膜动脉充盈延迟,视网膜静脉迂曲扩张,静脉旁出血遮蔽荧光;C、D. OCT 检查视盘颞侧视网膜内层结构模糊不清,反射增强,视盘颞侧盘周神经纤维层增厚。

图点评:睫状视网膜动脉独立于视网膜中央动脉系统,多数从视盘颞侧进入视网膜,睫状视网膜动脉阻塞可合并视网膜中央动脉阻塞,也可单独发生,表现为视力下降、视野缺损,眼底检查见盘斑束区舌形灰白色水肿,FFA 睫状视网膜动脉不显影或充盈延迟。睫状视网膜动脉阻塞为小动脉血管闭塞,血管炎是常见的病因,针对病因给予糖皮质激素抗炎和/或免疫抑制剂治疗。

第四节　视网膜小动脉阻塞(棉绒斑)

● 视网膜小动脉阻塞

典型病例: 患者,男,27 岁,因"左眼视力突然下降 4 天"就诊。既往史:系统性红斑狼疮(systemic lupus erythematosus,SLE)病史 2 年,红细胞沉降率(erythrocyte sedimentation rate,ESR)33mm/h,狼疮面部损害明显。眼科检查:右眼视力矫正 0.9;左眼视力指数 /25cm,矫正不提高,眼压正常,双眼前节检查正常。右眼玻璃体及眼底正常。左眼玻璃体轻微混浊,左眼视盘边界模糊,色淡白,视网膜静脉轻度迂曲,动脉变细,后极部视网膜散在边界模糊的斑片状灰白病灶(图 4-4-1)。诊断:左眼视网膜分支动脉阻塞;左眼类远达性视网膜病变,系统性红斑狼疮。治疗给予糖皮质激素,扩血管,营养神经及改善视网膜循环治疗。治疗 10 天后左眼视力 0.05,左眼后极部棉绒斑减少,黄斑缺血水肿改善。

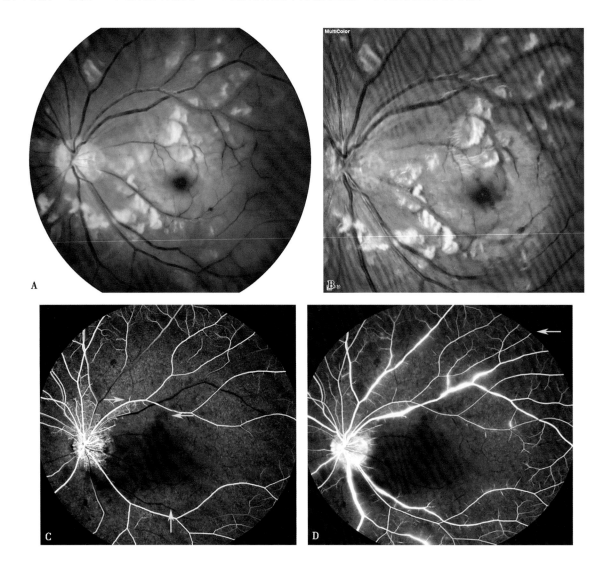

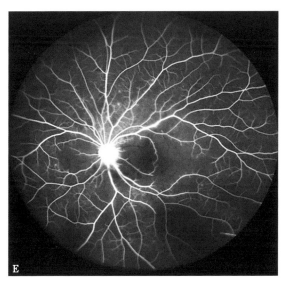

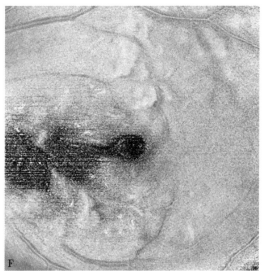

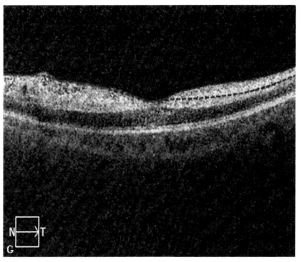

图 4-4-1　视网膜小动脉阻塞患者的眼底彩色照相、炫彩眼底照、FFA、OCTA

A. 眼底彩色照相视盘边界模糊,色淡白,视网膜静脉轻度迂曲,动脉变细,后极部视网膜散在边界模糊的斑片状灰白病灶;B. 眼底炫彩成像后极部羽毛状棉绒斑;C~E. 后极部视网膜小分支动脉阻塞形成的视网膜无灌注区,晚期静脉扩张呈串珠样改变;F. en face 显示颞下黄斑分支动脉阻塞导致黄斑缺血,后极部斑片状鱼鳞样棉绒斑;G. OCT 扫描见神经纤维层局限肿胀(蓝色箭头),棉绒斑内有丰富血流信号。

　　图点评:棉绒斑(cotton-wool spots,CWS)指围绕视盘颞上、颞下象限的视网膜浅层黄白色或灰白色的病灶。棉绒斑本身并不是一个独立疾病,是视网膜小动脉阻塞导致视网膜缺血,局部缺血缺氧导致视网膜神经纤维层轴浆流阻滞,轴浆内细胞器沉积,形成神经纤维层肿胀和神经纤维层梗死。本例患者既往有 SLE 病史,SLE 导致视网膜血管壁炎症性损害出现视网膜小动脉阻塞,给予全身使用糖皮质激素治疗,以及扩血管等治疗,视力逐渐提高。

(雷　涛　陈青山　王润生)

参 考 文 献

1.　HAYREH S S. Central retinal artery occlusion. Indian J Ophthalmol,2018,66(12):1684-1694.

2. 王润生, 雷涛, 王毅, 等. 超选择性眼动脉及选择性颈内动脉溶栓治疗视网膜中央动脉阻塞的疗效观察. 中华眼底病杂志, 2014. 30（5）：450-453.

3. HAKIM N, HAKIM J. Intra-arterial thrombolysis for central retinal artery occlusion. Clin Ophthalmol, 2019, 13: 2489-2509.

4. WANG R, QIAN L, WANG Y, et al. Evaluation of ophthalmic artery branch retrograde intervention in the treatment of central retinal artery occlusion（CRAO）. Med Sci Monit, 2017, 23: 114-120.

5. VARMA D D, CUGATI S, LEE A W, et al. A review of central retinal artery occlusion: clinical presentation and management. Eye（Lond）, 2013, 27（6）: 688-697.

6. DYSLI C, WOLF S, ZINKERNAGEL M S. Fluorescence lifetime imaging in retinal artery occlusion. Invest Ophthalmol Vis Sci, 2015, 56（5）: 3329-3336.

7. HATTENBACH L O, KUHLI-HATTENBACH C, SCHARRER I, et al. Intravenous thrombolysis with low-dose recombinant tissue plasminogen activator in central retinal artery occlusion. Am J Ophthalmol, 2008, 146（5）: 700-706.

8. MCCLELLAN A J, FLYNN H W J R, PETERSON E C, et al. Reversal of cilioretinal artery occlusion with intra-arterial tissue plasminogen activator. Am J Ophthalmol Case Rep, 2017, 7: 138-139.

9. SCHRAG M, YOUN T, SCHINDLER J, et al. Intravenous fibrinolytic therapy in central retinal artery occlusion: A patient-level meta-analysis. JAMA Neurol, 2015, 72（10）: 1148-1154.

10. CHEN CS, LEE AW, CAMPBELL B, et al. Efficacy of intravenous tissue-type plasminogen activator in central retinal artery occlusion: Report from a randomized, controlled trial. Stroke, 2011, 42（8）: 2229-2234.

11. ZHANG X, PENG L, XIE Q, et al. Hypertensive retinopathy secondary to anlotinib treatment. Front Pharmacol, 2020, 11: 843.

12. FENG X, WANG L, WANG H, et al. Branch retinal artery occlusion secondary to high-altitude exposure and diabetic retinopathy: A case report. BMC Ophthalmol, 2020, 20（1）: 281.

13. MIR TA, ARHAM AZ, FANG W, et al. Acute vascular ischemic events in patients with central retinal artery occlusion in the United States: A nationwide study 2003—2014. Am J Ophthalmol, 2019, 200: 179-186.

第五章

视网膜静脉阻塞

■ 概述

视网膜静脉阻塞(retinal vein occlusion,RVO)是临床占第二位的视网膜血管性疾病。各种造成视网膜动静脉管壁结构损害、血液流变学以及血液成分改变的全身因素如高龄、高血压、糖尿病、炎症、系统性血管疾病,以及眼局部因素如眼外伤、青光眼等均与 RVO 的发生相关。RVO 的主要症状为中心视力下降,或某一象限视野损害。

视网膜静脉阻塞的特征是:视网膜血流瘀滞、静脉迂曲扩张、视网膜出血和水肿,其中,黄斑水肿是影响患者视力的主要原因。

根据视网膜静脉受累的范围不同,可分为视网膜中央静脉阻塞(central retinal vein occlusion,CRVO)及视网膜分支静脉阻塞(branch retinal vein occlusion,BRVO),还有一类较少见病变——半侧性视网膜中央静脉阻塞(hemi-central retinal vein occlusion,HRVO)。

根据视力、FFA 视网膜无灌注区、相对性传入瞳孔障碍(relative afferent papillary defect,RAPD)等分为缺血型与非缺血型 RVO。严重缺血型 CRVO 的患者可出现虹膜新生血管、继发新生血管性青光眼(neovascular glaucoma,NVG)。

第一节　视网膜中央静脉阻塞

视网膜中央静脉阻塞(central retinal vein occlusion,CRVO)大多数发生于 50～60 岁以上的老年人,常为单眼发病。发病原因常与高血压、动脉硬化、高血脂、血液高黏度、血流流变学和血流动力学有密切关系。部分患者心功能不全、心动过缓、心律不齐、眼压增高等均可成为本病诱因。根据视网膜缺血情况分为 2 种类型:非缺血型和缺血型。

● 非缺血型 CRVO

又称轻型、淤滞型或部分性阻塞。患者自觉症状轻微或全无症状,根据黄斑受损的程度,视力可以正常或轻度减退,视野正常或有轻度改变。

①早期:视盘正常或边界轻度模糊、水肿。黄斑区正常或有轻度水肿、出血。动脉管径正常,静脉迂曲扩张,沿着视网膜 4 支静脉有少量或中等量火焰状和点状出血,没有或偶见棉絮状斑,视网膜有轻度水肿。荧光血管造影视网膜循环时间正常或稍延长,静脉管壁轻度荧光素渗漏,毛细血管轻度扩张及少量微血管瘤形成。黄斑正常或有轻度点状荧光素渗漏。②晚期:经过 3～6 个月后视网膜出血逐渐吸收,最后完全消失。黄斑区恢复正常或有轻度色素紊乱;少数患者黄斑呈暗红色囊样水肿,荧光血管造影呈花瓣状荧光素渗漏,最后形成囊样瘢痕,可致视力下降。部分患者视盘有睫状视网膜血管侧支形成,形态

如瓣状或花圈状，静脉淤滞扩张减轻或完全恢复，但有白鞘伴随。没有或偶有少量无灌注区，没有新生血管形成，视力恢复正常或轻度减退。部分轻型 CRVO 患者可发生病情恶化，转变为重症缺血型 CRVO。

典型病例：患者男，48 岁因"右眼视力下降 1 周"就诊。有高血压病史。视力：右眼视力指数 /30cm，左眼视力 1.0。右眼前节正常，眼底视盘充血水肿，视网膜静脉迂曲、扩张，散在火焰状出血，后极部血管旁棉绒斑，黄斑区水肿（图 5-1-1A、B）。诊断：右眼视网膜中央静脉阻塞；高血压病。入院后给予右眼玻璃体腔注射抗 VEGF 药物治疗。1 个月后复诊，视力：右眼视力 1.0，左眼视力 1.0。右眼眼底表现为视网膜出血明显减少，可见多灶性棉绒斑（图 5-1-1E）。

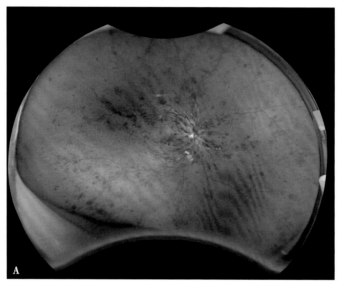

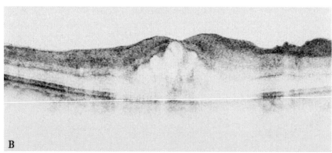

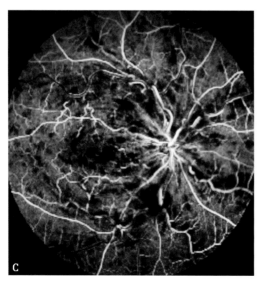

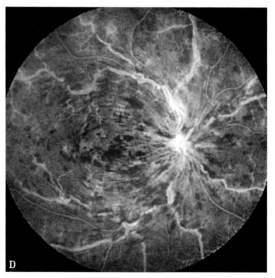

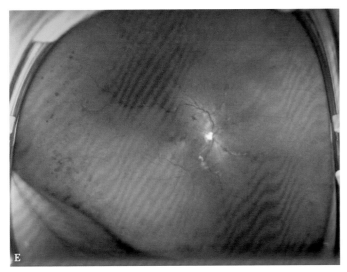

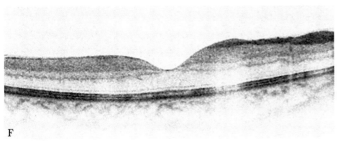

图 5-1-1　CRVO 经抗 VEGF 药物治疗前后超广角扫描激光检眼镜(ultra-wide-field scanning laser ophthalmoscopy，UWF-SLO)、FFA、OCT

A. 右眼视盘充血水肿，视网膜静脉迂曲、扩张，散在火焰状出血，后极部血管旁棉绒斑，黄斑区水肿；B. OCT 右眼黄斑囊样水肿；C、D. FFA 显示视网膜中央静脉迂曲、扩张，造影晚期黄斑弥漫性荧光积聚，视盘荧光渗漏，边界不清；E. 经抗 VEGF 药物治疗后视盘边界清楚，视网膜出血明显减少，视盘下方见少量棉绒斑；F. OCT 显示右眼黄斑结构基本恢复正常。

　　图点评：视网膜中央静脉阻塞早期血管内皮生长因子合成增加，是黄斑水肿和出血形成和持续存在的主要促进因素，较高的 VEGF 浓度能够促进视网膜无灌注和缺血的演变，继而又增加 VEGF 的水平，加剧黄斑水肿和出血。因此，抗 VEGF 治疗是 RVO 合并黄斑水肿的首选治疗。RVO 患者眼底可见黄白色斑块，这些棉绒斑多为蛋白凝固物或变性增厚的神经纤维，多出现在出血开始吸收的时候，而且在出血吸收后仍持续存在。本例患者在抗 VEGF 治疗后，视网膜出血显著减少，黄斑水肿消失，但仍可见棉绒斑。

● 缺血型 CRVO

　　又称出血型或完全阻塞型 CRVO。

　　①早期：大多数患者有视物模糊、视力明显减退，严重者视力降至仅能辨别手指数或手动，如合并动脉阻塞者可降至仅有光感。可有绝对中心暗点的视野缺损或周边缩窄。眼底检查可见视盘高度水肿充血，边界模糊并可被出血掩盖。②晚期：一般在发病 6～12 个月后进入晚期，视盘水肿消退，颜色恢复正常或变淡，其表面或边缘常有睫状视网膜侧支血管形成，呈环状或螺旋状，比较粗大；或有新生血管形成，呈卷丝状或花环状，比较细窄，有的可突入玻璃体内，在眼底漂浮。黄斑水肿消退，有色素紊乱，或花瓣状暗红色斑，提示以往曾有黄斑囊样水肿。严重者视网膜胶质增生，成纤维细胞聚集，形成继发性视网膜前膜，或形成有色素的瘢痕增生，视力严重受损。此型 CRVO 病情严重患者可出现虹膜新生血管，大部分病例约在 CRVO 发病后 3 个月继发新生血管性青光眼，故有“百日青光眼”这一特指称号。

　　典型病例 1：患者男，62 岁，因左眼视力下降数月后左眼红、痛 3 周就诊。诊断为“左眼视网膜中央静脉阻塞”，给予左眼全视网膜光凝治疗 4 次。既往高血压病史多年，血压控制欠佳，血脂偏高，无糖尿病史。眼科检查：左眼视力 0.02，左眼眼压 45mmHg，左眼球结膜混合性充血，虹膜表面见大量新生血管，轻度白内障，RAPD（+）。左眼底视盘苍白，C/D 约 0.9，视网膜静脉迂曲、扩张，散在数处小片状出血，视网膜面大量陈旧性光凝斑，黄斑区水肿（图 5-1-2A～C）。患者行 1 次玻璃体腔雷珠单抗注药术后虹膜新生血管及黄斑水肿明显消退（图 5-1-2G）。

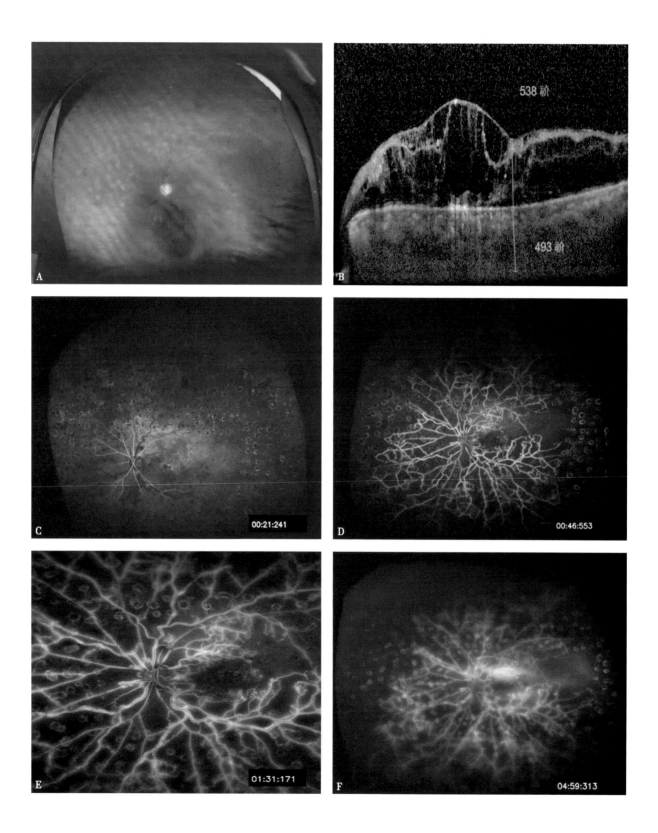

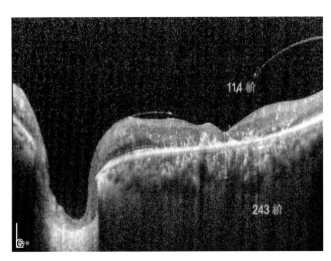

图 5-1-2　缺血型 CRVO 全视网膜光凝、抗 VEGF 治疗的 SLO、FFA、OCT

A. 缺血型 CRVO 继发 NVG 眼底超广角彩照，左眼视盘苍白，C/D 约 0.9，视网膜静脉迂曲、扩张，散在数处小片状出血，视网膜大量光凝斑，黄斑区水肿；B. OCT 显示左眼黄斑区视网膜增厚，黄斑区囊样水肿，层间积液；C～F. FFA 显示左眼视网膜动脉充盈迟缓，视网膜后极部及中周部见大片无灌注区，视网膜见大量光凝斑，晚期黄斑囊样水肿；G. OCT 显示玻璃体注射抗 VEGF 后黄斑囊样水肿消退。

　　图点评：本例患者为重度缺血型 CRVO 并发 NVG，UWF-FFA 表现为视网膜大片无灌注区，属于严重视网膜缺血，已经发生 NVG，故抗 VEGF 玻璃体腔注药术为首选，该患者 1 次治疗后 NVG 及黄斑水肿均明显改善，虽经过 4 次视网膜光凝治疗，但仍有大片视网膜无灌注区，可行超全 PRP 光凝。如眼压失控可行前房置管术，视力丧失也可选择经巩膜睫状体光凝术。

　　典型病例 2：患者，女，59 岁，因"左眼视力下降 3 年"就诊。曾诊断为"左眼视网膜中央静脉阻塞"，行 11 次玻璃体腔注射抗 VEGF 药物治疗及全视网膜光凝术。既往史：睡眠呼吸窘迫综合征。眼部检查：右眼视力 0.8，左眼视力 0.1，矫正无助。双眼晶状体混浊，左眼眼底表现为视盘充血水肿，静脉迂曲、扩张，周边视网膜可见大量的陈旧性激光斑（图 5-1-3A～D）。诊断：左眼视网膜中央静脉阻塞，双眼年龄相关性白内障，睡眠呼吸窘迫综合征。入院后行左眼玻璃体腔注射地塞米松缓释剂。治疗 3 个月后，视力及黄斑水肿无明显改善（图 5-1-3E）。

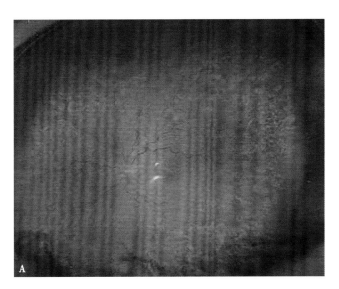

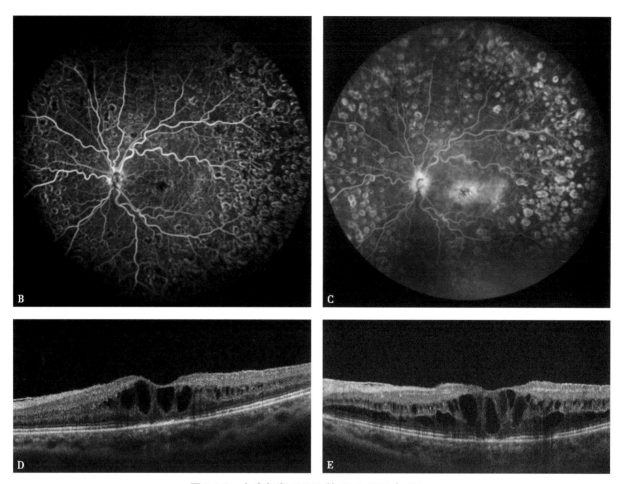

图 5-1-3　多次复发 CRVO 的 SLO、FFA 与 OCT

A. 视盘水肿，静脉迂曲、扩张，伴大量的陈旧性激光斑；B. 视网膜静脉迂曲、扩张，回流延迟，周边可见大量类圆形中黑外亮激光斑；C. 造影晚期视盘荧光渗漏明显，边界欠清，黄斑呈花瓣状改变；D. 治疗前，左眼黄斑囊样水肿，视网膜内层可见点状高反射物质（硬性渗出）；E. 治疗后 3 个月仍无明显改善。

　　图点评：视网膜中央静脉阻塞可反复发生，导致长期黄斑水肿。长期黄斑水肿可发展为囊样变性。本例患者病情已 3 年，反复黄斑水肿，最终导致黄斑囊样变性，在黄斑区可见界限清楚的泡样隆起，较大的囊腔周围可见蜂房样小泡，神经纤维层变薄。当出现大囊腔变性时，视力危害明显，且治疗效果不佳。

　　典型病例 3：患者，女，29 岁。因"左眼视物模糊伴视物变形 9 个月"就诊。无全身病史。体查：右眼视力 1.0，左眼视力 0.2，矫正无助。左眼前节正常，眼底表现视盘充血水肿，视网膜火焰状出血灶，黄斑水肿（图 5-1-4A～D）。患者行 5 次抗 VEGF 治疗后，左眼视力 0.2，左眼视盘边界清，视网膜出血完全吸收，FFA 仍见黄斑水肿，黄白色硬性渗出（图 5-1-4E～H）。予玻璃体腔注射地塞米松缓释剂，5 个月后复查 OCT，黄斑水肿消退，无复发（图 5-1-4I、J）。

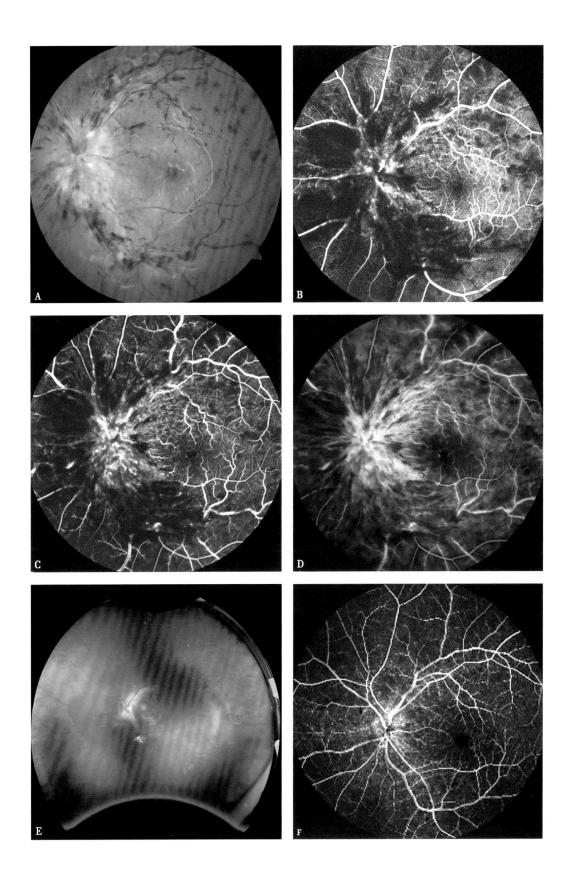

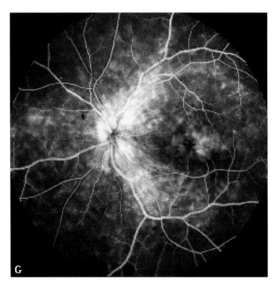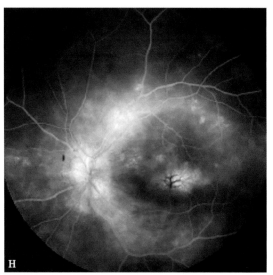

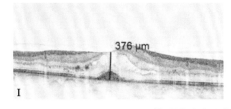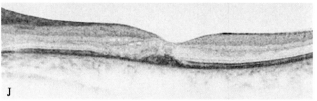

图 5-1-4　CRVO 的眼底彩色照相、FFA，多次抗 VEGF 后 SLO、激素治疗前后的 OCT

A. 视盘充血水肿，视网膜火焰状出血，伴棉绒斑；B～D. FFA 显示视网膜视盘水肿，静脉迂曲、扩张，大量出血遮蔽荧光，黄斑拱环破坏；E. SLO 显示视盘轻度水肿，视网膜出血完全吸收，黄斑水肿，黄斑区及下方血管弓处黄白色渗出；F～H. 多次抗 VEGF 后的 FFA 显示视网膜后极部毛细血管扩张，荧光渗漏，晚期视盘及视网膜荧光素染色，黄斑花瓣样荧光素积存；I. 治疗前黄斑囊样水肿，黄斑中心视网膜外层强反射灶，中心凹厚度 376μm；J. 激素治疗后黄斑囊样水肿消失，视网膜外层弧形强反射灶仍存。

图点评：视网膜中央静脉发生在青年人多与血管炎、自身免疫性疾病有关。本例患者多次玻璃体腔注射抗 VEGF 药物后，视盘水肿及视网膜出血减轻，但黄斑渗出及水肿无明显好转，FFA 显示视盘及视网膜毛细血管仍有扩张渗漏，提示患者存在血管炎症，转换使用缓释型玻璃体腔地塞米松植入剂，治疗 5 个月后，患者黄斑水肿消退无复发。

第二节　视网膜中央静脉半侧阻塞

■ 概述

视网膜血管发育过程中，玻璃体动脉经过胚裂进入视杯，至胚胎 3 个月时，动脉两侧出现两支静脉进入视神经，正常在视盘之后的视神经内彼此汇合形成视网膜中央静脉。通常在出生后其中一支消失，留下一支主干。然而部分人可遗留下来，形成两支静脉主干。半侧性视网膜静脉阻塞（hemi-CRVO，HCRVO）即是其中一支主干在筛板处或视神经内形成阻塞。这一型阻塞在临床上比较少见，发病率 6%～13%。通常 1/2 视网膜受累，偶可见 1/3 或 2/3 视网膜受累。其临床表现、病程和预后与视网膜中央静脉阻塞类似。如有大片无灌注区，也可产生新生血管性青光眼。

典型病例：患者，男，39 岁，因右眼视力下降伴视物遮挡感 1 周就诊。既往高血压病史多年，血压控制欠佳，血脂偏高，无糖尿病史。眼科检查：右眼视力 0.15，右眼前节正常。右眼底视盘轻微水肿，下半视网膜静脉略迂曲、扩张，小片火焰状出血，黄斑区水肿（图5-2-1）。

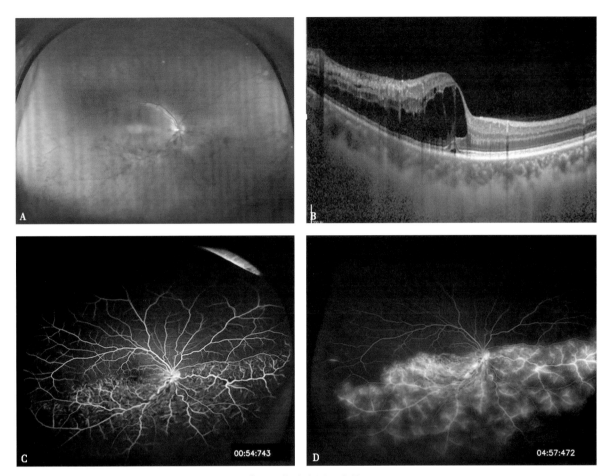

图5-2-1　视网膜中央静脉半侧阻塞的SLO、OCT、FFA

A. 视盘轻度水肿，下半视网膜静脉略迂曲、扩张，大量小片火焰状出血，黄斑区水肿；B. OCT显示黄斑区视网膜局部增厚，黄斑区囊样水肿；C、D. FFA早期右眼下半视网膜静脉回流迟缓、迂曲扩张，小片出血遮蔽荧光，晚期视网膜静脉荧光渗漏，黄斑囊样水肿。

图点评：HCRVO发病机制与CRVO相似，同是主干阻塞，视网膜内屏障破坏，黄斑囊样水肿，故视力下降较明显，建议玻璃体腔注射抗血管内皮生长因子药物联合缓释型地塞米松植入剂玻璃体注射，待视网膜出血吸收、黄斑水肿减轻后行局部视网膜光凝治疗，防止复发，减少玻璃体注射抗VEGF次数。

（李明翰　梁思颖）

第三节　视网膜分支静脉阻塞

■　概述

视网膜分支静脉阻塞（branch retinal occlusion，BRVO）是RVO的一种常见类型。一项Meta分析研究结果显示每千人中有4.42个人发病。高血压、高血脂与年龄是BRVO发病的常见三种危险因素，其他全身性致病因素还包括糖尿病、吸烟、高血凝状态、肾功能衰竭等。眼部危险因素包括短眼轴与青光眼。研究证实高血压、动脉硬化导致的视网膜分支动静脉交叉处的机械压迫是BRVO发病的主要机制，同时短眼轴和视网膜动静脉交叉处的玻璃体黄斑粘连又增加了机械压迫的程度。也有研究显示视网膜动静脉交叉处静脉血流的湍流加重了静脉血管壁肿胀,静脉回流的压力减低则导致了视网膜静脉的通透性增高,视网膜内屏障的破坏从而发生出血与浆液渗漏。

■ 临床表现

BRVO 突然发病,患者出现视力下降、视野缺损与视网膜内出血。通常非缺血型 BRVO 出血较少,缺血型 BRVO 出血量多且出现大于 5PD 的视网膜无灌注区。BRVO 引起视力障碍的三个主要并发症为:黄斑水肿;黄斑缺血;视网膜新生血管导致的玻璃体积血。FFA 可以鉴别是否缺血型 BRVO,可以发现视网膜新生血管,评估阻塞区域,尤其是超广角荧光素眼底血管造影(ultra-widefield fluorescein angiography,UWFA)可以比传统 FFA 发现更广的视网膜缺血无灌注区,更好地指导视网膜光凝治疗。OCT 可以快速无创伤地观察黄斑水肿的形态,评估疾病治疗的预后。OCTA 可以部分取代 FFA。

■ 治疗建议

BRVO 的治疗分为全身系统性的治疗,全身系统性的治疗包括降低血压、降低血脂、控制糖尿病。研究表明全身系统使用抗凝剂不能预防与治疗 BRVO,相反则可能增加重要器官如心脑血管出血的风险。

(1)缺血型 BRVO:视网膜无灌注区给予局部激光光凝治疗,研究表明缺血型 BRVO 的播散光凝可以使视网膜新生血管的发生率由 40% 降低 20%。依据 FFA 或 UWFA 影像检查对视网膜无灌注区进行播散光凝可以使视网膜新生血管导致的玻璃体积血由 60% 降低到 30%。

(2)黄斑水肿并发症的治疗。针对黄斑水肿的视网膜激光治疗多采用格栅光凝(grid laser)或微脉冲激光模式。格栅光凝激光采用氩绿、氪黄或 577nm 纯黄激光,波长在 514～577nm 之间,曝光时间 0.1s,光斑直径 100μm,光凝反应Ⅰ～Ⅱ级。微脉冲激光(micropulse laser)阈值下激光治疗。微脉冲激光的参数选择:波长 577nm,负载率(占空比)5%～10%,光斑间距"0",曝光时间 200ms,光斑直径 100～160μm,能量在微脉冲模式下滴定,然后能量减少到 50%。

(3)视网膜动静脉交叉处血管鞘膜的玻璃体切除手术治疗,由于手术难度大、玻璃体视网膜出血、视网膜纤维膜增殖、视网膜脱离风险高等因素目前较少开展。

(4)BRVO 继发黄斑水肿的玻璃体注射治疗,分为玻璃体注射糖皮质激素与玻璃体注射抗新生血管内皮生长因子(VEGF)药物。SCORE 研究比较了格栅激光与玻璃体注射 1mg、4mg 曲安奈德治疗 BRVO 继发黄斑水肿。一年期的结果表明格栅激光与玻璃体注射 1mg、4mg 曲安奈德疗效没有显著性差异。因此,目前有关 RVO 治疗的各项指南不推荐玻璃体注射曲安奈德。另一项国际中心多中心的 RCT 研究(GENEVA 实验)比较了玻璃体注射 0.7mg 缓释型地塞米松与假注射治疗 BRVO 及 CRVO 继发的黄斑水肿,6 个月的结果表明缓释型地塞米松可显著改善视力,减轻黄斑水肿。同时激素性高眼压的风险可控,玻璃体注射抗 VEGF 药物目前是 RVO 继发黄斑水肿的一线治疗。BRAVO、HORIZON、CRUISE、COPERNICUS 和 GALILEO 等临床试验的数据显示,各种抗 VEGF 药物均可以有效消除黄斑水肿。目前的治疗方式有 3+prn 或 6+prn。也可玻璃体注射抗 VEGF 药物联合格栅激光或微脉冲激光治疗。2019 年 *EURO RETINA* 指南推荐抗 VEGF 药物联合玻璃体注射缓释型地塞米松治疗 RVO 继发黄斑水肿。

(5)BRVO 继发视网膜新生血管导致的玻璃体积血的治疗多采用微创玻璃体切除手术治疗。

典型病例 1:患者,女,65 岁,因左眼视力下降 3 周就诊。既往高血压病史,口服药物治疗,血压控制一般。眼科检查：左眼视力 0.2，矫正无助，左眼前节正常，左眼视盘轻水肿，颞上方视网膜可见散在片状出血，黄斑及视盘上方可见黄白色渗出，颞上视网膜静脉呈白线样改变（图 5-3-1A～D）。诊断：左眼视网膜分支静脉阻塞（缺血型），高血压病。予患者行玻璃体腔注射抗 VEGF 药物治疗 3 次，视网膜激光 1 次。治疗后 4 个月，左眼矫正视力恢复至 0.8，眼底视网膜出血及渗出完全吸收，颞上方视网膜可见激光斑（图 5-3-1E～H）。

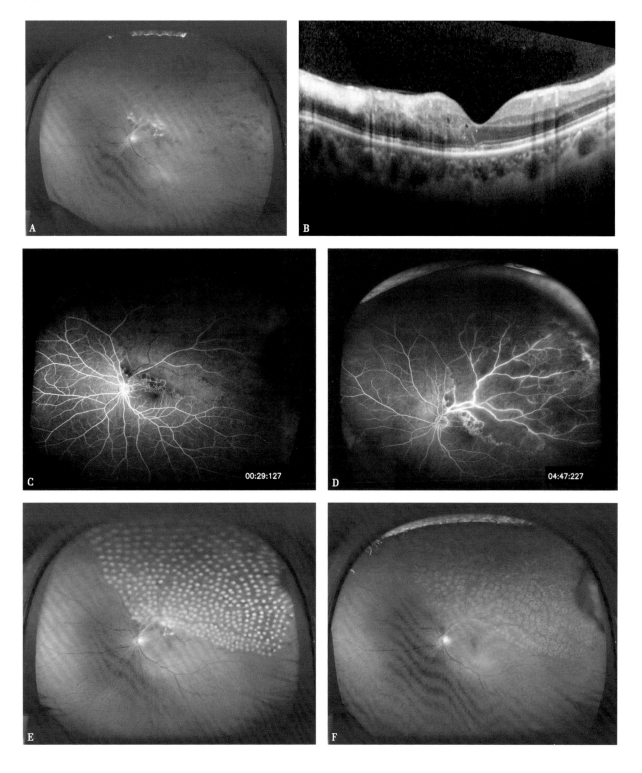

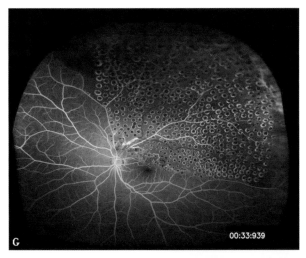
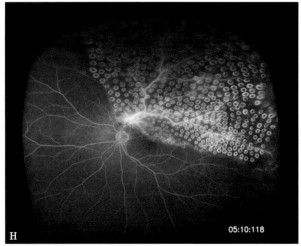

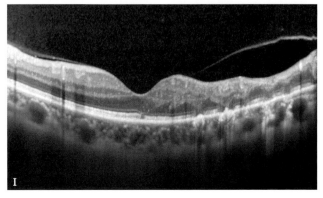

图 5-3-1　缺血型视网膜分支静脉阻塞经激光治疗前后的广角眼底彩照、OCT、FFAA

A. 视盘轻水肿，颞上方视网膜可见散在片状出血，黄斑及视盘上方可见黄白色渗出，颞上视网膜静脉呈白线样改变；
B. 黄斑上方视网膜轻度水肿；C. 颞上方分支静脉回流延迟；D. 颞上方分支静脉扩张、迂曲，轻度渗漏，周边毛细血管扩张，颞上大片无灌注区形成，累及黄斑区；E. 激光治疗 1 天后 SLO 颞上视网膜可见灰白色新鲜激光斑，黄斑上方片状出血及渗出；F. 激光治疗 3 个月后 SLO 颞上方视网膜可见陈旧性激光斑，黄斑区渗出及出血基本吸收，视盘颞上血管弓处可见小片增殖膜形成；G. 视网膜颞上方可见类圆形激光斑，视盘颞上血管弓静脉可见小段强荧光灶；H. 造影晚期可见颞上强荧光灶渗漏明显；I. 上方视网膜水肿减轻，多个均匀分布的外层视网膜缺失灶（激光斑）。

　　图点评：视网膜分支静脉阻塞以颞上分支静脉阻塞为主，占 60% 以上。可表现为阻塞静脉引流区域静脉扩张、迂曲，视网膜出血、水肿、渗出，随着病情发展，闭塞区域还可出现微血管瘤、新生血管形成，因此早期治疗对预防新生血管形成极其重要。本例患者 FFA 显示视网膜无灌注区面积累计大于 10PD，出血累及黄斑，黄斑轻度水肿，属于缺血型 BRVO，但未见明显血管荧光渗漏，表明其仍未出现新生血管。对患者进行了激光联合抗 VEGF 治疗后，视网膜无灌注区完全封闭，视网膜出血及渗出基本吸收，黄斑水肿减轻。

　　典型病例 2：患者，女，58 岁，右眼视力下降 2 周。既往史：高血压病史，药物降血压治疗。眼部专科检查：右眼视力 0.6，矫正无助，右眼前节正常，眼底可见颞下视网膜片状出血及渗出灶，周边血管呈白线样，黄斑无水肿（图 5-3-2A～D）。诊断：右眼视网膜分支静脉阻塞（非缺血型），高血压病。予患者行视网膜激光 1 次。3 个月后复诊，右眼视力 0.05，矫正无助，眼底可见视网膜出血及渗出无吸收，周边可见类圆形激光斑，黄斑水肿（图 5-3-2E～H）。诊断：右眼视网膜分支静脉阻塞（缺血型），高血压病。予患者行玻璃体腔注射抗 VEGF 药物治疗 4 次。最终患者右眼视力达 0.8。

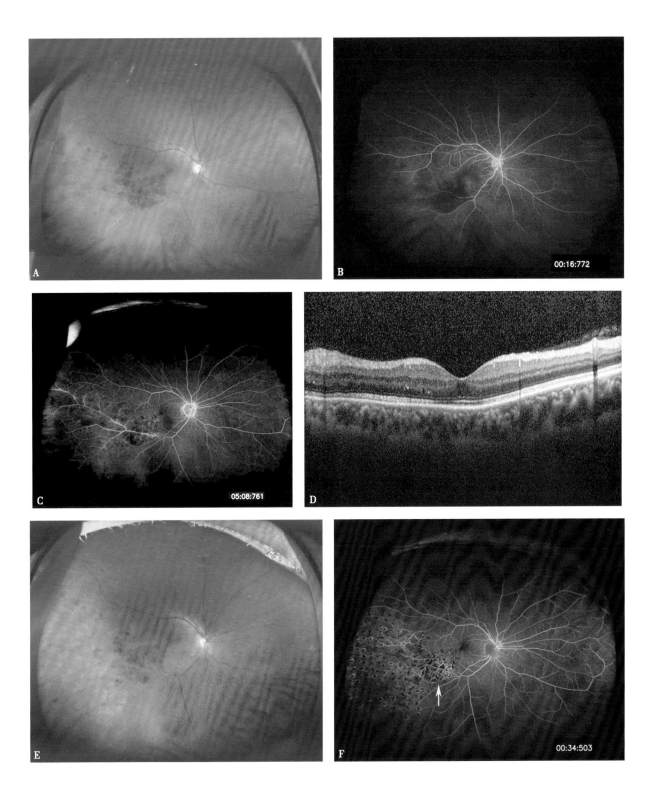

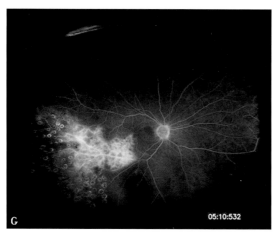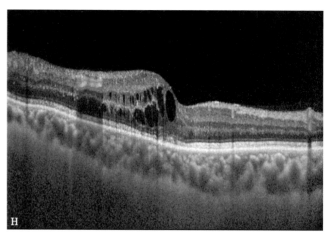

图 5-3-2 非缺血型 BRVO 转换为缺血型 BRVO 的 SLO、FFA、OCT

A. 颞下血管弓至周边视网膜片状出血,血管弓处明显,未累及黄斑部,出血灶内黄白色渗出灶;B. 静脉回流延迟,血管弓处见出血遮蔽荧光;C. 颞下血管弓静脉节段性扩张,黄斑区及周边小静脉及毛细血管扩张,轻度渗漏;D. OCT 显示黄斑结构大致正常;E. 视网膜颞下周边视网膜可见类圆形激光斑,颞下血管弓处出血及渗出未吸收,黄斑水肿;F. 颞下血管弓处可见片状无灌注区(黄色箭头);G. 新生血管渗漏明显;H. OCT 显示黄斑颞下方见多个囊腔样改变、视网膜神经上皮下可见积液。

图点评:本例患者发病时 FFA 仅见小部分毛细血管无灌注区形成,属于非缺血型 BRVO,因此,当时仅行视网膜激光光凝术。但发病 3 个月后,患者复查 FFA 显示大片新生血管及无灌注区,且出现明显的黄斑水肿,此时已转化为缺血型 BRVO,因此,须联合玻璃体腔抗 VEGF 治疗,促使新生血管消退及黄斑渗液的吸收。患者在 4 次抗 VEGF 治疗后,视力恢复良好。大约 35% 非缺血型 BRVO 可转变为缺血型 BRVO,因此,对于非缺血型 BRVO 的患者,需要密切随访。

典型病例 3:患者,女,52 岁,主诉右眼视力下降,视物变形 3 个月。个人史:高血压病史,药物降血压治疗。眼部专科检查:右眼视力 0.2,右眼前节正常,眼底见颞上视网膜大片出血,颞上静脉迂曲、扩张,黄斑上方血管拱环破坏,水肿隆起 395μm。诊断:右眼颞上视网膜分支静脉阻塞;黄斑水肿。患者拒绝玻璃体注射抗 VEGF 药物。给予右眼微脉冲视网膜光凝治疗 2 次,激光参数:5% 占空比(DC)×160μm 光斑 ×400mW 能量 ×200ms 曝光时间。治疗后 2 个月右眼视力恢复至 0.7,黄斑水肿消退,OCT 黄斑中心厚度 214μm(图 5-3-3)。

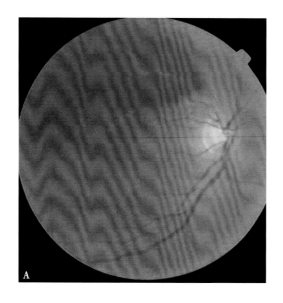

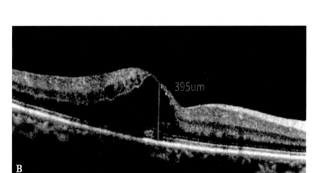 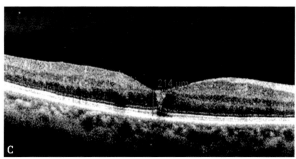

图 5-3-3　BRVO 伴黄斑水肿的眼底彩色照相、黄斑水肿经微脉冲治疗前后的 OCT

A. 眼底见颞上视网膜大片出血，颞上静脉迂曲、扩张，黄斑上方血管拱环破坏；B. 右眼微脉冲激光治疗前 OCT，黄斑神经上皮层下积液，视网膜中央凹厚度 395μm；C. 微脉冲治疗后 OCT，黄斑神经上皮层积液减少，CFT 消退为 214μm。

　　图点评：该患者颞上视网膜黄斑分支静脉阻塞继发黄斑水肿，CFT 465μm，进行微脉冲激光治疗没有玻璃体注射抗 VEGF 药物，两次治疗后黄斑水肿消退，中心视力提高。微脉冲激光治疗首先要进行微脉冲模式下的能量滴定，然后能量减半，点阵模式进行阈值下光凝，光斑间距为零。对于 BRVO，患者 CFT<400μm 的局部黄斑水肿效果较好。

　　典型病例 4：患者，男，45 岁，主诉右眼视力下降 1 个月。既往史：无。眼部专科检查：右眼视力，0.3，矫正无助，右眼前节正常，眼底视网膜平伏，视盘上方及颞上视网膜静脉旁粗大的新生血管纤维增殖膜。诊断：右眼颞上视网膜分支静脉阻塞。予其行视网膜激光光凝术。术后 2 个月复诊，右眼最佳矫正视力恢复至 0.6，黄斑无水肿（图 5-3-4）。

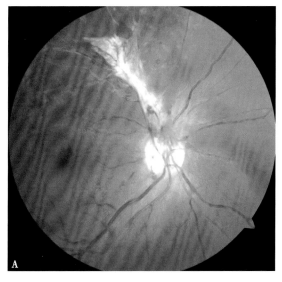 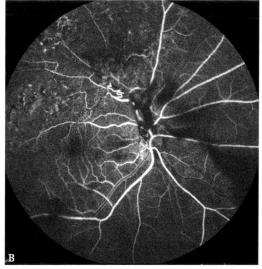

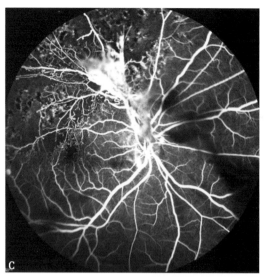
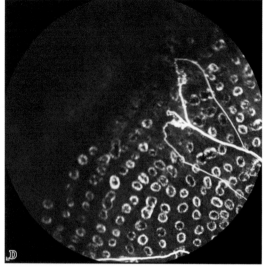
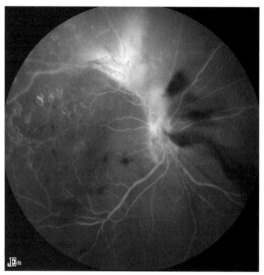

图 5-3-4　伴纤维增殖膜的 BRVO 的眼底彩色照相、FFA

A. 颞上视网膜静脉旁粗大的纤维增殖膜,视盘表面及纤维增殖膜内新生血管,颞上视网膜见陈旧性激光斑;B～D. 周边视网膜无灌注区,颞上方视网膜可见类圆形激光斑;E. 造影晚期颞上纤维增殖膜荧光素染色。

　　图点评:新生血管增殖膜为视网膜分支静脉阻塞的主要并发症,眼底新生血管最早于阻塞后 3 个月出现,多见于阻塞区视网膜无灌注区边缘。对于无灌注区,须进行视网膜激光光凝术,以减少新生血管的形成,但光凝治疗后增殖膜可能更加明显,因此,术前须进行充分评估。本例患者在进行视网膜激光光凝术后,无黄斑水肿及颞上纤维膜荧光渗漏,故无须行抗新生血管生长因子药物注射及再次激光治疗。但是须密切观察病情的发展。

　　典型病例 5:患者,女,47 岁,因"左眼视力下降 3 周"就诊。无全身病史。患者半年前曾因"左眼视网膜分支静脉阻塞"行视网膜激光光凝术。眼部专科检查:左眼视力,0.05,矫正无助,左眼前节正常,玻璃体血性混浊,并见暗红色出血块,隐见黄斑颞侧视网膜陈旧性的激光斑,结构不清晰,周边视网膜平伏(图 5-3-5A～C)。诊断:右眼视网膜分支静脉阻塞,右眼玻璃体积血。入院行右眼玻璃体切除术及视网膜激光光凝术,联合玻璃体注射抗 VEGF 药物。术后 2 个月,患者左眼最佳矫正视力达 0.5,玻璃体清晰,视网膜平伏,黄斑无水肿(图 5-3-5D、E)。

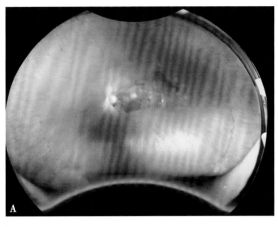

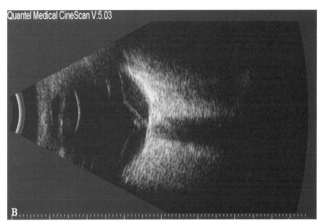

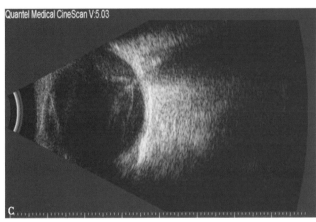

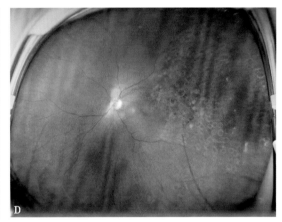

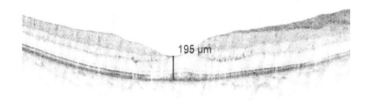

E

图 5-3-5　伴玻璃体积血的 BRVO 术后 OCT、B 超、SLO 及眼底彩色照相

A. 玻璃体血性混浊，后极部见暗红色出血块，隐见黄斑颞侧陈旧性激光斑；B、C. 玻璃体中度混浊，视盘表面可见膜状光带，呈 V 形；D. 玻璃体清晰，黄斑上方静脉呈白线样，视网膜颞侧可见陈旧性激光斑；E. 黄斑无水肿，厚度 195μm。

　　图点评：玻璃体积血是 BRVO 常见的并发症，严重的玻璃体积血导致患者视力急剧下降，积血机化可引起牵拉性视网膜脱离。本例患者玻璃体积血已 3 周，B 超显示机化膜形成，为预防出现视网膜脱离，选择行玻璃体切除术清除积血，术中对视网膜无灌注区进行激光光凝，并联合玻璃体注射抗 VEGF 药物，预防新生血管形成及减轻黄斑水肿，最终患者获得较好的矫正视力。

（梁思颖　李明翰　陈青山）

参 考 文 献

1. SAMIR N P，ANGELL S，TURNER D W，et al. Ultra-widefield retinal imaging: An update on recent advances. Ther Adv

Ophthalmol，2020，12：2515841419899495.

2. PECK L L，HEMALATHA K，DIPTI T，et al. Ultra-widefield fluorescein angiographic patterns，retinal microvascular anomalies and retinal ischemic index in branch retinal vein occlusions with established retinal neovascularization. Clin Ophthalmol，2020，14：2965-2974.

3. DUNCAN B，AKSHAY S T，SHARON F，et al. Association of disorganization of retinal inner layers with ischemic index and visual acuity in central retinal vein occlusion. Ophthalmol Retina，2018，2（11）：1125-1132.

4. NATALIA F，SUNIL K S，RISHI P S，et al. Longitudinal panretinal leakage and ischemic indices in retinal vascular disease following aflibercept therapy：The PERMEATE study. Ophthalmol Retina，2020，4（2）：154-163.

5. GOEL S，KUMAR A，RAVANI R D，et al. Comparison of ranibizumab alone Versus ranibizumab with targeted retinal laser for branch retinal vein occlusion with macular edema. Indian J Ophthalmol，2019，67（7）：1105-1108.

6. BETTE A，KAISER P K. Branch retinal vein occlusion：Ryan's retina. 6th ed. New York：Elservier，2018：1155-1165.

7. ROGERS S L，MCINTOSH R L，LIM L，et al. Natural history of branch retinal vein occlusion：An evidence-based systemic review. Ophthalmology，2010，117：1094-1101.

8. JAULIM A，AHMED B，KHANAM T，et al. Branch retinal vein occlusion：Epidemiology，pathogenesis，risk，factors，clinical features，diagnosis，and complications. An update of the literature. Retina，2013，33（5）：901-910.

9. HEIER J S，CAMPOCHIARO P A，YAU L，et al. Ranibizumab for macular edema due to retinal vein occlusions：Long-term follow-up in the HORIZON trial. Ophthalmology，2012，119（4）：802-809.

10. HEIER J S，CLARK W L，BOYER D S. Intravitreal aflibercept injection for macular edema due to central retinal vein occlusion. Ophthalmology，2014，121（7）：1414-1420.

11. SCHMIDT E U，JOSÉ G A，BIANCA S G，et al. Guidelines for the management of retinal vein occlusion by the European Society of Retina Specialists（EURETINA）. Ophthalmologica，2019，242（3）：1-40.

12. HALLER J A，BANDELLO F，BELFORT R，et al. Dexamethasone intravitreal implant in patients with macular edema related to branch or central retinal vein occlusion. Ophthalmology，2011，118（12）：2453-2460.

第六章

视网膜血管炎

第一节 概 述

● 视网膜血管炎

视网膜血管炎（retinal vasculitis）是指视网膜血管的炎症，最早由 John Hunter 于 1784 年观察到 Coats 病视网膜内层静脉炎症而确立。它可以和全身血管炎性疾病相关，也可以继发于眼部感染或非感染性的炎症，偶尔也会孤立发生，被称为特发性视网膜血管炎。视网膜血管炎发病率高，在葡萄膜炎中发病率达 90%。

■ 视网膜血管炎的分类

根据不同病因，可将视网膜血管炎分为不同类型，详情见表 6-1-1。2020 年 Ghazala A 等人认为上述分类并不全面，可能在病因的判断上造成漏诊，提出了新的分类系统。由于眼部难以取材，除非合并全身疾病，否则很少能有直接的视网膜血管炎症的病理证据，所以在"视网膜血管炎"的命名和诊断方面，目前主要依靠临床经验。我们认为 Ghazala A 等的分类结合了视网膜血管炎受累的血管类型及病变范围是局限于眼部还是有多器官的受累，对视网膜血管炎的评估更加全面。

表 6-1-1 常见的视网膜血管炎的病因

病因分类	代表疾病
感染性	细菌、病毒、真菌、寄生虫
眼部疾病	Eales 病，IRVAN 综合征，霜样树枝状视网膜血管炎（frosted branch angiitis，FBA
全身自身免疫性疾病	肉芽肿性多血管炎，系统性红斑狼疮，类风湿性关节炎，复发性多动脉炎
恶性疾病相关	白血病，淋巴瘤，癌症相关视网膜病变
其他	疫苗注射后视网膜血管炎，药物引起的视网膜血管炎

（1）视网膜血管炎与原发性全身血管炎相关：①视网膜血管炎与多类型血管受累的血管炎相关，如 Behçet 病、系统性红斑狼疮。②视网膜血管炎伴小血管血管炎，如抗中性粒细胞胞浆抗体相关血管炎和免疫复合物相关血管炎。

（2）与全身感染性和非感染性疾病（如肺结核、梅毒、立克次体病、猫抓病、结节病）相关的视网膜血管炎。

（3）器官受限的视网膜血管炎（如鸟枪弹样视网膜脉络膜病变、Eales 病、特发性视网膜血管炎、动脉瘤和神经视网膜炎综合征）。

（4）可识别触发因素引起的视网膜血管炎（如药物引起的血管炎、疫苗接种相关的血管炎和纹身相关的血管炎）。

■ 临床表现

常见症状有眼前黑影、视物模糊或视力下降，病毒感染造成的急性视网膜坏死，还可出现眼球压痛及头痛。眼部体征中，眼前节常见表现包括结膜睫状充血、巩膜充血、羊脂状 KP、房水闪辉、前房积脓、虹膜粘连等；后节表现有玻璃体炎性混浊、积血，视盘水肿，视网膜出血、水肿，视网膜纤维膜增殖、视网膜新生血管、视网膜血管白鞘、棉绒斑、毛细血管扩张、血管闭塞、黄斑水肿、视网膜或黄斑前膜、视网膜坏死、视网膜脱离等。视网膜血管炎的常见眼部表现包括以下。

（1）视网膜血管白鞘：视网膜血管炎的典型特征是围绕血管壁的白鞘（sheathing），这些一般是血管内皮细胞破坏，浸润和渗漏的炎性细胞聚集在血管周围，形成类似血管周围的白色袖带（cuffing）的表现，可以连续分布，也可以间断出现（图6-1-1）。视网膜血管周围白鞘是视网膜血管炎诊断中重要的临床表现。在结节病的眼组织标本中，视网膜血管旁除了可观察到炎性细胞外，还可看到大量上皮样细胞结节，甚至沁入玻璃体腔。这个与结节病特征性的"蜡烛油滴"（candle wax drippings）的表现相一致。

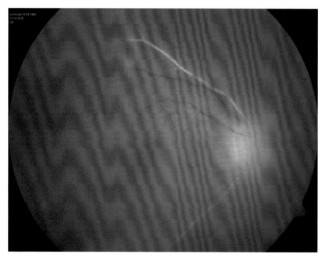

图 6-1-1　视网膜静脉可见明显的白鞘形成

图点评：视网膜血管白鞘是视网膜血管炎代表性的体征之一，在动静脉均可发生。当然，视网膜血管白鞘并非只见于视网膜血管炎，在一些血管性疾病如陈旧的视网膜静脉阻塞中均可见到，此时根据病史，结合玻璃体由于炎性混浊等表现综合判断，一般可明确诊断。

（2）棉绒斑：阻塞性视网膜血管炎可导致视网膜毛细血管前小动脉阻塞，引起神经纤维层微梗死，从而出现棉绒斑的表现。表现为视网膜表层弥散、蓬松的黄白色斑状病灶。一些与系统性血管炎相关的眼部视网膜血管炎，例如系统性红斑狼疮、结节性多发性动脉炎、Churg-Strauss 综合征，多有棉绒斑的表现。

（3）视网膜坏死：感染性葡萄膜炎与视网膜坏死关系密切，在弓形虫病以及水痘带状疱疹病毒或单纯疱疹病毒、巨细胞病毒和 1 型人 T 细胞淋巴瘤病毒等病毒感染的眼睛中常常可见到视网膜呈黄白色坏死的改变（图6-1-2）。

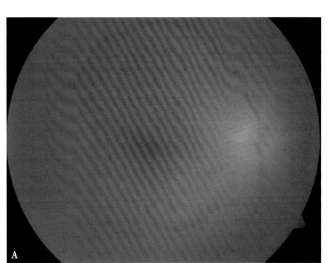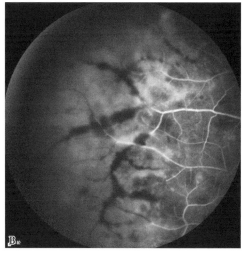

图 6-1-2 视网膜坏死的眼底与造影表现

A. 眼底彩照可见玻璃体混浊, 视盘边界模糊, 视网膜水肿; B. FFA 颞侧周边视网膜可见大片坏死区呈弱荧光及无灌注区, 视网膜血管节段性强荧光。

图点评: 急性视网膜坏死患者, 坏死区通常从周边发生, 向后极部发展。如遇到可疑急性视网膜坏死的患者, 早期对周边视网膜的检查非常重要。

■ 常见眼科辅助检查表现

（1）血管渗漏: 由于炎症和血 - 视网膜屏障的破坏, 视网膜血管炎在荧光素眼底血管造影中可显示弥漫性、节段性或局灶性血管渗漏（图 6-1-3）。渗漏的方式可能会根据病因而有所不同。在全身性血管炎或病毒感染的情况下, 渗漏可能仅限于小动脉。然而, 静脉渗漏更为常见。目前超广角的荧光素钠眼底血管造影可以更清晰和充分地显示周边的血管渗漏情况。

（2）毛细血管无灌注区: 继发于炎症的视网膜血管系统的阻塞可能导致视网膜缺血和毛细血管非灌注区域的形成。荧光素眼底血管造影可清晰地显示毛细血管无灌注（图 6-1-3）。Behçet 病的特征是缺血性分支血管闭塞。非灌注区域可能在周围或黄斑区。对 Behçet 病患者, 如果出现黄斑区缺血, 尽管炎症能被控制, 视力预后仍会较差。

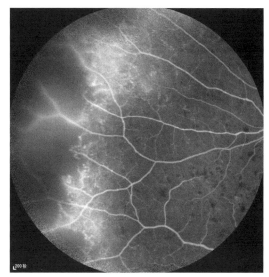

图 6-1-3 Eales 病患者的周边 FFA

可见周边视网膜无灌注区伴血管渗漏, 血管扭曲伴微动脉瘤形成。

图点评: 除了视网膜血管炎, 一些视网膜血管阻塞性疾病也可引起毛细血管无灌注。详细地询问病史, 其他伴随体征的不同有助于鉴别。

（3）视网膜新生血管形成: 视网膜缺血和炎症可导致释放血管内皮生长因子（VEGF）, 从而刺激新生血管的增殖。新生血管可以位于视盘或视网膜（图 6-1-4）。患有广泛性视网膜缺血和毛细血管非灌注的患者需要视网膜激光光凝治疗。

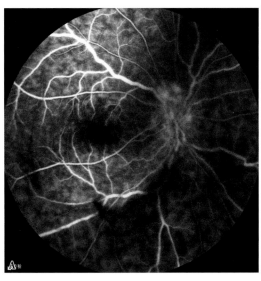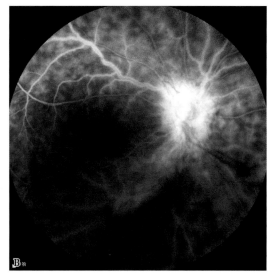

图 6-1-4　一例 Behçet 病患者的 FFA 检查结果

A. 造影早期,可见屈光间质混浊,视盘表面新生血管形成,广泛的毛细血管渗漏呈毛刷样外观;B. 造影中期,可见视盘表面新生血管染料明显渗漏。

图点评:炎性因素导致的视网膜新生血管或视盘新生血管,主要以控制炎症为主,可以玻璃体腔注射抗 VEGF 药物联合抗炎治疗。

- ■ 视网膜血管炎的治疗原则

视网膜血管炎的治疗首先是病因治疗。对于感染性的应根据感染病原体给予特定的抗感染治疗,必要时须进行玻璃体腔的抗微生物药物注射。充分控制眼内炎症可促进视网膜血管炎的缓解。感染性视网膜血管炎可在病因治疗的基础上联合局部或全身的糖皮质激素药物。非感染性视网膜血管炎可通过全身或局部糖皮质激素伴或不伴免疫抑制剂治疗。常用的免疫抑制剂包括环孢素、甲氨蝶呤、硫唑嘌呤、环磷酰胺、吗替麦考酚酯等。生物制剂是近来被用于非感染性血管炎的二线治疗药物。对于特发性或自身免疫性视网膜血管炎可给予糖皮质激素,免疫抑制剂或肿瘤坏死因子(TNF)抑制剂等生物制剂。伴有全身性疾病的视网膜血管炎要考虑全身疾病的治疗,必要时请风湿免疫科协助治疗。视网膜缺血形成的毛细血管无灌注区必要时须使用视网膜激光光凝治疗;视网膜新生血管可给予玻璃体腔注射抗血管内皮生长因子;玻璃体积血、增殖,视网膜脱离必要时须采取玻璃体切除等手术治疗。

第二节　系统免疫性疾病引起的视网膜血管炎

● **系统性红斑狼疮**

系统性红斑狼疮(systemic lupus erythematosus,SLE)视网膜血管病变,又称系统性红斑狼疮性视网膜血管炎,是 SLE 眼部并发症的主要表现及视力损害的重要原因。SLE 是影响多器官的自身免疫性疾病,多发于青年女性,病因不明确。其发病机制是循环免疫复合体在血管壁的异常沉积而激活补体系统,从而引起组织损伤,影响关节、皮肤、肾脏及心血管系统。

- ■ 临床表现

表现为干燥性角膜炎、虹膜睫状体炎、视网膜血管炎及视网膜毛细血管阻塞、视神经炎等。SLE 视网膜血管病变分为早期与晚期两个阶段。早期表现为视网膜出血、血管白鞘、渗出及棉绒斑。晚期表现为视网膜小动脉阻塞、视网膜血管炎或视网膜无灌注区形成。

■ 治疗建议

同视网膜血管炎的治疗原则。

典型病例：患者，女，33岁。因右眼视力下降，眼前黑影飘动1个月就诊。既往病史：SLE 3年，血沉加快及抗核抗体阳性，口服糖皮质激素与环孢素治疗。眼科专科检查：右眼视力0.3，左眼1.0，矫正无提高。右眼前节正常，右眼底颞侧周边部可见闭塞视网膜小分支动脉，视网膜出血累及黄斑，视网膜静脉侧支循环建立与新生血管增生。FFA显示颞侧中周部视网膜无灌注区边缘视网膜新生血管形成，荧光素渗漏，视网膜静脉侧支循环建立。左眼周边视网膜未见视网膜血管病变，颞下见小结节样黄色病灶（图6-2-1）。诊断：系统性红斑狼疮性视网膜血管炎。治疗给予右眼局部视网膜光凝，玻璃体腔注射抗新生血管药物。治疗后1个月右眼视网膜新生血管消退，视网膜出血吸收，右眼视力提高到1.0。

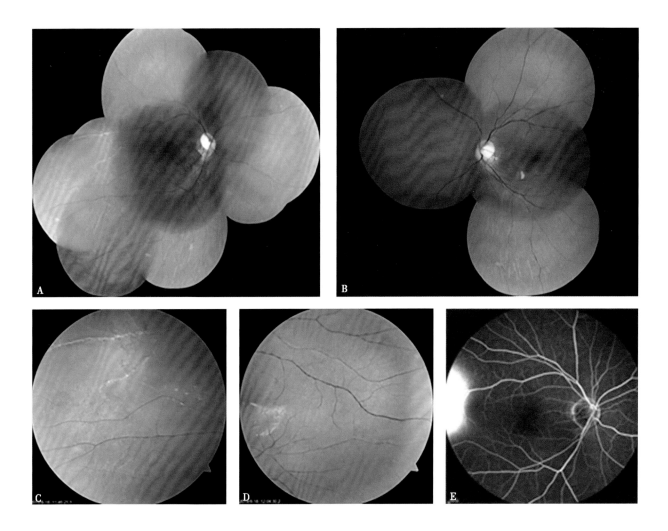

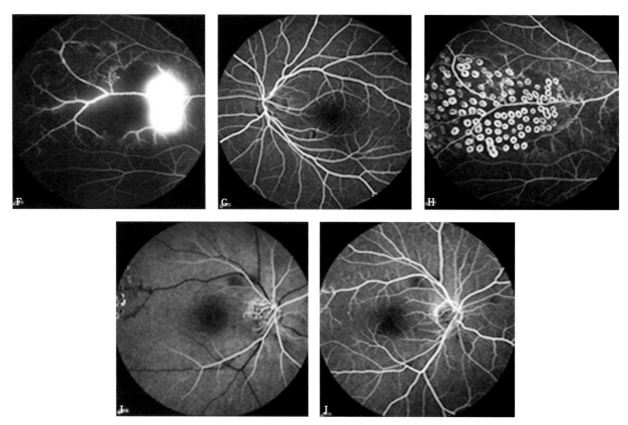

图6-2-1 SLE视网膜血管炎眼底彩色照相、FFA

A、C. 右眼眼底彩色照相显示颞侧分支小动脉闭塞,视网膜新生血管(NV);B. 左眼眼底彩色照相显示颞下分支动脉旁小棉绒斑,D. 左眼周边血管无异常;E、F. FFA显示右眼颞侧中周部NV荧光素渗漏,无灌注区及动静脉侧支循环形成;G. FFA显示颞下分支动脉旁小棉绒斑荧光遮蔽;H、I. 显示右眼颞侧中周部视网膜无灌注区激光斑,NV消退;J. FFA显示右眼后极部散在小片无灌注区

图点评:轻度SLE视网膜血管病变表现为棉绒斑、视网膜出血及血管异常。重度SLE视网膜血管病变出现视网膜动脉的阻塞,毛细血管无灌注区形成,视网膜新生血管甚至玻璃体积血。本例患者右眼属于重度,左眼为轻度SLE视网膜血管病变,右眼给予局部激光光凝及玻璃体腔注射抗新生血管药物后视网膜新生血管消退。

■ Behçet病

Behçet病(Behçet's disease,BD)是一种慢性、复发性、系统性的阻塞性血管炎,是一种自身免疫性炎症。与SLE视网膜血管炎不同,Behçet炎症主要累及视网膜静脉,以复发性前后段葡萄膜炎、复发性口腔溃疡、生殖器溃疡及多形皮肤损害为临床特征。确切发病机理不明确,可能与细菌、病毒感染所致的免疫相关,参与致病的细胞主要有Th1、Th17细胞,参与致病的细胞因子有IL-17、IL-23、IL-6、IL-8、TNF-a、干扰素等。近年发现遗传因素在发病中起到一定作用,发现该病与HLA-B51等位基因相关。诊断标准:目前使用最多的是国际Behçet病研究组制定的标准(表6-2-1)及日本Behçet研究委员会制定的诊断标准(表6-2-2)。

表 6-2-1　国际 Behçet 病研究组制定的标准

1. 复发性口腔溃疡（1 年至少复发 3 次）。
2. 下面 4 项中出现 2 项即可确诊。
（1）复发生殖器溃疡或瘢痕；
（2）葡萄膜炎；
（3）多形性皮肤损害；
（4）皮肤过敏反应实验阳性。

表 6-2-2　日本 Behçet 病研究委员会制定的标准

（一）主要症状
1. 复发性口腔溃疡。
2. 皮肤损害。
（1）结节性红斑；
（2）皮下血栓性静脉炎；
（3）毛囊炎样皮疹或痤疮样皮疹。
3. 眼病变。
（1）虹膜睫状体炎；
（2）视网膜葡萄膜炎（视网膜脉络膜炎）；
（3）葡萄膜炎的并发症包括：虹膜后粘连、晶状体前囊色素沉着、视网膜脉络膜萎缩、视神经萎缩、并发性白内障、继发性青光眼、眼球萎缩。
4. 生殖器溃疡。

（二）次要症状
1. 不伴关节变形和强直的关节炎。
2. 附睾炎。
3. 以回盲部溃疡为代表的消化系统病变。
4. 血管病变。
（1）血管炎；
（2）血栓性静脉炎；
（3）动脉瘤等。
5. 中度以上的中枢神经系统病变。

（三）参考试验
1. 皮肤对刺激的反应亢进。
2. 末梢血白细胞数量增加。
3. 血沉加快。
4. 血清急性期反应蛋白阳性。
5. HLA-B51（B5）抗原阳性。

■　临床表现

　　70% 的 BD 患者有眼部表现，多双眼发病，男性多发。超过 25% 的前部葡萄膜炎患者有前房积脓，前房积脓会随着头部位置的变化而变化。眼前段症状主要是视物模糊、眼红、眼痛及畏光。后段炎症表现为玻璃体炎性混浊，视网膜静脉及毛细血管的闭塞性、坏死性视网膜血管炎造成的视网膜水肿、出血，也可伴有视网膜分支动静脉阻塞、血管白鞘及继发黄斑囊样水肿、继发视网膜新生血管、虹膜新生血管甚至新生血管性青光眼。

■ 治疗建议

（1）BD 伴有严重的后段包括玻璃体炎与视网膜血管炎时，糖皮质激素联合免疫抑制剂是一线的治疗方法。免疫抑制剂中环孢素具有有效且长期的控制炎症作用，可以减少糖皮质激素的用药剂量与疗程，但要注意环孢素长期使用的肾毒性及血压增高。此外还有甲氨蝶呤、硫唑嘌呤、吗替麦考酚酸酯等免疫抑制剂。

（2）抗肿瘤坏死因子（TNF-a）如英夫利昔单抗或阿达木单抗被证明可有效治疗视网膜血管炎，甚至可以作为 BD 的一线免疫治疗。

（3）单眼后段玻璃体炎与视网膜血管炎症严重的 BD 可以玻璃体腔注射地塞米松缓释剂，但必须在全身系统控制炎症的基础上使用，目的是可以减少全身使用糖皮质激素与免疫抑制剂的剂量，减少其副作用。

（4）BD 继发的视网膜新生血管可以玻璃体腔注射抗 VEGF 药物，对于视网膜无灌注区可选择性进行视网膜激光光凝治疗。

（5）BD 继发玻璃体积血，玻璃体视网膜增殖性病变时需要进行玻璃体切除手术治疗。

典型病例 1：患者，女，17 岁，右眼视力下降，视物模糊，反复发作 3 年。既往曾有口腔溃疡，前房积脓，HLA-B51 阳性。既往有 Behçet 病病史。曾长期口服泼尼松龙与环孢素，病情反复发作。专科检查：右眼视力 0.03，右眼前节正常，玻璃体轻度混浊，视盘充血，视网膜水肿，黄斑囊样水肿。FFA 显示视网膜毛细血管扩张，荧光素渗漏（图 6-2-2）。诊断：右眼 Behçet 病继发黄斑囊样水肿。治疗给予右眼玻璃体腔注射地塞米松缓释剂，注射后 1 个月右眼视力 0.7，泼尼松龙减至 5mg，并停用环孢素。

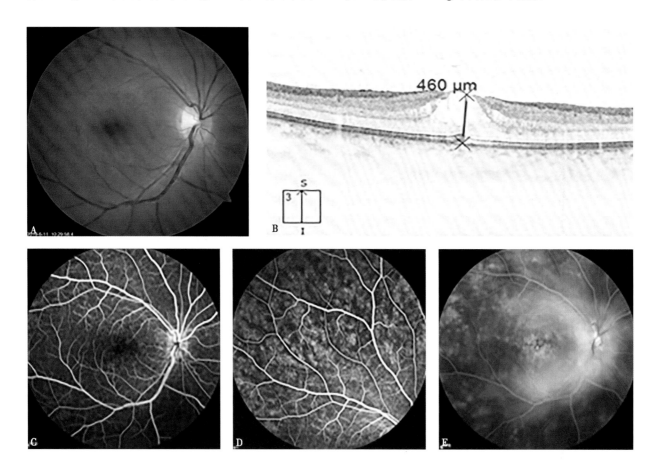

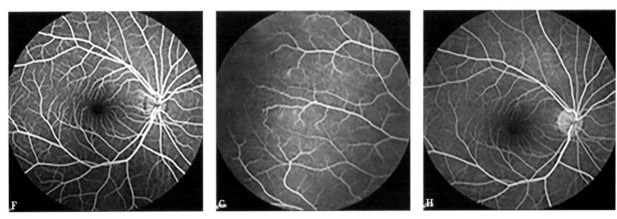

图 6-2-2　Behçet 病患者眼底彩色照相、OCT、FFA

A. 彩色眼底照相显示视网膜及黄斑水肿；B. OCT 显示黄斑囊样水肿；C～E. 玻璃体腔注射地塞米松缓释剂前 FFA 显示视网膜毛细血管扩张，荧光素渗漏，晚期视盘荧光染色，黄斑荧光素积存；F～H. 治疗后 6 个月 FFA 显示大致正常眼底 FFA。

　　图点评：该年轻女性 BD 患者，病情反复发作 3 年。曾长期口服泼尼松龙与环孢素，造成了激素性肥胖及月经失调，激素减量后右眼视网膜血管炎就复发。患者单眼发病，BD 继发黄斑囊样水肿，符合非感染性中间部与后部葡萄膜炎应用缓释性地塞米松玻璃体植入剂的治疗指征，注射后右眼视力 0.7，FFA 显示视网膜小静脉与毛细血管荧光素渗漏基本消退，黄斑水肿消退，病情稳定维持 10 个月，泼尼松龙减至 5mg，并停用环孢素。但 12 个月时黄斑水肿复发，视网膜血管渗漏，再次给予玻璃体腔注射药物后病情缓解。2 次注射后患眼眼压 15.5mmHg，但晶状体后囊膜混浊。累计注射两次以上要密切观察眼压变化及晶状体混浊程度的加重。

　　典型病例 2：患者，女，12 岁，以双眼视力下降半年之主诉就诊。眼部检查：视力右眼 0.1，左眼 0.25，无屈光不正，双眼前节未见明显异常。双眼视盘轻度充血水肿，视网膜平伏。眼底 FFA 可见双眼后极部及各象限广泛的微小血管扩张伴渗漏，呈锯齿样外观。诊断：右眼 Behçet 病。治疗泼尼松 25mg 每日 1 次口服，联合阿达木单抗 40mg 皮下注射，每周 1 次，1 周后改为 2 周 1 次治疗共 5 次。泼尼松逐渐减量并停用。2 个月后患者病情好转，视力提高，右眼 0.25，左眼 0.63，复查 FFA 可见双眼底微小血管渗漏明显好转（图 6-2-3）。

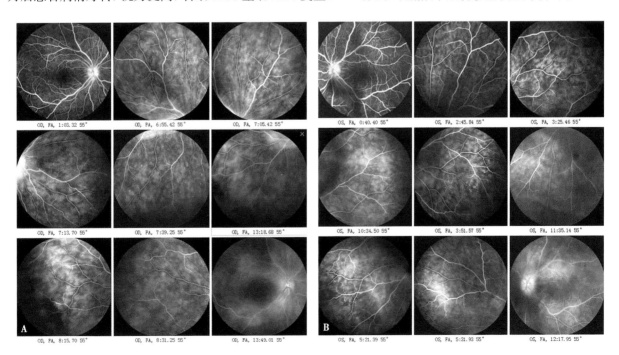

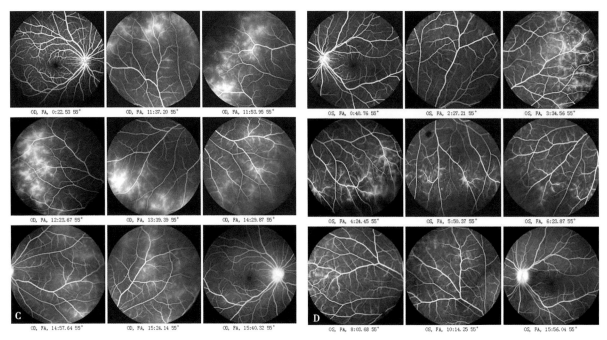

图 6-2-3　Behçet 病抗肿瘤坏死因子阿达木单抗注射前后 FFA

A. FFA 早期右眼视网膜毛细血管扩张，荧光素渗漏，晚期后极部视网膜血管管壁及视盘荧光素染色；B. 左眼 FFA 基本同右眼；C. 阿达木单抗治疗后右眼 FFA 显示视网膜毛细血管荧光素渗漏减轻，造影晚期仅视盘荧光素染色，未见强烈渗漏；D. FFA 显示左眼周边视网膜毛细血管轻度扩张，荧光素渗漏。

（该病例由中山大学中山眼科中心迟玮医生提供）

图点评：本例 BD 病例小剂量糖皮质激素联合阿达木单抗治疗。结果显示有效抑制了视网膜毛细血管炎症，减轻了血管渗漏。糖皮质激素可有效控制 BD 视网膜血管炎症，但激素减量后往往炎症复发，由于免疫抑制剂的肝肾毒性、生殖毒性及骨髓抑制限制了免疫抑制剂的长期使用。有研究表明生物制剂可以作为 BD 的一线用药，但使用生物制剂一定要排除结核、传染性肝炎、梅毒及恶性肿瘤等疾病。

● 眼结节病

结节病（scarcoidosis）又称类肉瘤病，是一种累及多系统的肉芽肿性病变，常以胸腔内器官受累为特征。眼部受累约占 20%～50%，其中以眼后节表现为主的占眼部结节病的 28%，病理证实约 5% 葡萄膜炎是结节病。

■ 临床表现

结节病最常累及的器官包括肺、淋巴结、脾、皮肤、眼、神经系统与骨关节。眼部病变发生率在 15%～28% 之间。结节病可以累及包括眼眶及眼附属器的多个组织（表 6-2-3）。

表 6-2-3　结节病的眼部表现

眼表现	发生率
眼前段病变	
前部葡萄膜炎	66%～70%
急性	15%～32%
慢性	39%～53%
虹膜结节	11%～16%
结膜病变	7%～47%

续表

眼表现发生率	
角膜	
带状变性	5%～14%
基质性角膜炎	1%
眼后段病变	14%～28%
玻璃体炎	3%～25%
视网膜静脉周围炎	10%～17%
脉络膜视网膜炎	11%
脉络膜结节	4%～5%
视网膜新生血管	1%～5%
眼眶及眼附属器病变	26%
泪腺	7%～60%
干燥性角结膜炎	5%～60%
眼内扩张性病变	7%～28%
眼眶肉芽肿	1%
视神经肉芽肿	1%～7%

- 眼后段视网膜病变特点

（1）眼后段结节病常见玻璃体"雪堤"样或"串珠"样混浊，后极及周边部视网膜、视盘均可见肉芽肿病灶。视网膜血管鞘是第二常见的病变。通常由视网膜中周部静脉周围炎所致，不伴有显著的血管阻塞。但也偶可发生阻塞性视网膜血管病变，以分支静脉阻塞多见，视网膜中央静脉阻塞相对少见。组织学研究表明，视网膜血管可以受到肉芽肿炎性物质的影响而发生病变。更为严重的静脉周围炎曾被称为"蜡烛滴"样病变，被称为结节病视网膜病变的特征改变。Sander 和 Shilling 描述过一种"急性类肉瘤病性视网膜病变"，表现为广泛的血管鞘形成、血管阻塞和视网膜内出血。这些病例后期常合并视网膜新生血管形成。

（2）眼结节病的诊断包括：①90% 的结节病胸部 CT 检查可发现肺部与纵隔淋巴结肉芽肿病灶；②血清学化验结果显示血管紧张素转化酶升高；③最终明确诊断是肺部、纵隔淋巴结、皮肤、周围淋巴结、结膜甚至泪腺的组织活检。眼结节病诊断标准还要有眼部结节病灶。

（3）治疗建议：眼结节病的治疗通常主要是全身用糖皮质激素或玻璃体腔注射曲安奈德或地塞米松缓释剂，以及全身使用免疫抑制剂如甲氨蝶呤、环孢素、环磷酰胺等；近来有利用生物制剂 TNF-a 抑制剂如阿达木单抗、利妥昔单抗治疗结节病性葡萄膜炎取得效果的报告。阻塞性视网膜血管病变形成的大面积无灌注区可以激光光凝，视网膜新生血管形成行玻璃体腔注射抗 VEGF 药物，玻璃体积血可进行玻璃体切除手术治疗。

典型病例：患者，男，18 岁，主诉右眼视力下降，眼前黑影漂浮来诊。既往史：3 岁起面部散在红色结节，背部皮肤片状结节隆起。余无其他疾病。眼部专科检查：右眼视力 0.16，矫正 0.4，左眼视力 1.0，右眼结膜无充血，角膜透明，KP（－）前房轴深 4CT，房闪（－），虹膜色素脱失。周边见灰白色虹膜结节病灶，瞳孔 3mm×3mm，晶状体透明，右眼玻璃体血性混浊，视盘边界欠清，后极部视网膜散在结节样淡黄色隆起，视盘鼻上方见椭圆形暗红色病灶；左眼前节同右眼，眼底视网膜散在结节样淡黄色隆起，黄斑中心反光存在。化验室检查血清血管紧张素转换酶（angiotensin converting enzyme，ACE）增高。诊断：眼结节病；右眼玻璃体积血；屈光不正。给予右眼局部激光治疗，醋酸泼尼松片 5mg/kg 口服。建议右眼玻璃体切除手术（图 6-2-4）。

　　治疗建议：眼结节病葡萄膜炎的治疗原则同 BD，出现咳嗽，呼吸困难及发热应转诊呼吸或风湿免疫专科会诊，结节病中枢系统受累可导致死亡。

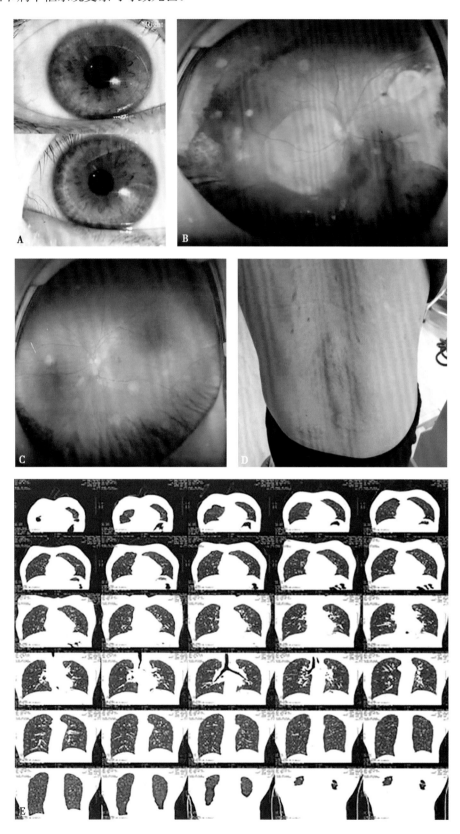

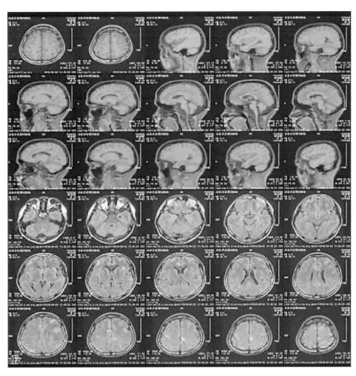

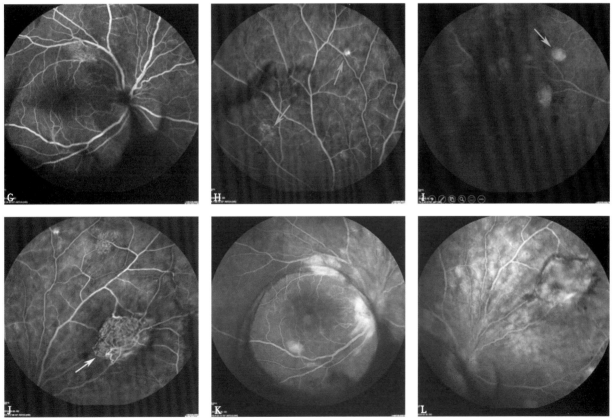

图 6-2-4　结节病患者眼部彩色照相、胸部 CT、头颅 MRI、FFA

A. 双眼虹膜色素脱失；B、C. 双眼后极部可见数个"蜡滴样"病灶；D. 背部皮下结节病灶；E. CT 显示肺部结节病灶；F. MRI 显示颅内结节病灶；G. 右眼 FFA 显示下方玻璃体积血遮蔽荧光；H、I. "蜡滴样"病灶为圆点状强荧光，病理机制为静脉周围炎症病灶（绿色与蓝色箭头）；J. 显示具有滋养与引流血管的动脉瘤（黄色箭头）。K. 右眼 FFA 晚期显示视盘颞侧缘，颞上、颞下血管弓内视网膜毛细血管扩张，荧光素渗漏；L. FFA 晚期显示视盘鼻上象限视网膜毛细血管扩张，荧光素渗漏。

图点评：该患者以眼部症状为主就诊，患者脸部及背部皮肤下结节存在多年，家长认为是"痤疮"未予重视。眼科检查发现患者双眼虹膜基质层结节、视网膜及视盘旁结节、视网膜静脉炎，CT显示肺部及纵隔结节，MRI显示中枢神经系统肉芽肿，符合眼结节病诊断标准。广角眼底照相显示双眼后极部视网膜结节样病灶呈"蜡滴状"改变，右眼鼻上周边浅绿色病灶不是结节而是视网膜动脉瘤，FFA可见滋养与引流血管，玻璃体积血由此动脉瘤导致。

● 巨细胞动脉炎性前部缺血性视神经病变

前部缺血性视神经病变（anterior ischemic optic neuropathy，AION）分为非动脉炎性与动脉炎性两种。非动脉炎性前部缺血性视神经病变（none-AION，NAION）发病原因主要是由于小视盘、小视杯造成"视盘拥挤"的解剖结构，患者血液流变学改变造成血液黏度增加，加上血压增高等心血管因素导致睫状后动脉阻塞而发病。NAION在我国较多见，是50岁以上中老年患者主要的视神经病变。而动脉炎性前部缺血性视神经病变（arteritis anterior ischemic optic neuropathy，AAION）在高加索白人中老年女性多发，在我国散发属于少见视神经疾病，AAION双眼发病，不及早发现视力损害严重，且诊断困难容易误诊、漏诊。导致AAION的全身性血管炎是巨细胞性动脉炎（giant cell arteritis，GCA）。AAION是GCA患者视力损害的主要原因。AAION的诊断标准包括：①双眼视力突然下降伴有头皮发麻、头痛等全身体征；②血沉加快，C反应蛋白增高；③颞动脉组织活检发现血管壁肉芽组织炎症；④FFA显示视网膜动脉充盈时间显著延迟，视盘缺血；⑤颞动脉彩色多普勒检查显示颞动脉血流速度减慢，动脉管壁增厚，颞动脉狭窄或闭塞，视网膜中央动脉与睫状后动脉血流速度减慢。

■ 临床表现

眼部除视力下降的典型症状外，偶有复视。体征主要表现为早期视盘不同程度的水肿，晚期缺血苍白。此外也可表现为眼底后极部棉绒斑，视网膜动脉管径变细，眼外肌缺血导致的眼球运动障碍等。FFA是早期诊断AAION的关键之一，视盘缺血的特征性表现，包括持续弱荧光、晚期不规则充盈。同时可合并视网膜中央动脉阻塞，以及睫状动脉阻塞，甚至部分脉络膜无灌注。全身症状包括厌食、体重减轻、咀嚼障碍、头痛、头皮麻木、颞动脉区疼痛、颈痛、肌痛、乏力与贫血。

■ 治疗建议

AAION治疗的关键是能否及时准确诊断，早期针对性应用糖皮质激素抗炎治疗会得到较好的预后，同时配合对症治疗。

典型病例：患者，男，79岁。因右眼视力突然下降3天，伴有颞侧头痛，头皮发麻急诊就诊。患者既往无高血压及糖尿病病史。实验室检查：红细胞沉降率（ESR）23mm/h，其余各项检查正常。眼底双眼视盘周围动脉旁白色"棉绒斑"，右眼视盘色淡，边界模糊，视网膜中央动脉走行强直，管径变细。FFA早期显示视网膜中央动脉荧光充盈迟缓，臂-视网膜循环时间延长。造影晚期右眼视盘呈不均匀强荧光染色。入院时右眼视力指数/30cm，左眼视力1.0，入院后3天左眼视力急剧下降至指数/30cm。结合病史、体征、眼科专科检查及实验室检查，诊断为：双眼巨细胞动脉炎（giant cell arteritis，GCA）性前部缺血性视神经病变。后经右侧颞浅动脉活检证实诊断（图6-2-5）。治疗给予复方樟柳碱双颞侧穴位皮下注射，甲泼尼龙200mg激素冲击治疗，后改口服泼尼松片治疗，联合扩血管改善循环营养神经治疗。1个月后患者右眼最佳矫正视力0.05，左眼最佳矫正视力0.8。

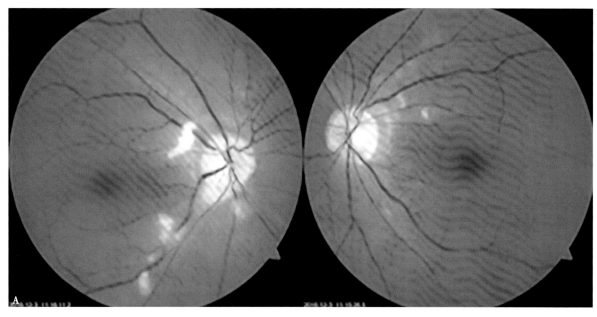

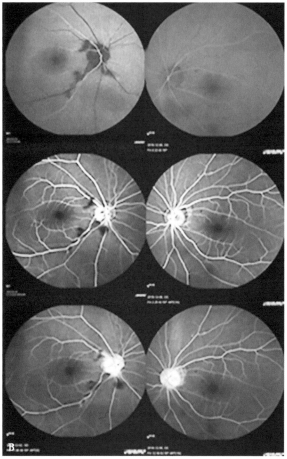

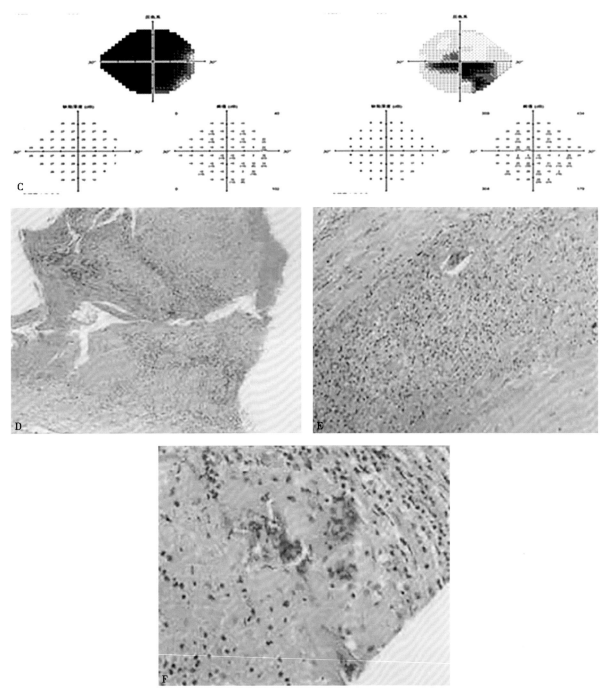

图 6-2-5　AAION 眼底彩色照相、FFA、视野及颞浅动脉病理切片

A. AAION 眼底彩色照相右眼视盘边界模糊，色淡，双眼视盘旁棉绒斑；B. AAION FFA 显示视网膜动脉荧光素充盈迟缓，视网膜动脉细，走行强直，造影晚期双眼视盘不均匀强荧光染色；C. AAION 的视野右眼近全视野缺损，左眼与生理盲点相连的颞下象限视野缺损；D. 右侧颞浅动脉病理切片示内膜明显增厚伴黏液变性；E. 右侧颞浅动脉病理切片示中膜部分组织坏死，较多淋巴细胞及少许多核巨细胞浸润；F. 右侧颞浅动脉病理切片示外膜较多神经纤维组织。

（该例病例由深圳市眼科医院陈懿医生提供）

图点评：AAION 视网膜动脉管径细，FFA 早期视网膜动脉荧光充盈迟缓，视盘旁棉绒斑，极易误诊为不全视网膜中央动脉阻塞，AAION 视盘色泽淡，边界模糊，FFA 显示视盘不均匀荧光染色，也易误诊为 NAION，但 AAION 是双眼发病，且视野损害比较 NAION 严重，伴有头皮发麻、头痛、咀嚼困难等体征时要进行 AAION 的鉴别诊断。该患者血沉偏高，眼底彩照、FFA、视野检查结果符合 AAION 诊断标准，最终颞浅动脉活检确定诊断。由于 AAION 是 T 细胞依赖，累及中、大血管的炎症，故是糖皮质激素治疗的适应证。本例患者经激素治疗后右眼视力提高，左眼视力恢复也为本病例最终确诊提供了依据。

第三节　感染性视网膜血管炎

● 急性视网膜坏死

急性视网膜坏死（acute retinal necrosis，ARN）是一种由病毒直接感染视网膜导致的严重致盲眼病。1972 年日本学者 Urayama 首次提出，1982 年 Cullberson 等在一例 ARN 摘除的眼球标本中用电子显微镜发现了疱疹病毒颗粒，从而确定了 ARN 的病因。研究证实水痘 - 带状疱疹病毒（varicella-zoster virus，VZV）、单纯疱疹病毒（herpes simplex virus，HSV）1 型与 2 型为主要病原体，少量病例也可由巨细胞病毒（cytomegalovirus，CMV）感染。

■ 临床表现

ARN 隐匿或突然发病。表现为眼红、眼痛、眶周疼痛、眼前黑影漂浮或闪光、视物模糊、快速出现视力下降或严重下降。全身表现可有头痛、发热、肌肉酸痛等。一些患者还伴有带状疱疹、水痘或病毒性脑炎等。眼部体征：结膜睫状充血或混合充血，尘状或羊脂状 KP，轻中度前房闪辉，通常无虹膜后粘连，眼压轻度升高。玻璃体炎性混浊，眼底表现为：①视网膜血管炎，典型表现为视网膜动脉炎或闭塞性视网膜动脉炎，动脉血管闭塞、白鞘，动脉血管旁可出现点状与片状出血。②视网膜坏死，坏死病灶最早出现于周边部，中周部视网膜，累及 1 个或多个象限。早期的坏死病灶呈斑状外观，被称为"拇指印"状病变。病变进展迅速，数量和范围迅速增多和扩大，病变往往融合成大片状。病变从中周部向后极部推进，最后常累及黄斑区和视盘周围的视网膜。坏死病变累及全层视网膜，典型表现为全层视网膜坏死，呈白色或黄白色改变。坏死病灶区常发生点状或片状视网膜出血。病变于发病后数周开始消退，以后出现视网膜萎缩，最后被纤维胶质膜取代。并发症：孔源性视网膜脱离、增殖性玻璃体视网膜病变（proliferative vitreoretinopathy，PVR）、并发性白内障、青光眼及视神经萎缩。

■ 诊断

ARN 主要依据典型的临床表现与病程特点来诊断。1994 年美国葡萄膜炎协会制定的诊断标准：①周边一处或多处边界清楚的视网膜坏死病灶；②未给予抗病毒治疗病情迅速进展；③病变快速进展；④闭塞性视网膜血管病变；⑤玻璃体腔和前节炎性反应。早期 ARN 临床表现不典型，FFA 造影及广角眼底照相有助于诊断，前房水或玻璃体液的 PCR 病原体检测及前房水或玻璃体液与血清抗体免疫球蛋白的比值（G-W）系数对诊断有重要帮助。

■ 鉴别诊断

ARN 要与进展性外层视网膜坏死综合征（progress outer retinal necrosis，PORN）进行鉴别。PORN 也是由疱疹病毒感染造成，但多发生在 HIV、肿瘤、器官移植等免疫功能低下患者。PORN 表现为外层视网膜坏死，视网膜血管累及少，玻璃体炎症反应轻。ARN 要与 CMV 视网膜炎鉴别。CMV 视网膜炎也常见于免疫功能低下患者，病程长，疾病早期就累及后极部，表现为大片坏死与出血，呈"番茄炒蛋"样改变。

■ 治疗建议

（1）抗病毒治疗：包括口服与静脉滴注的全身抗病毒治疗；玻璃体腔注射抗病毒药物，目前临床常用玻璃体腔注射抗病毒药为更昔洛韦与膦甲酸钠；全身抗病毒治疗联合玻璃体腔注射抗病毒药物。

（2）糖皮质激素治疗：糖皮质激素对 ARN 的治疗作用目前仍有争议。糖皮质激素可抑制病毒所引起的免疫反应，抑制视网膜炎性反应，从而保护视网膜及视神经，改善视力预后；然而，另一方面糖皮质激素可加速病毒复制而加重病情。因此，临床建议若患者病情需要，可在足量抗病毒治疗 24～48h 后给予口服糖皮质激素治疗。

（3）预防性视网膜激光光凝的治疗目前也存在争议，但英国 2 项大型的 ARN 临床研究（BOSU study）仍有 23%～29% 的病例使用预防性激光治疗。

（4）玻璃体切除手术（pars plana vitrectomy，PPV）治疗。预防性 PPV 治疗目前也存在争议，但德国 35 家眼科医院针对 ARN 的预防性 PPV 治疗比例达到 59%，一旦出现孔源性视网膜脱离或 PVR，就必须行 PPV 治疗。

典型病例：患者，男，41 岁，快递司机，因右眼红、视力突然下降 1 周就诊。既往除有乙肝病毒抗原携带外身体均健康。眼科专科检查：右眼视力手动 / 眼前 30cm，矫正不提高，左眼视力 0.8，矫正 1.0。右眼结膜混合充血，角膜上皮水肿，角膜后羊脂状 KP（+++），房水闪辉（++），炎性细胞（+）。晶状体不混浊，玻璃体重度混浊（++++），隐约见颞下、鼻下周边视网膜大片黄白色视网膜坏死病灶，视盘色淡白，边缘视网膜出血，视网膜动脉闭塞。FFA 早期显示颞上、鼻上视网膜动脉节段性强荧光，颞下周边视网膜大片无灌注区。造影后期见视网膜静脉管壁荧光染色，斑片荧光素渗漏。房水 PCR 检测证实 VZV 病毒核酸强阳性，病毒拷贝数 $1.24×10^6$。临床诊断：右眼 ARN。给予局部点抗病毒与糖皮质激素眼药水，散瞳，静脉滴注更昔洛韦注射液 5mg/kg，每 12h 1 次，连续 4 周，玻璃体腔注射更昔洛韦 400mg/0.08mL，每周 2 次，共 3 周。3 周后再次复查房水 VZV，病毒拷贝数 $1.67×10^6$。角膜羊脂状 KP（++），玻璃体炎性混浊（++），FFA 结果显示视网膜动静脉荧光染色消退，但周边视网膜坏死范围扩大，荧光素渗漏强烈。停止玻璃体腔注射抗病毒药后 3 周发生裂孔性视网膜脱离，行玻璃体切除，硅油填充手术治疗。继续口服更昔洛韦 4 周后视网膜坏死灶消退，视网膜动脉闭塞，视神经开始萎缩（图 6-3-1）。

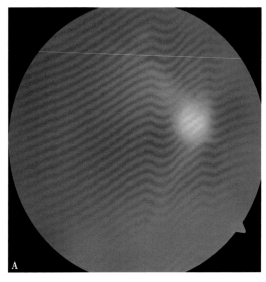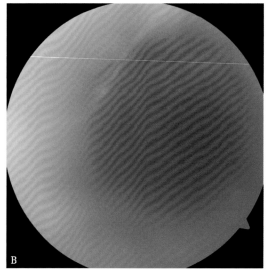

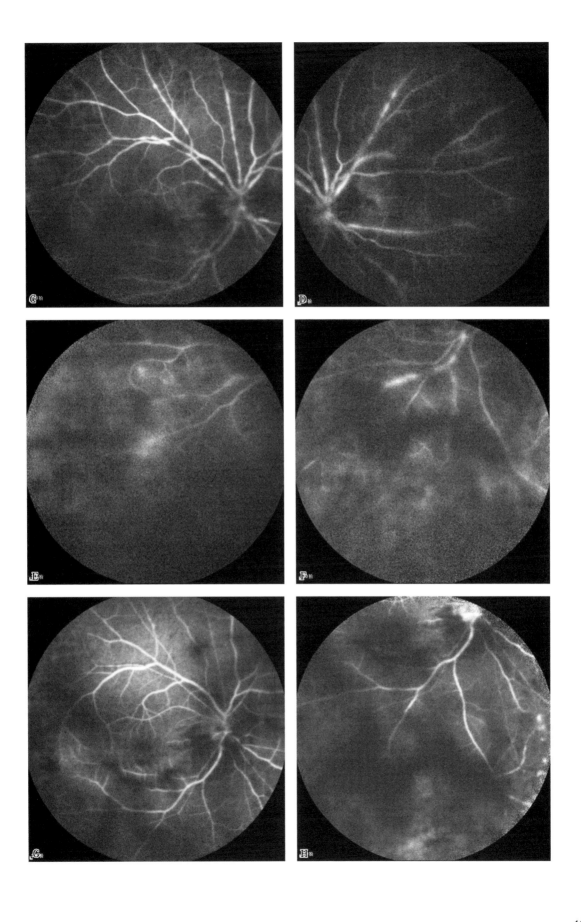

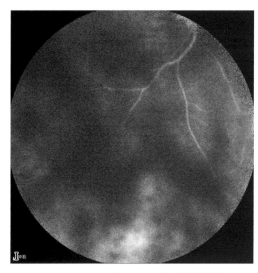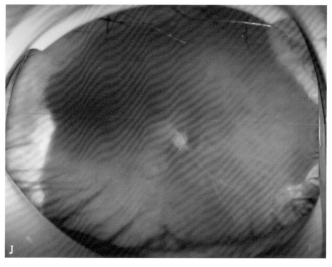

图 6-3-1　急性视网膜坏死患者眼底彩色照相、FFA、PPV 术后广角眼底照相

A. 玻璃体炎性混浊，视盘旁视网膜出血，视网膜血管闭塞；B. 颞下分支动脉闭塞，呈节段样外观；C、D. 玻璃体炎性混浊减轻，视网膜动脉节段性强荧光消退；E、F. 鼻上及下方周边视网膜荧光渗漏明显；G～I. ARN 患者玻璃体腔注射抗病毒药后的 FFA；G. 示玻璃体炎性混浊减轻，视网膜动脉节段性强荧光消退；H、I. 示鼻上及下方周边视网膜荧光渗漏明显；J. 患者玻璃体切除，硅油填充术后的 SLO 眼底照相，视盘色泽淡，视盘旁视网膜下出血吸收，视网膜动脉广泛闭塞。

图点评：ARN 患者视网膜动脉节段性炎症，FFA 显示动静脉出现"截止"样外观，由于玻璃体炎性混浊重，眼底不能窥清周边视网膜"拇指印"样坏死灶。眼内液如玻璃体液、房水的病毒核酸检测可以提供精准的诊断，同时 VZV 病毒核酸的强阳性也给我们选择抗病毒药物提供了依据。该患者玻璃体腔注射加静脉滴注更昔洛韦足量全程治疗后 VZV 病毒核酸拷贝数仍然升高，后发生了孔源性视网膜脱离，被动进行玻璃体切除手术，说明 ARN 患者内科治疗后眼内液复查病毒拷贝数不下降提示患者对此类抗病毒药耐药，此时可能是预防性玻璃体切除手术时机或选择更换其他敏感的抗病毒药物。

● **梅毒性视网膜血管炎**

梅毒性视网膜血管炎（retinal vasculitis of ocular syphilis）是眼部梅毒的表现之一，由梅毒螺旋体感染引起，通过性传播或血源性传播。眼部梅毒可累及眼球的各组织结构。

临床表现：梅毒分为先天性梅毒和获得性梅毒临床表现：梅毒分为先天性梅毒和获得性梅毒，获得性梅毒分为一期、二期、三期及潜伏期梅毒。先天性梅毒可引起多种全身异常。一期梅毒主要表现为生殖器、口腔、皮肤黏膜的硬下疳，二期梅毒出现典型皮疹、全身多器官受累损害，三期梅毒可分为皮肤黏膜梅毒瘤、心血管梅毒和神经梅毒三种类型，潜伏期梅毒患者无全身症状及体征。葡萄膜炎是眼部梅毒最常见的表现，可能发生于梅毒感染的任一时期，但最常见于二期梅毒和潜伏期梅毒患者。梅毒性葡萄膜炎患者可合并 HIV 感染，该类患者通常病情更为严重，且更易于发生神经梅毒。但在我国梅毒性葡萄膜炎患者合并 HIV 感染者相对较少。

■ **梅毒性葡萄膜炎**

可表现为肉芽肿性炎症或非肉芽肿性炎症，多数患者双眼同时或先后发病。其临床表现多样，可表现为前葡萄膜炎、中间葡萄膜炎、后葡萄膜炎或全葡萄膜炎，而后葡萄膜炎最为常见。其中，最主要的体征为玻璃体混浊、弥漫性视网膜炎、视网膜血管炎及视盘炎。在我国报道的病例中，57.7%～80% 的梅毒性葡萄膜炎患者可出现视网膜炎及视网膜血管炎的表现。视网膜动脉及静脉可同时存在不同程度的受累，同时伴有视盘炎及玻璃体混浊，在疾病的进程中出现视网膜色素上皮损害可表现为"椒盐样"眼底。

梅毒性视网膜血管炎可表现为血管闭塞同时发生在视网膜大动脉、动脉、毛细血管及节段性视网膜静脉,导致血管壁发生不可逆的变化。部分患者可能缺少明显的葡萄膜炎症或玻璃体炎症表现,与其他原因所致的缺血性视网膜病变常常难以区分。另外,有部分患者可能表现为霜样树枝状视网膜血管炎。

■ 诊断标准

梅毒性葡萄膜炎的诊断主要依据有不洁性接触史、典型的全身改变及血清学检查。对于糖皮质激素、免疫抑制剂治疗无效的视网膜炎或视网膜血管炎患者,须考虑梅毒性葡萄膜炎的可能。梅毒血清学检查包括非特异性试验和特异性试验。非特异性试验主要有性病研究实验室试验(venereal disease research laboratory,VDRL)、不加热血清反应素试验(unheated serum reagin test,USR)、快速血浆反应素试验(rapid plasma reagin,RPR)、甲苯胺红不加热试验(toludine red unheated serum test,TRUST),用于判定疾病的活动性。特异性试验主要有荧光密螺旋体抗体吸收试验(fluorescent treponemal antibody absorption test,FTA-ABS)、梅毒螺旋体血凝试验(treponema pallidum hemagglutination assay,TPHA)、梅毒螺旋体颗粒凝集试验(treponema pallidum particle agglutination,TPPA)、梅毒螺旋体酶联免疫吸附试验(treponema pallidum enzyme-linked immunosorbent assay,TP-ELISA),作为梅毒的确证试验,一旦感染则终生呈阳性。

■ 治疗建议

梅毒性眼内炎症须按神经梅毒给予治疗。治疗建议如下。

抗生素治疗:①水剂青霉素 G 1 800 万~2 400 万 U/日,静脉滴注,连用 10~14 天;或普鲁卡因青霉素 G 120 万 U,肌注,每日 2 次,联合丙磺舒 500mg,口服,每日 4 次,连用 10~14 天。②上述治疗结束后可补充苄星青霉素 G 240 万 U,肌注,每周 1 次,共 3 周。③对于青霉素过敏的患者,可给予多西环素 100mg,口服,每日 2 次;或四环素 500mg,口服,每日 4 次,共 28 天。

抗炎治疗:①对于眼前节的炎症尽早使用局部激素滴眼液及散瞳剂。②在抗生素治疗的基础上给予口服糖皮质激素治疗眼后段炎症及 Jarisch-Herxheimer 反应。

典型病例:患者,男,23 岁,主诉右眼突然视力下降 3 个月。患者 3 个月前无明显诱因突发出现右眼视力下降,中央暗影遮挡,无闪光感,无眼痛及眼球转动痛,否认头晕头痛、恶心呕吐。曾于当地医院诊断"右眼视神经炎",给予口服醋酸泼尼松片治疗无改善。患者否认全身病史。专科检查:右眼视力 0.3,矫正 0.8,左眼视力 1.0,右眼前节无异常,玻璃体轻度混浊、细胞(+),眼底视盘边界欠清、色淡红,视网膜平伏,视网膜静脉迂曲、扩张,颞侧周边部隐约见血管白鞘形成,黄斑中心凹反光未见。左眼未见异常。血液检查显示:TPPA(+)、USR 1:16、HIV(+)。诊断:右眼梅毒性后葡萄膜炎(图 6-3-2)。建议患者转至感染病医院进一步诊治。

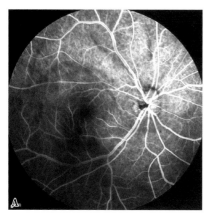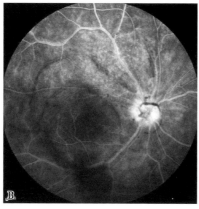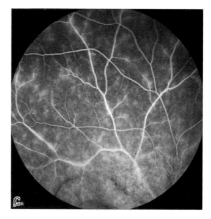

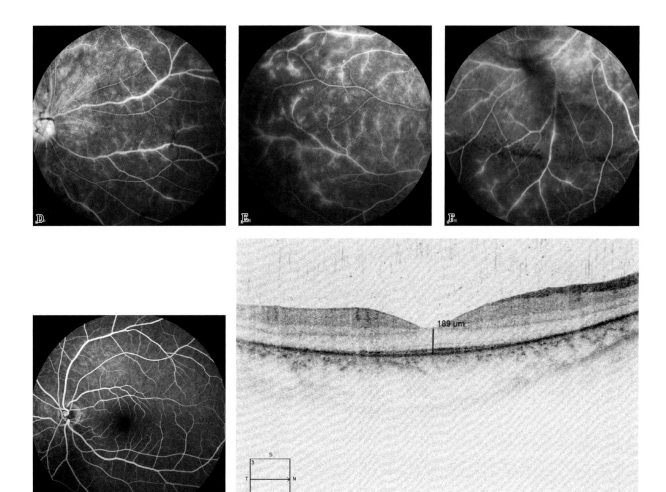

图 6-3-2 梅毒性视网膜血管炎 FFA、OCT

A～C. FFA 显示右眼视盘强荧光渗漏,颞上及鼻侧色素上皮点状损害,呈"椒盐"状外观,广泛视网膜静脉管壁染色;D～F. 周边视网膜小静脉及毛细血管扩张,荧光素渗漏,下方视网膜前细小颗粒状遮蔽荧光;G. 左眼 FFA 正常;H. 右眼 OCT 显示黄斑结构正常。

图点评:梅毒被称为"万能的模仿者"。可表现出角膜葡萄膜炎、虹膜睫状体炎、视网膜脉络膜炎、视网膜血管炎,甚至球后视神经炎等,近年来梅毒有明显增多的趋势。对于青年性葡萄膜炎患者,临床上要详细询问病史。常规做梅毒血清学检查以确定诊断。

● **结核性视网膜血管炎**

结核性视网膜血管炎(tubercular retinal vasculitis,TRV)是眼内结核的常见临床表现之一,该病由结核分枝杆菌感染引起。眼内结核是肺外结核的少见形式之一,通常发病不同时合并肺结核或其他系统性结核。根据文献报道,肺结核患者中眼部结核的比例为 1.39%～18%。

■ 临床表现

结核分枝杆菌可累及眼球内任何部位,以及巩膜、眼眶及眼附属器等。结核性葡萄膜炎主要表现为肉芽肿或非肉芽肿性前葡萄膜炎、视网膜炎和视网膜血管炎、脉络膜炎。结核性视网膜血管炎在男性患者较女性更常见,可能累及单眼或双眼,局灶性或弥漫性,累及视网膜静脉较动脉更常见。可见视网膜血管鞘样炎性浸润,通常伴有视网膜出血及合并玻璃体炎、玻璃体雪球样混浊、视神经视网膜炎、黄斑囊样水肿、视网膜血管分支静脉/动脉阻塞也比较常见。Rosen 等发现缺血性视网膜血管炎是最常见的表现,易于新生血管化,未经治疗的阻塞性视网膜血管炎可导致玻璃体积血,视盘或视网膜新生血管及牵拉性视网膜脱离,病情进一步进展可能合并虹膜或房角新生血管。在结核流行性国家,眼底表现为视网膜静脉周围炎,伴随覆盖于血管区域的恢复期或活动性脉络膜视网膜病变者,应高度怀疑视网膜结核。视网膜静脉周围炎可同时伴有其他类型的眼部结核表现,包括多灶性匐行性脉络膜炎、视神经视网膜炎、中间葡萄膜炎等。FFA 典型的表现为视网膜静脉周围炎区域内视网膜毛细血管无灌注区,也可发现视网膜及视盘新生血管形成,以及黄斑囊样水肿。

■ 诊断标准

在组织病理发现眼结核的病例中,仅 60% 结核菌素皮肤试验阳性,57% 胸片正常。结核抗酸杆菌镜检或培养虽然是诊断金标准,但其耗时、费力,且阳性率低;PCR 对早期诊断眼内结核用处大,但由于假阳性并不推荐。IFN-γ 干扰素释放试验特异性高,并快于结核菌素皮肤试验,但缺乏特异性鉴别潜伏期与活动性结核。视网膜结核的诊断主要基于临床表现及影像学检查,通过详细的临床评估排除其他类型的感染及非感染性眼内炎症,并结合结核感染的相关证据。在结核流行性国家,存在既往开放性肺结核的暴露史可提供重要支持。在临床诊断策略中,如结核菌素皮肤试验和 IFN-γ 干扰素释放试验同时检测,二者均为阳性时对眼内结核阳性预测价值更高,且两种检查结果均为阳性的患者经抗结核治疗后葡萄膜炎复发的概率减小。

■ 治疗建议

药物治疗:药物通常联合抗结核药物与糖皮质激素抗炎治疗。①抗结核药物:通常疗程至少为 6 个月,美国 FDA 推荐肺外结核治疗疗程为 9 个月,对于初始治疗反应差的患者,需要更长的治疗周期。常用药物为异烟肼、利福平、吡嗪酰胺与乙胺丁醇四种药物联合治疗 2 个月,异烟肼、利福平两种药物继续联合治疗 4～7 个月。②糖皮质激素抗炎治疗:通常为全身性给药,合并前葡萄膜炎者加用局部糖皮质激素滴眼液,严重的玻璃体炎或黄斑囊样水肿加用球旁或眼内激素注射治疗。③抗 VEGF 药物:对于黄斑囊样水肿,或视网膜/视盘新生血管给予玻璃体腔注射抗 VEGF 药物。④手术治疗:通常针对结核性视网膜血管炎所致的并发症,包括药物治疗无效的玻璃体积血、牵拉性视网膜脱离或视网膜前膜,进行玻璃体切除术。

典型病例:患者,男性,23 岁,主诉双眼视物模糊 2 年。患者 2 年前无明显诱因出现双眼视物模糊,眼前飘动黑影,无眼红眼痛。曾于当地医院行胸部 CT、结核菌素试验及结核抗体检查均为阴性,T-spot(+),诊断"双眼视网膜血管炎",给予口服糖皮质激素及反复多次激光治疗,病情欠稳定。患者否认全身病史。专科检查:双眼视力 1.0,双眼前节无异常,玻璃体轻中度混浊、细胞(+),眼底视盘边界尚可、色淡红,视网膜平伏,中周部及周边视网膜广泛激光斑。复查结核菌素试验(+)、T-spot(+)。建议患者口服糖皮质激素减量后停用,给予异烟肼、利福平两联抗结核药物治疗,患者病情稳定,未再需反复激光治疗(图 6-3-3)。

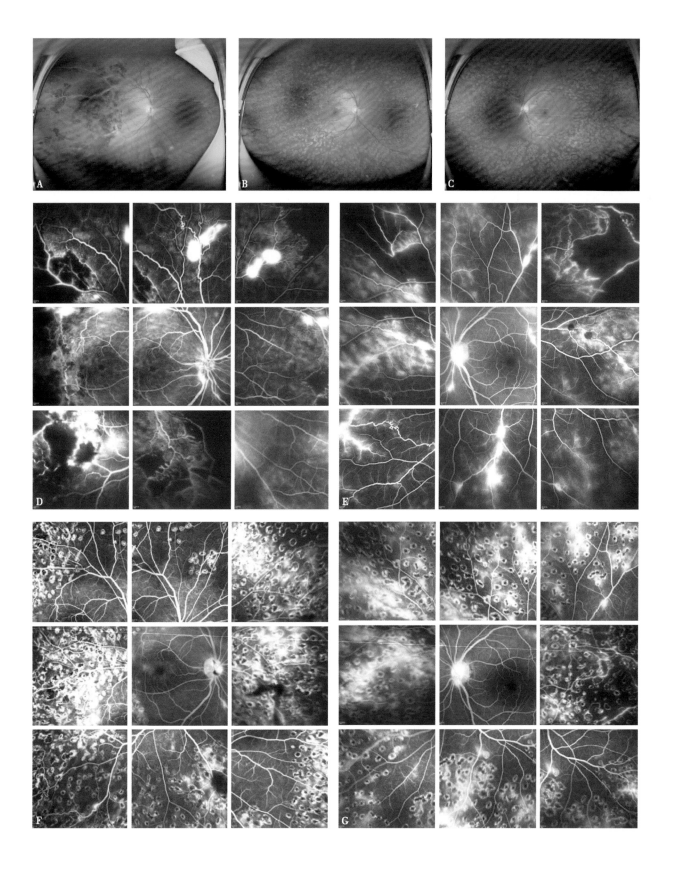

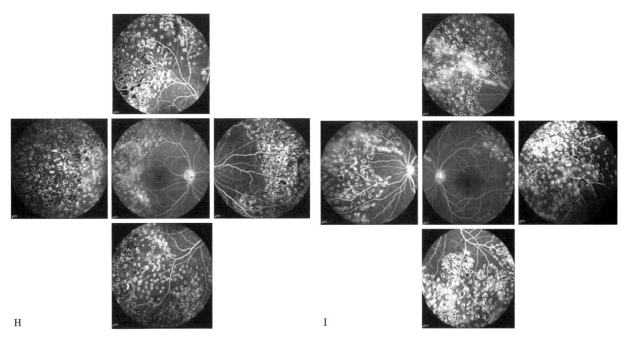

H I

图 6-3-3　结核性视网膜血管炎激光治疗前后 SLO、FFA

A. 患者初诊时右眼 SLO,可见颞侧中周部及周边视网膜大量出血灶,视网膜血管白鞘样改变;B、C. 治疗后双眼 SLO,可见视网膜广泛激光斑,出血灶吸收,血管白鞘减轻;D、E. 患者初诊时双眼 FFA,可见视盘强荧光,视网膜静脉广泛荧光素渗漏,周边大片无灌注区,新生血管形成;F、G. 给予反复视网膜激光光凝及口服糖皮质激素治疗时双眼 FFA,可见视盘强荧光,大量视网膜激光斑,多处视网膜管壁荧光素渗漏;H、I. 停用口服糖皮质激素,给予抗结核药物治疗后双眼 FFA,可见视盘强荧光改善,视网膜血管壁荧光渗漏明显减轻。

(本例病例由南昌大学附属眼科医院杜红岩医生提供)

　　图点评:该患者青年男性,双眼表现为阻塞性视网膜血管炎,全身检查除 T-spot 阳性以外,其余均无异常,考虑为潜伏性结核感染。给予反复视网膜激光光凝及口服糖皮质激素治疗,仍可见视网膜血管渗漏。经加用抗结核药物治疗,病情趋于稳定,抗结核治疗效果验证了诊断考虑。该患者治疗后的疾病转归与文献报道相符。葡萄膜炎合并隐性结核感染的患者,给予抗结核药物治疗,可减少疾病的复发。

● 猫抓病

　　猫抓病(cat-scratch disease,CSD):CSD 是指由革兰氏阴性杆菌巴尔通体感染导致的耳前淋巴结肿大,腹股沟与腋窝病变,发热,斑丘疹皮损及流感样症状的一系列表现的疾病。5%～10% 患者出现眼部受累,1%～2% 出现视神经视网膜炎的眼底病变。眼部症状常出现在感染后的 1～2 周。CSD 的诊断标准必须符合至少以下标准:临床检查必须符合至少以下四项中的三项①创伤性的猫接触病史;② CSD 抗原皮肤试验阳性;③特征性的区域淋巴结肿大;④尽可能排除其他细菌感染引起的淋巴结病变。同时血清学检查巴尔通体抗体阳性,其中血清学检查巴尔通体抗体检测具有重要意义与极高敏感性。

■ 临床表现

　　CSD 最典型的表现是视神经视网膜炎症反应。表现为视力的突然下降,单侧的视盘水肿,视盘旁浆液性脱离,黄斑星芒状渗出。多数 CSD 会出现前房炎症与玻璃体炎症。CSD 也有部分患者双眼发病,另一眼发病通常比较隐蔽,没有临床症状。

■ CSD 诊断

主要依据典型的临床特征与猫接触史。临床诊断后做血清间接荧光抗体检测,血清中巴尔通体抗体滴度为 1:64 具有阳性意义。血清巴尔通体抗体滴度检测具有 88% 灵敏度与 94% 特异度。酶链免疫法灵敏度 86%～95%。近来抽取前房水液检测并与血清检测结果比较所得出的 G-W 系数诊断特异度更高。

■ 鉴别诊断

CSD 与感染性葡萄膜炎鉴别,如梅毒性视神经视网膜炎、Lyme 病、结核性视网膜脉络膜炎、病毒性视网膜炎、组织胞浆菌病等;非感染葡萄膜炎主要与结节病视网膜病变、非动脉炎性前部缺血性视神经病变、急进性高血压视网膜病变等鉴别诊断。

■ 治疗建议

CSD 有一定的自限性,通常给予广谱抗生素治疗,如多西环素、红霉素、利福平等,口服糖皮质激素的疗效尚不肯定,对于复发的 CSD 须长期服用免疫抑制剂。

典型病例:患者男,39 岁,因左眼视物模糊 1 天来诊。主诉:左眼视物模糊,伴颞侧固定,暗影,无眼红眼痛,诉恶心、头晕,有呕吐史。既往史:2017 年 12 月因右眼视物模糊,病情进展快,曾诊断为"右眼视网膜坏死",予行"玻璃体切除 + 硅油置入术 + 曲安奈德玻璃体腔注射"。2019 年 4 月因右眼并发性白内障行"白内障摘除 + 人工晶状体植入术",硅油未取出。眼科专科检查:右眼视力:指数,左眼视力:矫正 1.0。右眼人工晶状体,玻璃体腔硅油,SLO 成像后极部视网膜色素上皮萎缩,周边视网膜下点状黄白色结节病灶。左眼视盘周围环形视网膜色素上皮萎缩,萎缩灶边缘环形浆液性视网膜神经上皮脱离,累及黄斑鼻侧。FFA 显示早期左眼视盘边缘环形弱荧光,随时间延长,视盘周围视网膜下荧光素逐渐渗漏,造影晚期呈边界清晰的环形荧光素寄存灶。ICGA 左眼视盘周围环形弱荧光灶表明盘周视网膜浆液性脱离由视神经炎症导致。OCT 显示视盘周围视网膜浆液性脱离,视网膜下见不规则斑点状炎症高反射灶。诊断:左眼视神经视网膜炎。血清与房水检测巴尔通体抗体滴度 1:64,1:256,两种标本检测均阳性。诊断:CSD 相关视网膜病变。给予利福平与多西环素治疗 6 周后左眼视盘周围视网膜浆液性神经上皮脱离平伏(图 6-3-4)。

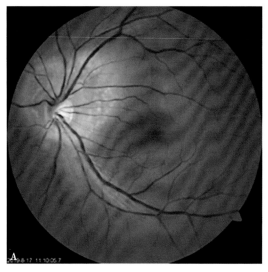
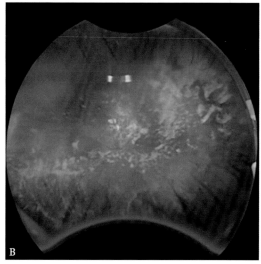

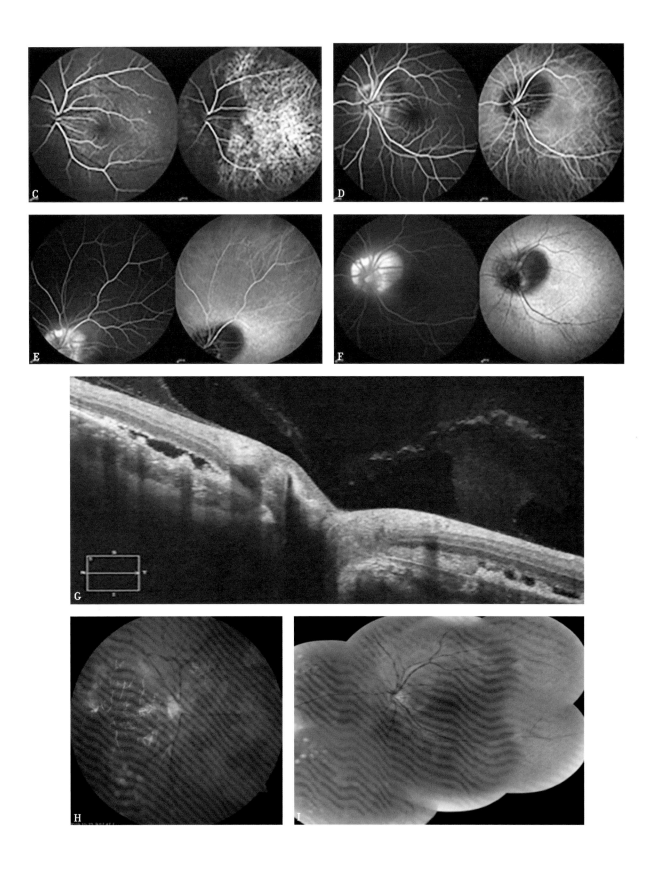

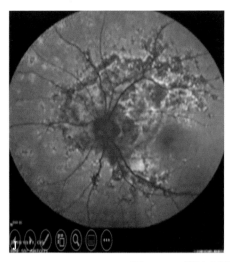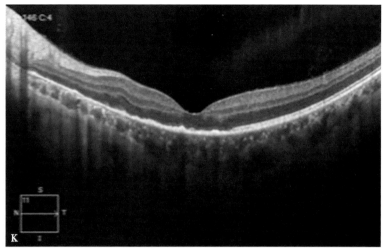

图 6-3-4 猫抓病视网膜病变患者治疗前后彩色照相、FFA、ICGA、OCT

A. 彩图显示左眼视盘旁环形视网膜浆液性脱离,脱离区边缘视网膜下圆点状黄色病灶;B. 广角眼底成像显示圆点状黄色病灶及硅油下右眼后极部广泛 RPE 萎缩,视网膜下渗出;C～F. FFA 早期左眼视盘周围环形弱荧光,随时间延长视盘旁视网膜下荧光素渗漏,晚期荧光素积存,呈边界模糊强荧光灶,ICG 显示视盘旁视网膜浆液性脱离弱荧光;G. OCT 显示视盘旁视网膜浆液性脱离,RPE 可见锥形高反射灶,与彩色眼底照相对应的视网膜下黄白色圆点病灶;H. 彩色眼底照相显示右眼后极部视网膜色素上皮广泛萎缩;I. 显示治疗 6 周后左眼视盘旁视网膜下浆液吸收,后极部视网膜下斑点状萎缩灶;J. 自发荧光显示治疗 6 周后围绕视盘环形 RPE 萎缩,无明显活动性病变;K. OCT 显示视网膜神经上皮下积液吸收,RPE 上锥形高反射病灶消退或显著缩小。

图点评:该病例特点是患者没有猫接触史,没有黄斑星芒渗出,初诊时左眼被拟诊为病毒感染的视网膜坏死。后又因患者右眼有玻璃体切除、白内障手术史,又误诊为交感性眼炎。鉴别诊断时发现患者左眼视盘旁浆液性视网膜神经上皮脱离,复习病史发现患者 2 年前右眼发病时视盘病变与左眼基本相同,进行房水与血清中巴尔通体抗体检测。检测结果显示房水与血清巴尔通体抗体滴度分别为 1:64,1:256,具有阳性意义,结合眼部体征,修正诊断 CSD。给予多西环素、利福平治疗后症状改善,视网膜浆液吸收。

第四节　特发性视网膜血管炎

● Eales 病(视网膜静脉周围炎)

■ 临床特点

以年轻人反复玻璃体积血,视网膜静脉炎症为特征。病因不完全清楚,可能为特发,也可能与结核病及结核蛋白超敏性有关。多见于亚洲男性患者,双眼多见。在诊断为 Eales 病之前,需要通过适当的实验室检查排除其他引起血管炎的疾病。为了排除白血病和其他血液系统疾病,需要全血细胞计数、红细胞沉降率(ESR)、血糖、凝血检查。胸部 CT 或胸部 X 线,以及 PPD 检查排除结核。血红蛋白电泳以排除镰状细胞性视网膜病。为了排除结节病,需要血清血管紧张素转换酶(ACE)检测和胸部 CT 检查。可能需要进行血清抗核抗体测试,以排除系统性红斑狼疮(SLE),进行性病研究实验室试验(VDRL)和梅毒螺旋体血凝试验(TPHA),排除结核。

■ 治疗建议

Eales 病的阶段决定了治疗方案，包括观察、药物治疗、激光光凝和玻璃体视网膜手术。患者的两只眼睛可能处于不同的疾病阶段，因此可能需要一种以上的治疗方式。没有活动性周围血管炎的患者应接受观察，并每 6～12 个月进行一次随访。玻璃体积血患者须每 2～6 周复查，通常在大约 6 周内消失。类固醇（全身和 / 或眼周）是炎症期治疗的一线用药。口服类固醇用于治疗双侧血管炎。Tenon 囊下注射 / 玻璃体内缓释地塞米松植入物可以作为辅助用药，尤其是当由于眼部炎症而出现黄斑水肿时。局部使用类固醇可避免全身性副作用，但有青光眼的风险。口服泼尼松龙的剂量为 1mg/kg 体重，并且在 6～8 周的时间内每周逐渐减少 5 至 10mg。在某些患者中，可能需要每天 15～20mg 的维持剂量，持续 2 个月。通常，Eales 病对糖皮质激素的反应非常好。因此，Eales 病很少需要使用环孢素和其他免疫抑制药物。对全身激素引起的副作用不可接受或对全身激素无反应的患者可能需要使用环孢素或硫唑嘌呤。在活动性血管周围炎和 PPD 试验阳性的患者中，可同时考虑口服糖皮质激素和经验性抗结核治疗（antituberculosis therapy，ATT）。但是，ATT 在 Eales 病中的作用仍有待商榷。出现毛细血管无灌注时建议进行光凝。不建议在活动性炎症期进行激光治疗，因为激光治疗后可能会加重黄斑水肿或炎症。用药物或玻璃体内类固醇注射抗炎治疗后，可进行激光光凝。玻璃体切除术适用于伴有 / 不伴有视网膜脱离的持续性玻璃体积血的病例。

典型病例：患者，女，左眼突发视力下降 2 天就诊。否认全身病史。眼部检查，视力右眼 1.0，左眼手动 /10cm，双眼前节检查未见明显异常。左眼玻璃体血性混浊，隐约可见鼻下方视网膜白色病灶。右眼隐约可见周边视网膜血管白鞘形成。FFA 检查可见下方周边部部分血管无灌注区形成伴血管瘤样扩张；左眼玻璃体积血影响成像；颞侧中周边可见部分区域无灌注区形成，周围可见微动脉瘤。考虑视网膜静脉周围炎（Eales 病）。患者全身检查未见明显异常。给予口服卵磷脂络合碘、止血药物及视网膜激光光凝术，2 周后复查左眼玻璃体积血明显吸收，视力提升至 0.8，下方仍可见陈旧玻璃体积血（图 6-4-1）。

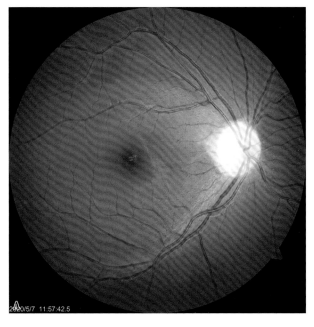

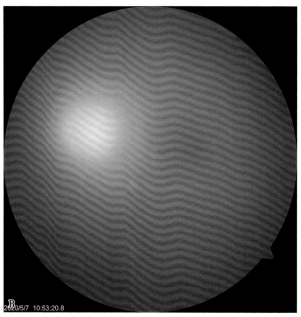

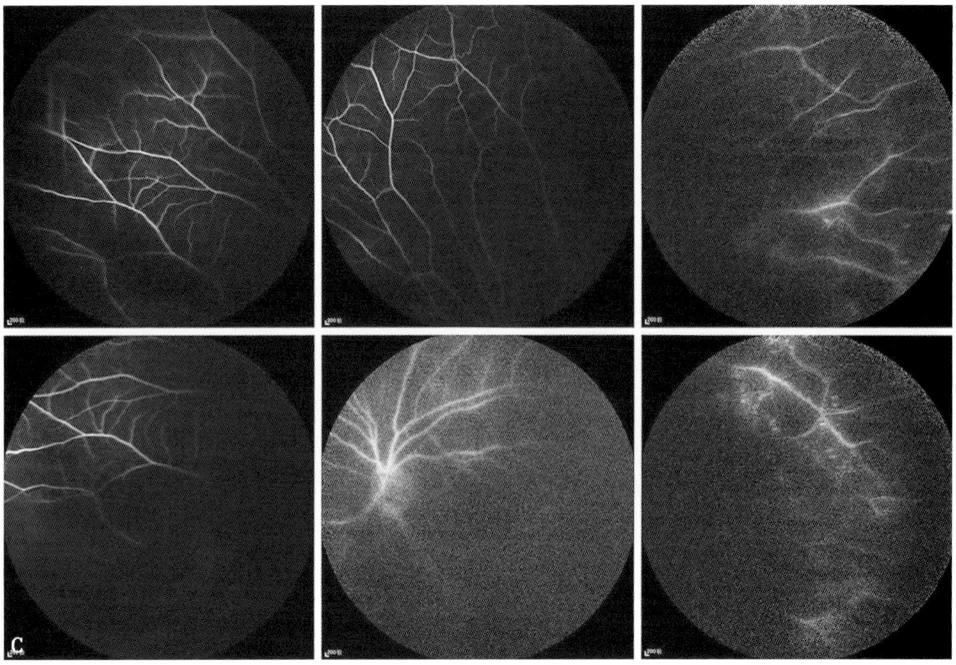
C

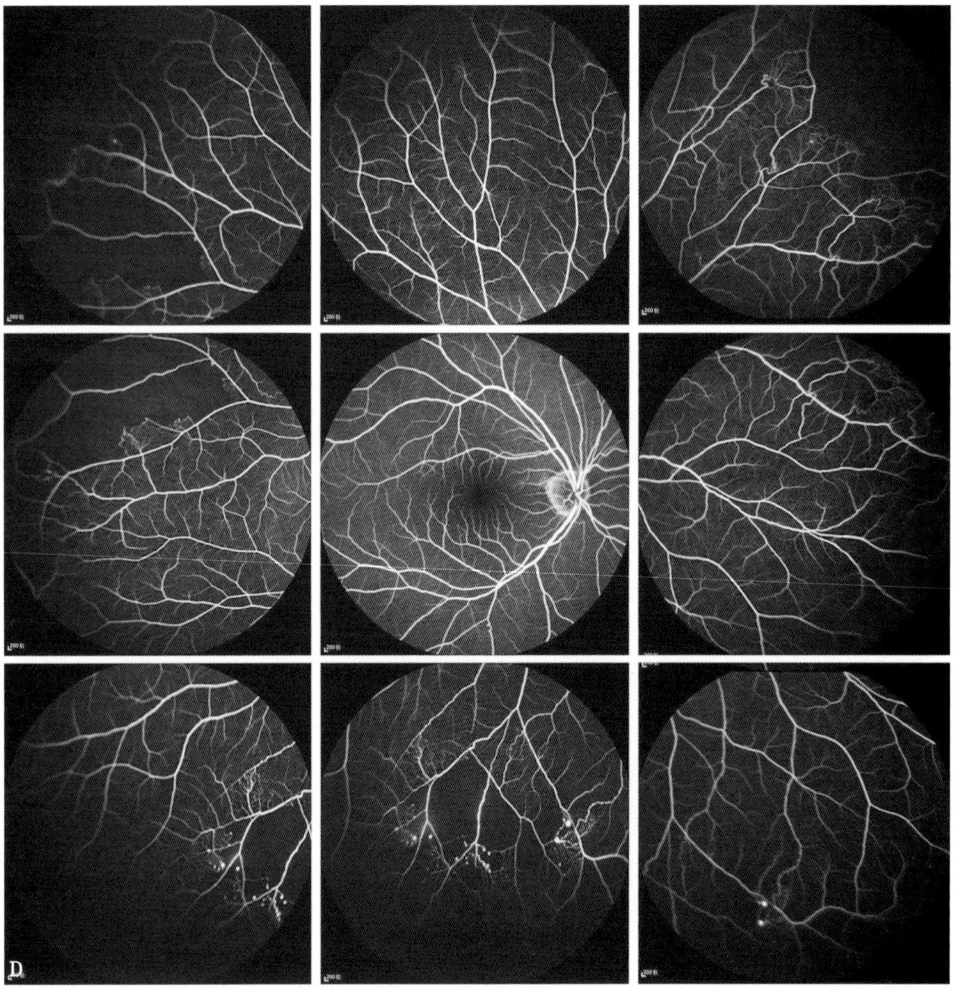
D

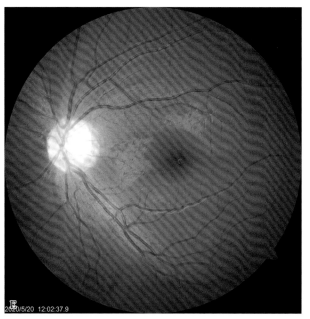
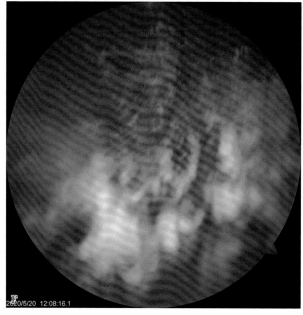

图 6-4-1　一例以玻璃体积血为首诊表现的 Eales 病患者

A. 患者后极部眼底彩照未见明显异常；B. 左眼后极部彩照隐约见视盘，余因玻璃体积血遮挡不能窥清；C. 左眼 FFA 可见颞上及颞侧中周边部分区域无灌注区形成，周围可见微动脉瘤，余区域因遮蔽荧光不能窥清；D. 右眼 FFA 可见颞上、颞下、下方、鼻下、鼻上周边部血管无灌注区形成伴血管瘤样扩张；E. 治疗 2 周后左眼底彩照后极部清晰可见；F. 下方可见陈旧玻璃体积血。

　　图点评：FFA 是诊断 Eales 病的重要工具。FFA 帮助临床医生为患者量身订制治疗方案。新生血管形成和毛细血管非灌注区域的出现提示应进行激光光凝。在随访中进行 FFA 有助于评估激光光凝的充分性。视网膜分支静脉阻塞通常发生在高血压患者中，并且阻塞的位置总是动静脉连接，同时在 Eales 病中，阻塞的位置可能位于静脉的任何位置。视网膜分支静脉阻塞（BRVO）通常见于单个象限，而 Eales 病通常会影响多个象限。Eales 病中的血管炎主要累及静脉。单眼玻璃体积血的年轻人，注意详细检查双眼眼底。超广角眼底血管造影更有助于记录、准确定量和定位无灌注区域，更好地确定疾病活动性。

● **特发性视网膜血管炎 - 动脉瘤 - 神经视网膜炎**

■ **临床表现**

　　特发性视网膜血管炎 - 动脉瘤 - 神经视网膜炎（idiopathic retinal vasculitis-aneurysms-neuroretinitis，IRVAN）是一种特殊的视网膜血管炎，以视网膜血管炎、动脉分叉处的动脉瘤扩张和神经视网膜炎为三大主要特征，除此之外，还可以出现周边视网膜广泛的毛细血管无灌注、视网膜新生血管和后极部渗出的临床表现。IVRAN 好发于中青年人，女性稍多见。

■ **临床分期**

　　Samuel 等人在 2006 年提出了 IRVAN 的分期系统：阶段 1 为大动脉瘤，渗出液，神经视网膜炎，视网膜血管炎。阶段 2 为荧光素眼底血管造影显示毛细血管无灌注区。阶段 3 为视盘或其他部位的视网膜新血管形成和 / 或玻璃体积血。阶段 4 为虹膜新生血管形成。阶段 5 为新生血管性青光眼。IRVAN 的病因尚不完全明确，有文献报道可能与颅内压增高、真菌性鼻窦炎、抗磷脂抗体综合征有关，也有报道部分患者存在 P-ANCA 水平升高、结核菌素超敏反应、高半胱氨酸升高，尽管存在这些关联，但还是建议根据具体情况进行实验室测试,不建议进行全面检查。

■ 治疗建议

目前针对 IRVAN 尚无确切有效的治疗建议。抗 VEGF 药物及糖皮质激素药物玻璃体腔注射可以用于治疗黄斑水肿。激素的口服可能可以减轻炎症,但效果并不完全确切。有研究报道部分学者使用硫唑嘌呤或生物制剂可以减轻炎症。当周边视网膜出现广泛无灌注时应采取及时的视网膜激光光凝术。出现玻璃体积血超过 1～2 个月、严重的玻璃体积血、牵拉性视网膜脱离时,可采取 PPV 手术治疗。

典型病例:患者,女,29 岁,双眼视力下降伴左眼前黑影飘动 5 个月。2015 年类似病史,诊断为"视网膜血管炎""视神经炎",全身检查无异常发现,治疗 1 年(口服激素,局部激光治疗)后病情稳定。本次眼部检查:裸眼视力,右眼 0.5,左眼 0.4,矫正视力右眼 −0.25×35° DC 无提高,左眼 −0.75×160° DC 无提高。双眼结膜无充血,角膜透明,前房深浅可,房水闪辉(−),房水细胞(−),晶状体透明,双眼玻璃体混浊。眼底双眼可见视盘前增殖膜,左眼为重,双眼视盘旁及黄斑区渗出(图 6-4-2)。治疗建议行抗 VEGF 药物玻璃体腔注射及激光光凝治疗。

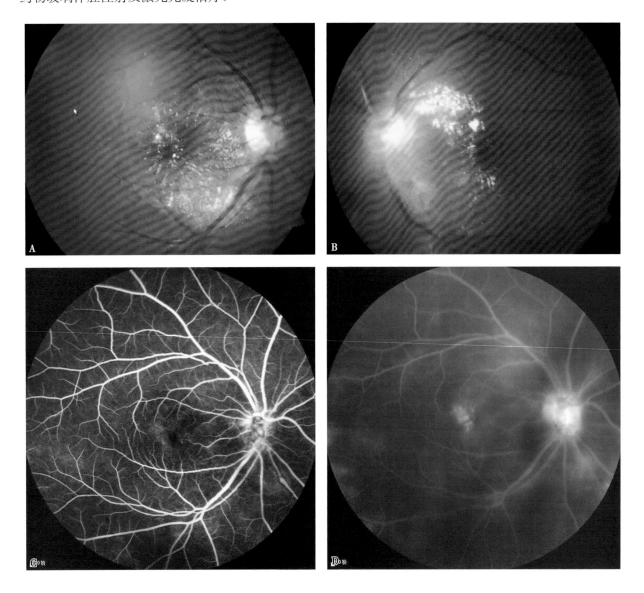

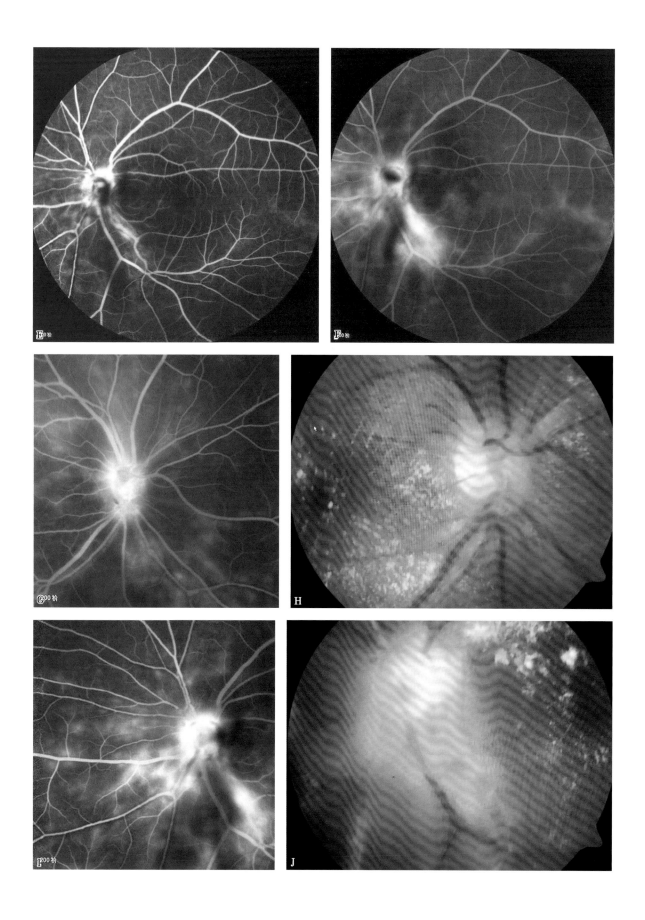

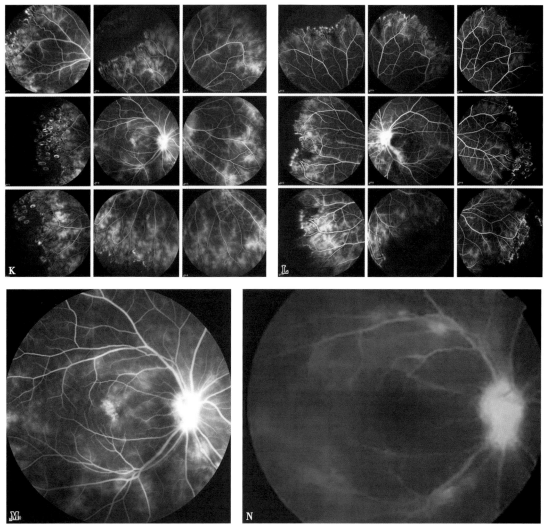

图 6-4-2　一例双眼 IRVAN

A、B. 双眼可见视盘前增殖膜，左眼为重，双眼视盘旁及黄斑区渗出；C～F. FFA 可见早期视盘前增殖膜所致遮蔽荧光，晚期可见视盘呈强荧光，边界不清，后极部弥漫性染料渗漏积存，C、D 为右眼，E、F 为左眼；G～J. 血管瘤的 FFA 及彩照表现；G、H 示右眼视盘鼻下可见血管瘤样扩张；I、J. 示左眼视盘下方可见几处血管瘤样扩张，均呈 Y 形；K、L. FFA 图像，注意周边的无灌注区，各象限周边视网膜血管迂曲，毛细血管扩张伴瘤样膨大，周边大片无灌注区，K 为右眼，L 为左眼；M、N. 该例患者 5 年随访情况，同一位患者 5 年前后的 FFA 图比较（M 为 5 年后，N 为 5 年前），隐约可见颞上血管弓处的动脉瘤在 5 年后已消退。

　　图点评：年轻人双眼对称的后极部渗出，尤其是在视盘旁时，需要考虑 IRVAN 的可能。该患者视盘表面有纤维增殖，造影期间可见部分呈遮蔽荧光，晚期部分增殖条索染色，注意和视盘新生血管相鉴别。IRVAN 的一个重要特点为动脉瘤，主要位于视网膜动脉主要分支或视盘附近，通常具有三角形或 Y 形形态。各象限周边的毛细血管广泛无灌注区是 IRVAN 的一个 FFA 特点。当有视网膜血管炎的患者，如果注意到有动脉瘤样扩张的表现，需要警惕是否为 IRVAN。另外，动脉瘤可能为游走性的。IRVAN 病因不明，病程可能长期稳定，也可以快速进展。

● 特发性霜样树枝状视网膜血管炎

■ 临床特点

霜样树枝状视网膜血管炎（frosted branch angiitis，FBA）是一种少见的葡萄膜炎，其特征性改变为视网膜血管旁的广泛渗出，类似树枝挂满冰霜。目前全世界总共报道 70 余例。1976 年 Ito 报道了第 1 例霜样树枝状视网膜血管炎。发病年龄 11 个月至 69 岁，女性患病人数多于男性。FBA 多为亚急性起病，眼底动静脉均可受累，但静脉受累更为常见。除了其形如霜枝的眼底血管改变，FBA 还可伴有轻重程度不一的眼前节炎性反应、玻璃体炎性细胞及混浊。瞳孔多呈中等程度大小，少部分患者可有相对性瞳孔传入阻滞。在一些患者中，还可观察到视网膜水肿、黄斑部浆液性神经上皮脱离、视盘水肿、视网膜出血等表现。Kleiner 将该病分为三类。第一类是霜枝样眼底表现，指白血病、淋巴瘤的患者可出现的一种眼底表现，血管周围类似炎性渗出的"假"白鞘，是巨噬细胞对血管壁的浸润而并非炎性过程引起的表现。第二类是霜枝样反应，也叫继发性霜样树枝状视网膜血管炎，是继发于全身或局部免疫疾病或感染疾病。能引起这一类型的病因非常多，有感染、全身免疫疾病等。第三类是特发性霜样树枝状视网膜血管炎。这类患者中部分有发热、上呼吸道感染等前驱症状，但全身检查未见明显异常，故归类为特发性。实际上前驱发热、感冒等病史是可以引起机体炎性反应，故这一类 FBA 的发病机制假说是对微生物抗原的超敏反应。

■ 治疗建议

对于霜枝样眼底表现或霜枝样反应的患者，主要针对原发病进行治疗。特发性霜样树枝状视网膜血管炎可考虑全身激素治疗。

典型病例：患者，女，19 岁，主诉"双眼视力下降 2 周"入院。入院前 14 天发热病史。入院检查：最佳矫正视力，右眼 0.2，左眼 0.3，双眼眼前节阴性，玻璃体可见少许炎性细胞，眼底视盘水肿，边界不清，视网膜水肿，静脉管壁周围可见白色渗出物，黄斑光反射不清。行 FFA 检查示造影晚期广泛的静脉荧光素渗漏，视盘呈强荧光。黄斑 OCT 示双眼黄斑视网膜水肿、增厚，呈浆液性神经上皮脱离。双眼视盘 OCT 示视盘周围视网膜水肿、增厚，视盘水肿。视野检查示 $10°\sim25°$ 范围内不规则暗区。诊断：双眼霜样树枝状视网膜血管炎。全身查体未见明显异常。实验室检查：血常规白细胞 10.39×10^9/L，红细胞沉降率（血沉）24mm/h，肝肾功、抗链球菌溶血素定量、类风湿因子均在正常范围，弓形虫 IgM 抗体、巨细胞病毒抗体、单纯疱疹病毒Ⅰ型和Ⅱ型抗体、肺炎支原体抗体、丙肝抗体、梅毒抗体均为阴性。总胆固醇 5.47mmol/L。考虑为特发型。由于患者眼底水肿重，黄斑区视网膜出现较重的浆液性神经上皮脱离，给予甲泼尼龙 500mg 静脉滴注 3 天，后改为泼尼松 50mg 口服并逐渐减量，全身同时给予抗生素、营养支持治疗。3 天后，患者视网膜水肿较前减轻，11 天后，眼病检查，视力右眼 0.5、左眼 0.5，双眼前节未见明显异常，眼底可见水肿减轻，复查造影静脉荧光素渗漏基本消退，黄斑 OCT 示视网膜复位，水肿明显消退。随诊 3 个月，患者病情稳定（图 6-4-3）。

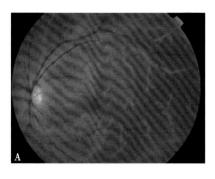
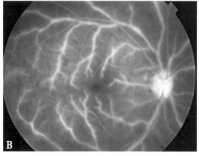
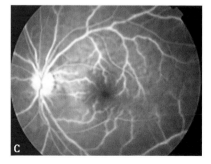

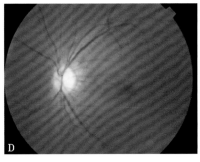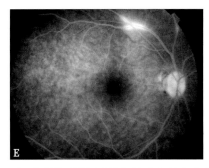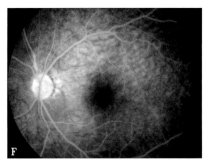

图 6-4-3　一例特发性霜样树枝状视网膜血管炎患者眼底表现

A. 患者入院时左眼底彩色照相，视网膜静脉周围白鞘明显；B，C. 患者入院时双眼 FFA 造影晚期像，静脉管壁着染，渗漏，视盘强荧光；D. 治疗 11 天患者左眼底彩色照相，视网膜静脉霜枝样改变基本消失；E、F. 治疗 11 天患者双眼 FFA 造影晚期像，双眼静脉管壁着染、渗漏基本消退，右眼颞上分支血管残存部分荧光素渗漏。

（该病例由永州爱尔眼科医院黄立医生提供）

　　图点评：该病为一种特殊的视网膜血管炎，以其特征性的眼底改变而命名，发病时视网膜动静脉周围的白色渗出围绕血管形成白鞘，形如挂满冰霜的树枝。大部分特发性患者预后良好，很少复发，而合并全身或局部其他疾病的患者病情恢复取决于病因的控制程度。

（蒋丽琼　吉宇莹　陈青山）

参 考 文 献

1. SHULMAN S，KRAMER M，AMER R，et al. Characteristics and long-term outcome of patients with noninfectious retinal vasculitis. Retina，2015，35（12）：2633-2640.

2. 杨培增. 葡萄膜炎诊治概要. 北京：人民卫生出版社，2016.

3. 王文吉. 视网膜血管炎. 中国眼耳鼻喉科杂志，2014，14（2）：69-73.

4. KU J H，ALI A，SUHLER E B，et al. Characteristics and visual outcome of patients with retinal vasculitis. Archives of Ophthalmology，2012，130（10）：1261-1266.

5. TURSEN U. Pathophysiology of the Behçet's Disease. Pathology Research International，2012，2012：493015-493015.

6. WONG R，GUPTA B，STANFORD M R，et al. Intravitreal bevacizumab to facilitate vitrectomy in idiopathic ischaemic retinal vasculitis. International Ophthalmology，2010，30（4）：415-419.

7. SHARMA P K，MARKOV G T，BAJWA A，et al. Long-term efficacy of systemic infliximab in recalcitrant retinal Vasculitis. Retina，2015，35（12）：2641-2646.

8. MUTHIAH M N，MICHAELIDES M，CHILD C S，et al. Acute retinal necrosis：a national population-based study to assess the incidence，methods of diagnosis，treatment strategies and outcomes in the UK. British Journal of Ophthalmology，2007，91（11）：1452-1455.

9. WINTERHALTER S，STUEBIGER N，MAIER A K，et al. Acute retinal necrosis：diagnostic and treatment strategies in Germany. Ocular Immunology & Inflammation，2016，24（5）：537-543.

10. YOERUEK E，SZURMAN P，TATAR O，et al. Anterior ischemic optic neuropathy due to giant cell arteritis with normal inflammatory markers. Graefes Archive for Clinical & Experimental Ophthalmology，2008，246（6）：913-915.

11. YANG P，ZHANGN N，LI F，et al. Ocular manifestations of syphilitic uveitis in Chinese patients. Retina，2012，32（9）：

1906-1914.

12. GUNASEKERAN D V，AGRAWAL R，AGARWAL A，et al. The collaborative ocular tuberculosis study（cots）-1：a multinational review of 251 patients with tubercular retinal vasculitis. Retina，2019，39（8）：1623-1630.

13. AGRAWAL R，TESTI I，MAHAJAN S，et al. The collaborative ocular tuberculosis study（COTS）consensus（CON）group meeting proceedings. Ocul Immunol Inflammation，2020，28（sup1）：85-95.

14. ROSENBAUM J T，SIBLEY C H，LIN P. Retinal vasculitis. Current Opinion in Rheumatology，2016. 28（3）：228-235.

15. CUNNINGHAM E T，ZIERHUT M. Retinal vasculitis. Ocular Immunology and Inflammation，2020，28（8）：1159-1162.

16. AGARWA L A，AFRIDI R，AGRAWAL R，et al. Multimodal imaging in retinal vasculitis. Ocular Immunology and Inflammation，2017，25（3）：424-433.

17. DATOO O'KEEFE G A，RAO N. Retinal vasculitis：a framework and proposal for a classification system. Survey of Ophthalmology，2021，66（1）：54-67.

18. KUMAR V P，CHANDRA P，KUMAR A. Ultra-wide field angiography in the management of Eales disease. Indian Journal of Ophthalmology，2016，64（7）：504-507.

19. AGARWAL A A K，SHARMA R，BISWAS J. Role of ultra-widefield imaging in Eales' disease：a case series. Ocular Immunology and Inflammation，2020，28（8）：1187-1191.

20. ZHANG Y，TIANCONG C，GE G，et al. Extensive dynamics of aneurysms and long-term prognosis in IRVAN syndrome：a case series. Ocular Immunology and Inflammation，2020，29（9）：1-5.

21. BAJGAI P，DEEKSHA K，MANGAT R D. Idiopathic retinal vasculitis，aneurysms，and neuroretinitis（IRVAN）syndrome：clinical perspectives. Clinical ophthalmology（Auckland，N.Z.），2017，11：1805-1817.

22. KUMAWAT D. KUMAR V. Resolution of arterial aneurysms in idiopathic retinal vasculitis，aneurysms and neuroretinitis：a case report and review of literature. International Ophthalmology，2019，39（5）：1155-1161.

23. GIANI A，SABELLA P，EANDI C M，et al. Spectral-domain optical coherence tomography findings in a case of frosted retinal branch angiitis. Eye（Lond），2010，24（5）：943-944.

24. MALEKI S J，DOURANDISH M，HOSSEINI S M. Primary idiopathic frosted branch angiitis. J Ophthalmic Vis Res，2020，15（3）：424-427.

第七章

先天性视网膜血管异常

第一节　视网膜血管先天发育异常性疾病

■ 概述

先天性视网膜血管异常是视网膜血管的先天性发育异常,视网膜动脉和静脉均可发生。此组疾病类型包括眼部独立病变和全身综合征型。变异包括遗传和非遗传的变异。变异包括血管数量、形态、走行、双眼对称性等。疾病包括先天性视网膜粗大血管、先天性视网膜血管迂曲(包括小动脉和小静脉)、先天性视网膜动静脉交通、先天性视盘及视网膜前血管襻等。该类疾病人群发病率不高,许多小的视网膜血管变异较常见,通常不会引起视力损害,临床不易检出,但有些视网膜血管变异如先天性视网膜粗大血管、先天性视网膜血管迂曲、先天性视网膜血管异常走行、先天性视盘血管襻等,在举重、剧烈运动、排便、咳嗽或呕吐时可诱发自发性视网膜出血,引起视力损害。

第二节　先天性视网膜血管迂曲

先天性视网膜血管迂曲是先天性视网膜血管异常的一种类型,是视网膜血管发育异常所致。可发生于各级血管或整体血管,依据迂曲血管类型分为先天性视网膜动脉迂曲和先天性视网膜静脉迂曲。其血管迂曲的形态、部位及相关眼底表现均和继发性视网膜血管迂曲有着本质区别。先天性视网膜血管迂曲临床较为少见,很大一部分原因是没有症状。出现症状者多因后极部的视网膜出血引起视力突然下降。出血可能由于血管受到外力而引起,从而引起视力的减退。

典型病例:患者女性,66岁,左眼眼前黑影2周就诊。患者散瞳后见晶状体周边缺损。眼底检查见左眼黄斑中心凹颞下1.5PD大小的视网膜前出血,右眼黄斑中心凹颞上1/3PD大小的视网膜前出血。双眼视网膜动静脉血管3级后小血管走行迂曲。FFA示视网膜小血管迂曲非常明显,管壁无渗漏,无任何明显的血管损害。出血区遮蔽荧光(图7-2-1)。诊断:双眼先天性视网膜血管迂曲。

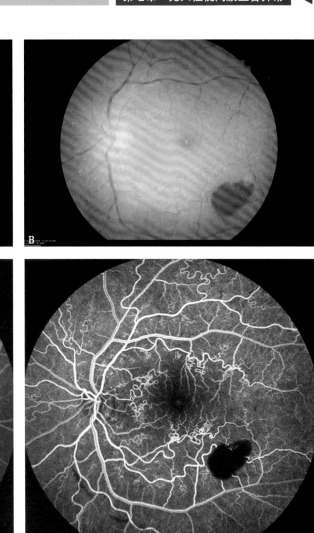

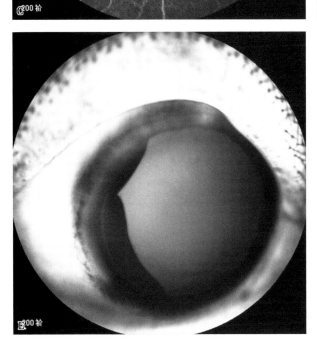

图 7-2-1 先天性视网膜血管迂曲患者眼底彩色照相、FFA
A、B. 先天性视网膜血管迂曲患者的眼底彩色照相,视网膜动脉血管走行迂曲,静脉大血管走行尚可,小分支静脉血管走行迂曲,散在片状视网膜前出血;C、D. FFA 静脉期视网膜可见出血性遮蔽荧光,视网膜动静脉血管走行迂曲,未见动静脉管壁染色,无毛细血管扩张渗漏;E. 先天性视网膜血管迂曲患者的晶状体照,散瞳后见晶状体周边缺损。

图点评：先天性视网膜血管迂曲临床少见，很大一部分原因是没有症状。出现症状者多因后极部的视网膜出血引起视力突然下降。出血可能由于自发性或轻微外伤或因剧烈运动而引起，从而引起视力的减退。视网膜出血常于短期内自行吸收，无须治疗，视力完全恢复正常。

第三节　视盘及视网膜前血管襻

视盘及视网膜前血管襻（prepapillary and preretinal vascular loops，PRVL）是一种发生在视盘或其附近视网膜血管系统的先天性畸形。视网膜动脉和静脉均可发生。严重扭曲的 PRVL 可造成血液循环障碍和视网膜出血，引起视力下降。

典型病例：患者，男，33 岁，右眼视物不清 3 个月就诊。眼前节、玻璃体检查均未见明显异常。眼底检查见右眼视盘边界不清，视盘旁血管襻状迂曲，视网膜血管迂曲扩张，黄斑区视网膜水肿。左眼视盘边界不清，视盘旁血管襻状迂曲。FFA 示右眼视盘旁血管襻，视网膜血管充盈迟缓，局部血管渗漏、染色。晚期黄斑区荧光渗漏。OCT 示右眼视网膜前见一高反射带，视网膜增厚、层间囊腔（图 7-3-1）。诊断：双眼视盘及视网膜前血管襻。

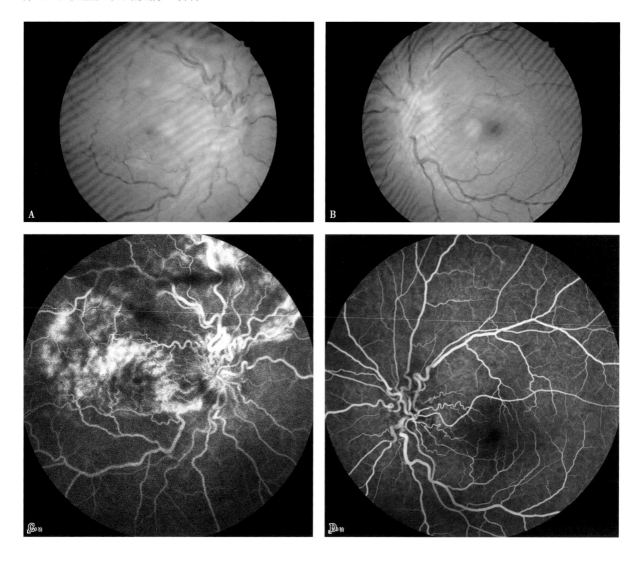

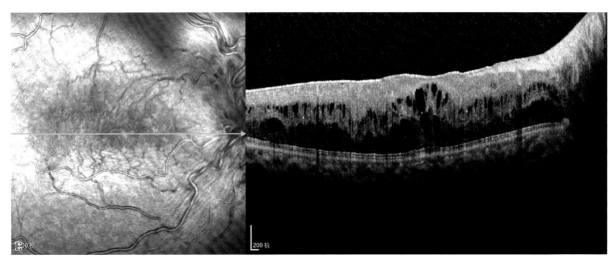

图7-3-1　PRVL眼底彩色照相、FFA、OCT

A、B. 视盘及视网膜前血管襻患者的眼底彩色照相：右眼视盘边界不清，视网膜血管走行迂曲，视盘上缘处动静脉血管扭曲成襻状；左眼视盘边界不清，视盘处动静脉血管扭曲成襻状；C、D. FFA显示：右眼视盘边界模糊，上半侧血管扩张渗漏，视盘表面见异常曲折血管、未见明显荧光素渗漏；左眼视盘表面血管襻未见荧光素渗漏；E. 视盘及视网膜前血管襻患者的OCT示黄斑区视网膜增厚伴视网膜前膜、囊样水肿。

　　图点评：PRVL临床少见，很大一部分原因是没有症状。严重扭曲的PRVL可造成血液循环障碍和视网膜出血，引起视力下降。

第四节　先天性视网膜大血管

　　先天性视网膜大血管（congenital retinal macrovessel，CRM）是一种先天性视网膜较粗大、跨过黄斑水平线的血管。Mauthner于1869年首先报道了较大异常视网膜血管穿过黄斑。这些畸形大部分是静脉，单眼，无症状，并偶然被发现，很少会出现并发症，导致视力下降。并发症包括黄斑囊样水肿、黄斑出血、黄斑区浆液性脱离、视网膜分支动脉阻塞和其他血管异常等。

　　典型病例：患者，男，30岁，因左眼视力下降就诊。眼底彩照和FFA显示左眼中心性浆液性脉络膜视网膜病变，右眼先天性视网膜大血管（图7-4-1）。诊断：右眼先天性视网膜大血管。

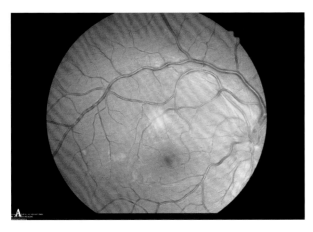
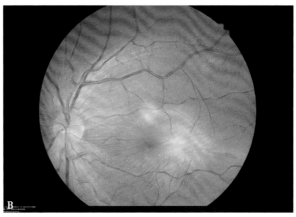

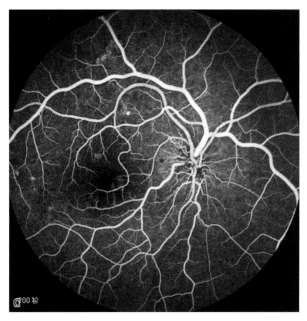
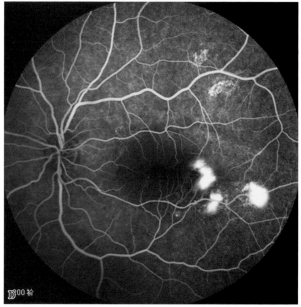
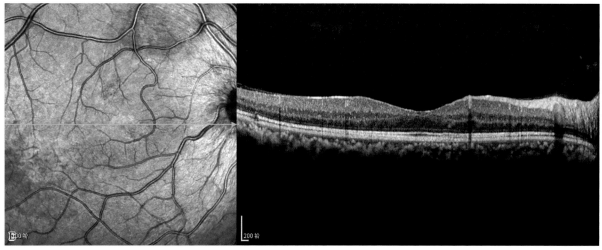

图 7-4-1 先天性视网膜大血管

A、B. 先天性视网膜大血管患者的眼底彩色照相：右眼视盘上方动、静脉血管管径粗大，较粗大的动脉跨过黄斑水平线；左眼黄斑颞侧水肿、黄色渗出；C、D. 先天性视网膜大血管患者的 FFA：右眼视盘上方动、静脉血管管径粗大，颞上动脉分支跨过水平缝线；左眼视网膜黄斑颞侧多灶荧光渗漏；E. 先天性视网膜大血管患者的 OCT，跨过水平缝线的动脉血管在视网膜内层呈高反射影。

图点评：先天性视网膜大血管一般为单眼，无症状，并偶然被发现。很少会出现并发症，导致视力下降。

第五节　牵牛花综合征

牵牛花综合征（morning glory syndrome，MGS）是一种视盘发育异常的先天性疾病，又称牵牛花视盘发育异常（morning glory disc anomaly，MGDA）。Kindler 于 1970 年根据其典型的眼底形态特征似一朵盛开的牵牛花而予以命名。本病在临床上并不多见，确切的形成机制尚不清楚。MGDA 的视盘表面具有胶质簇附着，视网膜血管以放射状从扩大的后巩膜开口爬出，并导致不同程度的乳头状色素沉着。

MGDA 爬出视盘的血管较多，走行平行，很少分支，管径较细，动脉和静脉在临床上难以区分。MGDA 中异常的视网膜血管形态特征有助于将其与其他视盘畸形区分开来。MGDA 患者常由于斜视就诊，MGDA 在男性和女性中均等发生。

典型病例：患者，女，9 岁，左眼自幼视力差，左眼视物不清 7 天就诊。眼前节、玻璃体检查均未见明显异常。眼底检查见左眼视盘表面被黄白色胶质簇附着，视网膜血管以放射状从扩大的后巩膜开口爬出，爬出视盘的血管超过 20 支，走行平行，管径较细，动脉和静脉难以区分。盘周视网膜及下方视网膜呈灰白色隆起，波及黄斑（图 7-5-1）。诊断：左眼牵牛花综合征。

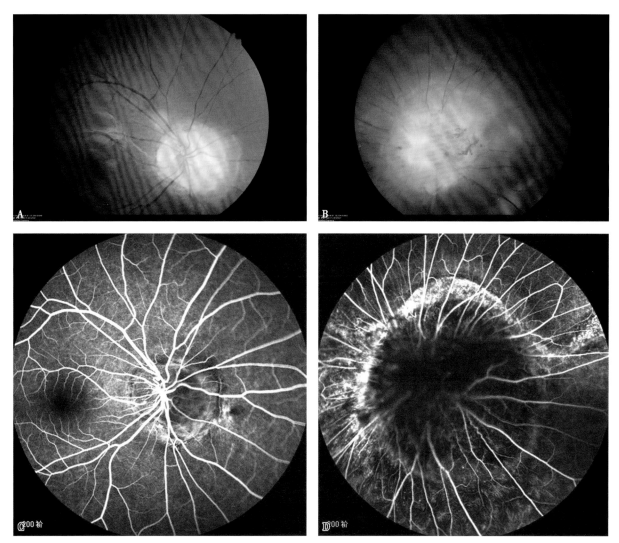

图 7-5-1　牵牛花综合征患者眼底彩色照相、FFA

A、B. 牵牛花综合征患者的眼底彩色照相：右眼视盘较大，视盘鼻侧组织缺损，鼻侧边缘见脊状隆起；左眼视盘较大，边界不清，盘周环绕脊状隆起，血管较多，走行平行，很少分支，管径较细，动脉和静脉很难区分；C、D. 牵牛花综合征患者的 FFA：右眼 FFA 示视盘鼻侧组织缺损呈漏斗形凹陷，盘缘伴有环状强荧光染色；左眼 FFA 示视盘大，动、静脉不易分辨，血管分支较多，走行呈放射状。

　　图点评：MGS 是一种较罕见的视盘先天性发育异常，多单眼发病，视力差，治疗效果较差。国内文献中，MGS 和盘周葡萄肿经常相混淆。盘周葡萄肿患者盘周组织向后凹陷形成葡萄肿，血管自视盘发出，动静脉数目及管径以及于视网膜中的走行、分布基本正常。患者未合并并发症者，矫正视力一般较好。

第六节 先天性视网膜动静脉畸形

先天性视网膜动静脉畸形（congenital retinal arteriovenous malformations）是一种发生在视网膜动脉与静脉之间直接吻合的血管异常。国内眼科医生常用视网膜蔓状血管瘤（retinal racemose hemangioma）这一名词，并非视网膜肿瘤，而是先天性血管畸形。

典型病例：患者男性，44 岁，患者 10 余年前曾右眼眼底出血，3 年前右眼视力突然下降，以右眼玻璃体积血住院，行玻璃体切除术，诊断为右眼视网膜蔓状血管瘤，右眼视网膜分支静脉阻塞。1 年前再次右眼玻璃体积血，行玻璃体切除＋硅油填充术（图 7-6-1）。诊断：右眼先天性视网膜动静脉畸形。

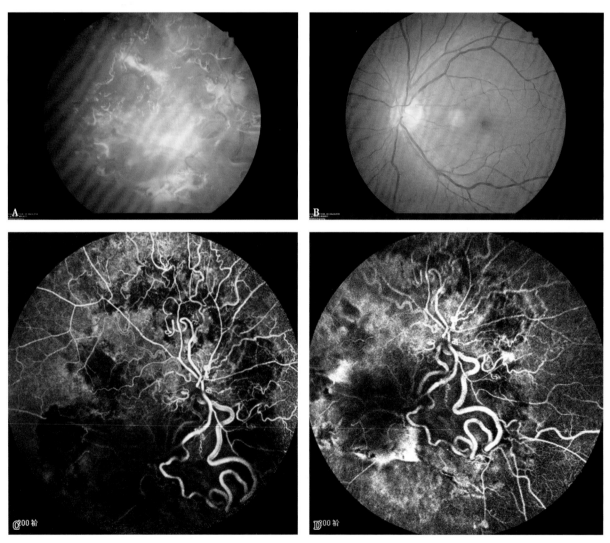

图 7-6-1 先天性视网膜动静脉畸形眼底彩色照相、FFA

A、B. 先天性视网膜动静脉畸形患者的眼底彩色照相：右眼视网膜伴有增殖膜形成，血管走行迂曲，下半侧血管粗大；左眼正常眼底像；C、D. 先天性视网膜动静脉畸形患者的 FFA：示视网膜血管走行迂曲，从视盘发出粗大动脉迅速充盈并经过粗大静脉回流到视盘处。

图点评：多数患者无并发症，一般无自觉症状。少数患者由于动静脉直接交通，血流动力学异常，可发生视网膜静脉阻塞、玻璃体积血等并发症。

第七节　家族性渗出性玻璃体视网膜病变

家族性渗出性玻璃体视网膜病变（familial exudative vitreoretinopathy，FEVR）是一组遗传性视网膜血管发育异常疾病，表现为周边视网膜血管形成、视网膜血管分化不完全或畸形，由 Criswick 等于 1969 年首次报道。FEVR 临床表现多样，轻者通常无症状，仅表现为周边血管异常，晚期病例眼部表现复杂且视功能损伤较重，患者双眼表现大多不对称。FEVR 患者无早产、低体重及吸氧史。

典型病例： 患者，女，34 岁，因左眼视力下降就诊。眼前节、玻璃体检查均未见明显异常。眼底检查见视盘发出的血管较多，血管细，走行直。FFA 示血管多，血管细，走行直，分支多，周边血管呈毛刷样。对患者行周边视网膜光凝治疗，1 年后，左眼玻璃体积血，住院手术（图 7-7-1）。诊断：双眼家族性渗出性玻璃体视网膜病变。

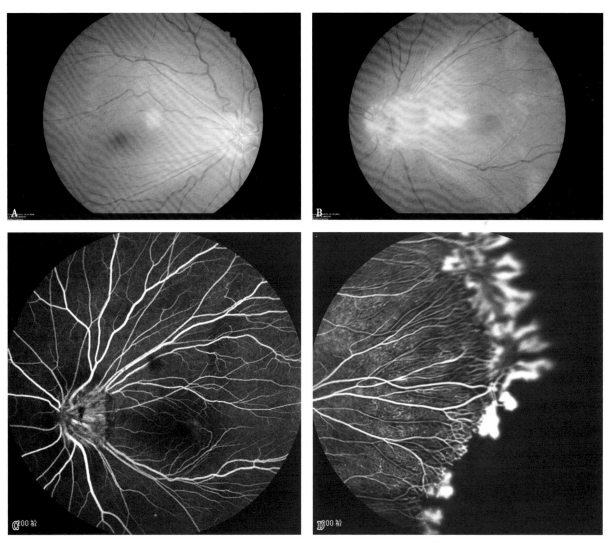

图 7-7-1　FEVR 眼底彩色照相、FFA

A、B. 家族性渗出性玻璃体视网膜病变患者的眼底彩色照相，可见视网膜颞上、颞下血管弓夹角变锐，血管分支较多，呈视盘拖拽样改变；C、D. FFA 显示视网膜血管细，走行直，分支多，周边血管呈毛刷样，末端吻合，其外大片无灌注区形成并伴有新生血管性强荧光。

图点评：FEVR临床表现多样，轻者可无临床症状，重者可出现视网膜周边无灌注区、新生血管形成、视网膜渗出、玻璃体积血、视网膜褶皱、视网膜脱离等。FFA检查能发现早期无症状者。

第八节 Coats 病

Coats病是一组以视网膜毛细血管和微血管异常扩张为特征，并常伴有视网膜内或视网膜下脂质渗出，甚至发生渗出性视网膜脱离的外层渗出性视网膜病变。该病好发于婴幼儿或青少年男性，多单眼发病。成年期诊断的Coats病较少见。青少年Coats病常表现为发病时间早、黄斑病变重、病程长及视力预后差。

典型病例1： 患者，男，63岁，左眼视物不清3个月就诊。眼前节、玻璃体检查均未见明显异常。眼底检查见左眼视网膜环形大量黄白色渗出，视网膜局部毛细血管扩张，黄斑区水肿。FFA示后极部和周边视网膜毛细血管和微血管扩张、散在的微动脉瘤。OCT示视网膜内囊性改变（图7-8-1）。诊断：左眼Coats病。

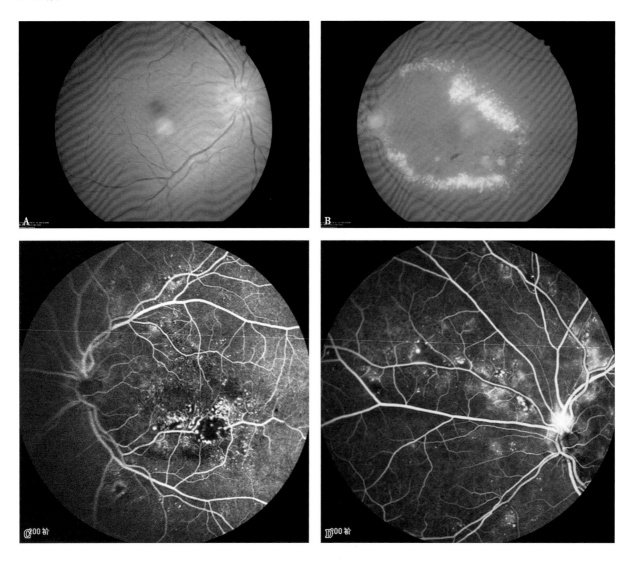

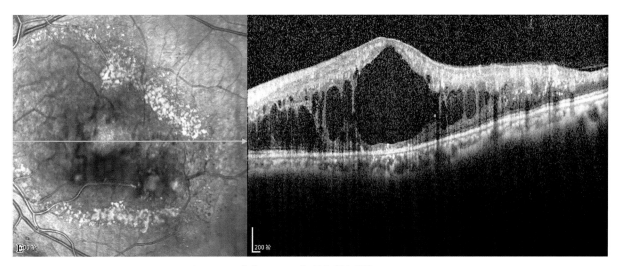

图 7-8-1　成人 Coats 病眼底彩色照相、FFA、OCT

A、B. Coats 病患者的眼底彩色照相，右眼正常眼底彩照，左眼后极部视网膜散在大量黄白色渗出伴有视网膜前出血；C、D. FFA 示后极部和周边视网膜毛细血管和微血管扩张、大量散在的粟粒状微动脉瘤；E. Coats 病患者的 OCT 黄斑区视网膜呈囊样水肿。

　　典型病例 2：患者，男，17 岁，右眼视物不清 1 周就诊。眼前节、玻璃体检查均未见明显异常。眼底检查见右眼视网膜大量黄白色渗出，视网膜局部毛细血管扩张，黄斑区水肿。FFA 示周边视网膜大量毛细血管和微血管扩张、散在的微动脉瘤（图 7-8-2）。诊断：右眼 Coats 病。

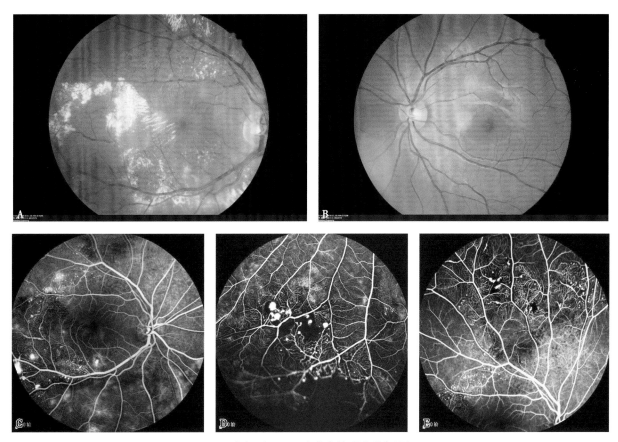

图 7-8-2　青年型 Coats 病患者的眼底彩色照相、FFA

A、B. Coats 病患者的眼底彩色照相，右眼视网膜散在大量黄白色渗出伴有点状出血，左眼正常眼底彩照；C～E. FFA 示右眼视网膜散在粟粒状动脉瘤，其周围毛细血管扩张渗漏，无灌注区形成。

图点评：视网膜毛细血管异常扩张反映了Coats病的结构异常。外层渗出性视网膜病变反映了Coats病的视网膜毛细血管异常扩张的后果。黄斑囊样水肿是Coats病并发症，可行缓释型糖皮质激素联合抗VEGF玻璃体腔注射。

第九节　1型黄斑毛细血管扩张症

■ 概述

特发性黄斑视网膜血管扩张症（idiopathic juxtafoveolar retinal telangiectasis，IJRT）是一组以特发性黄斑区毛细血管网异常扩张为特征的黄斑区视网膜血管扩张性疾病。早在1982年由Gass提出，并于1993年由Gass和Blodi最先建立分型。2006年Yannuzzi等将这类疾病重新定义，分为两大类型：1型为血管瘤性毛细血管扩张症（macular telangiectasia type 1，Mac Tel 1）；2型为黄斑中心凹旁毛细血管扩张症（macular telangiectasia type 2，Mac Tel 2）。

1型黄斑毛细血管扩张症（macular telangiectasia type 1，Mac Tel 1）是一种血管瘤性毛细血管扩张性疾病，表现为单侧黄斑区大小不一的动脉瘤，男性多发。动脉瘤性毛细血管扩张症被认为是一种发生在黄斑区的特殊类型Coats病。

典型病例：患者，男，54岁，因右眼视力下降就诊。眼前节、玻璃体检查均未见明显异常。眼底检查见右眼颞上黄斑区视网膜环形渗出。FFA示中心凹旁一簇毛细血管瘤样扩张。OCT示视网膜内囊性改变。患者进行了4次抗VEGF玻璃体腔注药治疗，每次注药后黄斑水肿减轻，视力提高，但持续短时间后水肿又加重（图7-9-1）。诊断：右眼1型黄斑毛细血管扩张症。

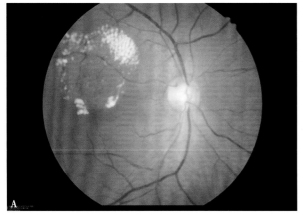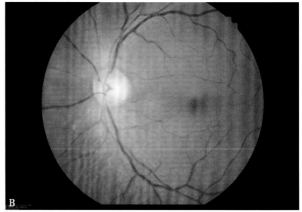

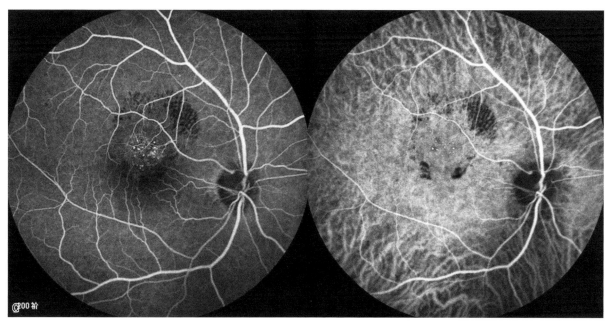

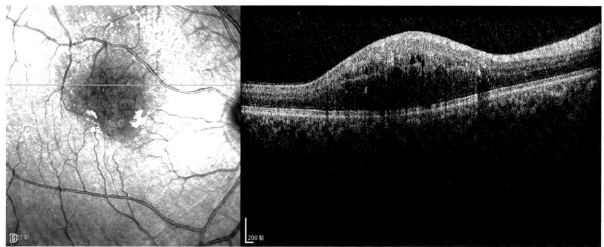

图 7-9-1　Mac Tel 1 眼底彩色照相、FFA、OCT

A、B. 1 型黄斑毛细血管扩张症患者的眼底彩色照相，右眼后极部视网膜见黄白色渗出，呈类圆形，左眼正常眼底彩照；C. 1 型黄斑毛细血管扩张症患者的 FFA 示中心凹旁一簇毛细血管瘤样扩张；D. 1 型黄斑毛细血管扩张症患者的 OCT 示黄斑区视网膜呈囊样水肿。

　　图点评：脂质沉积是 Mac Tel 1 的一个特征，没有玻璃体视网膜结晶沉积或盘状瘢痕的迹象。FFA 是诊断 IJRT 的金标准，对于 Mac Tel 1 型患者，早期见动脉瘤样扩张，晚期荧光素弥漫渗漏。ICGA 见动脉瘤样扩张。OCT 示视网膜内囊性改变。目前缺乏特效的治疗方法。

第十节　其他少见先天性视网膜血管走行异常

　　视网膜血管从视盘发出分支，颞侧上支和下支供应对应的颞上象限和颞下象限视网膜区域。视网膜血管朝向供应区域走行，并逐级分支。正常情况下，视网膜血管不跨越水平线（图 7-10-1）。

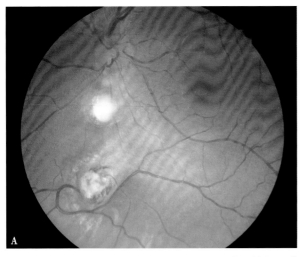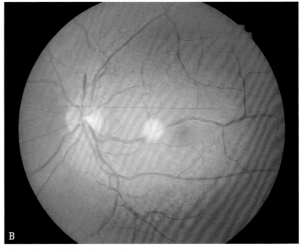

图 7-10-1 先天性视网膜血管异常患者眼底彩色照相

A. 视盘下方脉络膜缺损处,视网膜血管横穿而过,视盘下方脉络膜缺损处视网膜血管沿缺损边缘向下与脉络膜血管吻合;
B. 粗大的视网膜血管横穿黄斑区伸向颞侧周边视网膜。

(杨国兴)

参 考 文 献

1. 张轶,张美霞,陈大年,等. 建议将"视网膜蔓状血管瘤"更名为"先天性视网膜动静脉畸形". 中华眼底病杂志,2014, 30(5):516-517.

2. 马景学,廖菊生,王长龄. 视盘及视网膜前血管襻. 中华眼底病杂志,1999,15(1):9-11.

3. 陈晨,张迎秋,彭晓燕. 先天性盘周葡萄肿 6 例. 中华眼底病杂志,2015,31(3):293-294.

4. YANNUZZI L A, BARDAL A M, FREUND K B, et al. Idiopathic macular telangiectasia. Arch Ophthalmol, 2006, 124(4): 450-460.

5. 邢怡桥,周晶,李拓. 家族性渗出性玻璃体视网膜病变的诊断与治疗. 国际眼科杂志,2018,18(11):1978-1981.

6. 曹绪胜,彭晓燕. Coats 病临床诊断中的问题分析. 中华眼底病杂志,2005,21(6):377-380.

第八章

视网膜血管与脉络膜血管性肿瘤

第一节　概　论

　　视网膜和脉络膜的血管肿瘤包括多种先天性和后天性的病变。视网膜的主要血管瘤包括视网膜毛细血管瘤（血管母细胞瘤）、视网膜海绵状血管瘤、视网膜血管增生性肿瘤、视网膜蔓状血管瘤病或Wyburn-Mason 综合征。脉络膜血管瘤包括局限性脉络膜血管瘤和弥漫性脉络膜血管瘤。据其病灶部位可分为盘周或视网膜周边，瘤体可以为单发或多发、单眼或双眼。

　　视网膜和脉络膜的血管性肿瘤中的每一种疾病都有其独特的眼底和影像学特征乃至全身表现。通常可以根据典型的眼底表现特征来明确诊断。但近年来 OCT、FA/ICGA 及多模式影像学的发展使我们对此类疾病的病理发生、发展演进和预后转归有了更深刻的认识。虽然视网膜和脉络膜的血管性肿瘤在病理上被归类为良性病变，但继发于渗出性视网膜脱离和 / 或其他原因的视力损伤在此类疾病中非常常见，是造成视觉残疾的重要病因之一。

　　特别值得注意的是，许多视网膜和脉络膜的血管性肿瘤与全身疾病有着密切的联系，而眼部症状往往是最常见的就诊原因之一，眼科医生对这类疾病的早期的准确诊断起着重要作用。临床上须仔细寻找可能的全身表现，必要情况下及时启动筛查和全身的干预治疗至关重要。本类疾病中，有一些具有潜在的基因突变，并与系统性母斑病（phakomatoses）有关。这些情况都已列在人类孟德尔遗传数据库（OMIM.com）等网站，可指导临床医生进行相关的表型比对和基因检测。

　　视网膜脉络膜血管性肿瘤的治疗取决于瘤体的大小、位置、层次、眼部并发症以及是否合并全身异常。经瞳孔温热疗法（transpupilary Thennotherpy，TTT）、光动力疗法（photodynamic therapy，PDT）、氩激光光凝治疗甚至视网膜冷凝等传统模式在此类肿瘤一部分病例的治疗中仍有一席之地；抗 VEGF 药物玻璃体腔注射、局部敷贴放疗等新型治疗模式也已被应用于视网膜血管母细胞瘤、脉络膜血管瘤等的治疗，但其治疗的价值目前未有定论；对于合并牵拉因素或裂孔形成的视网膜脱离，玻璃体手术可能是必要的选择。尽管有众多可选的治疗方法，对有症状的眼内血管性肿瘤的病例进行治疗仍然可能会十分棘手，但人类对此类疾病探索的脚步不会停止。

（李　芸）

第二节　视网膜毛细血管瘤和视盘毛细血管瘤

● 视网膜毛细血管瘤概述

　　视网膜毛细血管瘤（retinal capillary hemangioma），即视网膜血管母细胞瘤（retinal hemangioblastoma），

是一种位于视网膜及视盘的先天性错构瘤,属于视网膜良性肿瘤,可以单独发生、不伴随全身系统性疾病,称为 VHL 综合征(von Hippel-Lindau disease,VHL),亦可以为常染色体遗传性疾病脑视网膜血管瘤病的组成部分。患者常出现无痛性视力下降,在某些病例可引起严重并发症,如视网膜脱离、玻璃体积血及新生血管性青光眼。部分患者无自觉症状,有时在常规检查中或者在 VHL 综合征家族成员筛查中发现。该病多见于 10~30 岁青少年,男女均可受累,无性别和种族差异,孤立或多发性出现于单眼或双眼视网膜,双眼发病者可达 30%~50%。

VHL 综合征是一种常染色体显性遗传疾病,其可并发多种疾病如视网膜毛细血管瘤、小脑血管母细胞瘤、脊髓血管母细胞瘤、肾细胞瘤、嗜铬细胞瘤、肾上腺瘤、胰腺囊肿或肿瘤、内淋巴囊肿瘤、附睾囊腺瘤、中肾源性附件乳头状囊腺瘤,肝脏、肺、卵巢的血管瘤等等。*VHL* 基因位于 3 号染色体(3p25-26),其抑癌基因的失活对肿瘤的发生起关键作用。根据是否合并嗜铬细胞瘤,VHL 综合征可以分为 I 型 VHL(无嗜铬细胞瘤)及 II 型 VHL(有嗜铬细胞瘤)。视网膜毛细血管瘤患者是 VHL 综合征最常见的肿瘤,在 VHL 综合征患者中的发生率为 50% 左右,有报道甚至高达 84%,通常为 VHL 综合征首发表现,因此患者应当定期评估排查 VHL 综合征的可能。

视网膜毛细血管瘤确诊的平均年龄为 25 岁(1~68 岁均可发现),合并有 VHL 综合征的患者诊断年龄更早,虽然 40 岁以上的新发视网膜瘤体很少见,但可以发生于年龄较大、未见自身或家族性罹患 VHL 综合征的个体。发病无性别及种族差异,双侧或多灶性患者发生率约占 50%。在单发的视网膜毛细血管瘤患者中,小于 10 岁的患儿中发展为 VHL 综合征的概率为 45%,而在大于 60 岁患者中 VHL 综合征的发生概率则只有 1%。在丹麦的一项研究中甚至发现视网膜毛细血管瘤合并 VHL 发生率高达 84%。在 Singh 等的一项研究中发现,在首发视网膜毛细血管瘤患者中约有 25% 患者随后可能发生 VHL 综合征。VHL 综合征的发病率约 1/40 000 活产儿。视网膜毛细血管瘤并不是 VHL 所独有,还可见于 Marshall-Stickler 综合征。它是一种常染色体显性遗传疾病,临床表现有典型面容、关节病、白内障、近视及视网膜脱离等。

■ 临床表现

肿瘤多呈慢性进行性,早期多无自觉症状;瘤体逐渐增大可并发眼底出血、渗出、水肿、纤维膜、渗出性视网膜脱离等,特别是黄斑部受累时,患者可出现视力减退、视物变形等视力症状。病变可发展为新生血管性青光眼甚至眼球痨,患者最后可因视力丧失、眼球疼痛行眼球摘除。

(1)视网膜毛细血管瘤大小及位置各异,早期仅表现为淡黄 - 红点伴轻微扩张的供养和引流血管,当肿瘤逐渐增大,瘤体则呈现为典型的位于视盘或周边视网膜的橘红色肿瘤,伴始终与视盘相连的扭曲扩张的滋养血管及引流血管,可表现为单眼多处或者双眼均有病灶,并可不断长出新的瘤体。

(2)肿瘤可表现为渗出型或牵拉型。渗出型有类似于 Coats 病的视网膜内及视网膜下渗出,而不同于 Coats 病的是,视网膜毛细血管瘤呈一个或多个边界清晰的红色团块,同时伴有扩张、扭曲的滋养血管及引流血管。牵拉型视网膜毛细血管瘤表现类似,但还具有视网膜胶质增生、玻璃体视网膜牵拉、玻璃体积血以及牵拉性视网膜脱离,甚至在远离瘤体的黄斑部出现机化膜等特点。无论是哪种类型的视网膜毛细血管瘤,黄色渗出通常位于黄斑区而远离周边部瘤体。偶有报道发现肿瘤可自发消退。

(3)一些情况下,视网膜毛细血管瘤可部分或整个位于视盘上,此时伴随的滋养动脉和引流静脉比较不明显。它可以呈现结节型或无蒂型两种生长模式。这种后极部肿瘤形式与周边型肿瘤一样可与 VHL 综合征有关。无蒂型视网膜毛细血管瘤的边界可能不清晰,相对结节型更难识别。为了指导研究、筛查和治疗及进行预后评估,有人提出根据肿瘤的临床特征对其进行分期及分类(表 8-2-1)。

表 8-2-1　视网膜毛细血管瘤分期及分类

分期(根据临床眼底所见)		
A	临床前期:出现伴行血管,但无明显血管瘤改变	
B	临床期(1~4级)	
B1	视网膜内(1级)	
	1a	视网膜内小瘤体
	1b	视网膜内大瘤体
B2	视网膜外(2级)	
	2a	出现视网膜外血管瘤灶,不伴表面新生血管
	2b	伴表面新生血管
	2c	瘤体周围瘢痕组织增殖
B3	视网膜脱离(3级)	
	3a	局部牵拉性视网膜脱离
	3b	广泛牵拉性视网膜脱离
	3c	全视网膜脱离(牵拉性/渗出性/孔源性/混合性)
B4	晚期(4级)	
	新生血管性青光眼,玻璃体积血,失明	
分类(根据瘤体位置)		
1区病变	视盘及后极部	
2区病变	血管弓至赤道部	
3区病变	赤道部外	
根据有无全身系统累及		
无系统累及		
有系统累及(von Hippel-Lindau)		

■　鉴别诊断

主要包括:视网膜星形错构瘤、视网膜母细胞瘤、其他视网膜血管性肿瘤、脉络膜黑色素瘤、脉络膜血管瘤、线虫肉芽肿、Coats病、视网膜大动脉瘤、FEVR 等。

■　临床体征

视网膜毛细血管瘤专科辅助检查强调多模式成像联合应用,进行诊断并监测疾病进展。且特别是对于多灶或者双侧病变的病例,在定期进行全身系统检查的同时,不能忽视对患者进行基因检测,以及对其家属进行眼底筛查。

(1)广角眼底照相:可以更大范围地观察视网膜毛细血管瘤,有助于评估视网膜渗出、视网膜脱离以及玻璃体牵拉的程度与范围,并可对病灶进行定期记录及随访。

(2)荧光素眼底血管造影(FFA):对鉴别诊断最有帮助。早期肿瘤可能仅有荧光素充盈的表现,或者只有滋养动脉轻微扩张。典型病例瘤体在动脉早期即显示出扩张的视网膜滋养小动脉,几秒钟内瘤体充盈,显示大量细小的毛细血管,静脉期内扩张的引流血管荧光充盈,瘤体维持强荧光,晚期仍呈强荧光,常伴随荧光素渗入玻璃体腔。视盘毛细血管瘤特有的快速荧光充盈特点有助于与其他视盘病变鉴别。在疾病随访期间，进行 FFA 检查监测，以评估瘤体位置是否有持续性或者新发渗漏灶存在。FFA 还可评估患者眼内肿瘤并发 / 治疗诱发的视网膜炎症情况。

（3）脉络膜吲哚菁绿血管造影检查（ICGA）：主要显示脉络膜血管系统的异常，单独应用对诊断意义不大，应与其他影像学检查联合评估病变。

（4）眼部超声检查：可以发现厚度大于 1mm 的瘤体，但对厚度大于 2mm 的肿瘤敏感。A 超在肿瘤最内层顶点显示波峰，整个肿瘤内部显示高反射。B 超在肿瘤内部的顶点显示高密度回声，声波通过肿瘤没有发现脉络膜信号，同时有助于发现并发的视网膜下液及渗出性 / 牵拉性视网膜脱离等并发症。

（5）OCT 检查：可明确瘤体在视网膜层次的定位，且有助于发现视网膜水肿、局限性视网膜脱离等相关病变，还可以识别对视力预后差的视网膜纤维层及感光细胞层的萎缩或者破坏。

（6）血流 OCT（OCTA）检查：OCTA 成像是视网膜毛细血管瘤多模式成像的一个重要组成部分，其可以显示瘤体本身及黄斑区视网膜及脉络膜不同层次血管情况，且没有 FFA 检查中瘤体血管渗漏对病灶评价的干扰，但对周边病灶的识别作用有限。在一项对 VHL 患者行 OCTA 检查的研究中，发现 VHL 患者的黄斑区浅层及深层血管密度高于对照组，且在伴有视网膜毛细血管瘤的 VHL 病例，视网膜瘤体经过激光治疗后发现黄斑区血管密度降低，因此认为通过 OCTA 检查可能可以实现对 VHL 综合征患者行眼部筛查及眼部异常的早期诊断，并可能用于评估视网膜毛细血管瘤的治疗效果。视盘血管母细胞瘤滋养血管不明显，但 OCTA 可以检测到扩张的血管及其内血流情况。

（7）其他影像学检查：视网膜毛细血管瘤患者需要完善 CT、MRI 或其他影像检查，以明确与 VHL 综合征相关的中枢神经系统肿瘤以及其他系统性病变。CT 显示视网膜面有扁平隆起肿物，边界清楚，密度比玻璃体稍高，对视网膜毛细血管瘤本身诊断意义不大，但当需要与视网膜母细胞瘤鉴别时，后者瘤体内可能有钙化。视网膜毛细血管瘤在 T_1 加权 MRI 成像表现为比玻璃体信号高的软组织肿物，T_2 加权 MRI 成像显示肿瘤信号与玻璃体类似或稍低，瘤体可被强化。

（8）病理解剖：瘤体可向内长入玻璃体腔（内生型）或向外长向脉络膜（外生型），瘤体处组织可见视网膜神经上皮层大量增生的毛细血管结构，主要成分为纺锤样细胞、小血管（内皮细胞和周细胞的良性增生）以及透明泡沫状基质细胞。泡沫状基质细胞被认为是该肿瘤的起源细胞，其他继发性改变有视网膜外丛状层囊肿形成、脂质渗出性视网膜脱离、瘤体纤维胶质组织增生和广泛视网膜胶质形成，以及并发性白内障和眼球痨等。

（9）基因检测及家族成员筛查：多灶性或双侧视网膜毛细血管瘤的患者往往与 *VHL* 基因突变相关，因此基因检测十分重要。同时本病强调对每一位患者都要注意检查有无全身神经系统及其他器官病变，且需要对家族成员进行常规眼底筛查。

■ 治疗

视网膜毛细血管瘤的治疗取决于肿瘤体积、生长位置、并发症、眼内炎症程度及是否合并 VHL 综合征，强调个体化治疗，并且在随访期间，要根据肿瘤进展及复发情况，考虑重复治疗或者调整治疗方案，在某些复杂病例，需要联合治疗。

视网膜毛细血管瘤常常生长缓慢，相当部分患者数年甚至数十年病变并不发展，对一些小的、无症状的视网膜毛细血管瘤，可以谨慎地密切随诊，它们可能保持稳定，或在极少数情况下自发消退。对于瘤体持续增大，特别是合并视网膜渗出或视网膜脱离的肿瘤，可以采取相应治疗，通常可以很好地控制。

合并 VHL 综合征的患者发生肿瘤的年龄更小且侵袭性更高，因而需要积极治疗。靠近视盘，视盘旁或视盘上的视网膜毛细血管瘤可能更难以处理。值得注意的是，有部分病例在经过治疗后可出现视网膜渗液的短期加剧、增殖性玻璃体视网膜病变加重以及视网膜前膜形成等。

（1）激光 / 冷冻治疗：瘤体直径小于 5mm，不伴有明显视网膜脱离时可选择，特别是对位于眼底后极部肿瘤，可选择光凝治疗，目的是减小供养血管及引流血管的直径，改善视网膜渗出。如果小的视网膜毛细血管瘤可通过眼底光凝控制，那么渗出性黄斑病变及视网膜脱离等并发症就可以逆转或避免。眼底光凝通常需要 1～3 次、每次相距 2～3 个月的治疗来达到满意结果。对 FFA 随访发现新发渗漏的病例，可重复光凝。对于位于周边较大的视网膜毛细血管瘤可考虑冷冻治疗，一般采用三次冻 - 融技术，等待至少 2～3 个月，如有必要，再行下一次治疗。冷冻治疗时，冷冻区域需要完全包绕瘤体。在一项对无明显牵拉性视网膜脱离的视网膜毛细血管瘤病例行激光治疗的研究中，发现激光治疗可控制大部分直径在 3DD 以内的肿瘤，对于直径小于 1DD 病例的成功率达 100%，而对于瘤体体积较大的病例成功率达 73%，此类病例同时联合冷冻治疗时，成功率可达 94%。

（2）糖皮质激素治疗：伴随着肿瘤 / 治疗相关的眼内炎症，需要激素治疗。如在合并眼前节炎症反应的病例，可考虑口服及使用局部激素处理（球内注射、结膜下注射、滴眼液等）。特别是使用光凝 / 冷冻治疗的病例，容易诱发或者加重眼内炎症，可考虑同时使用激素。

（3）抗 VEGF 药物治疗：视网膜毛细血管瘤可能与 VEGF 有关，因为 VHL 患者并发视网膜血管母细胞瘤的瘤体、血清及眼内 VEGF 表达升高。抗 VEGF 治疗可以减少血管渗漏，且已有治疗成功病例的报道，重复治疗可以控制瘤体生长，并可能防止新的病灶形成。抗 VEGF 治疗比眼内激素注射更少引起白内障加剧，因此在对年轻患者的治疗中更有优势。然而，药物作用时间较短，在眼内炎症 / 黄斑水肿严重的病例，结膜下或者眼内激素注射可能更有效。

（4）光动力学治疗（photodynamic therapy，PDT）与经瞳孔温热疗法（trans pupil thermal treatment，TTT）：可以有效地控制一些中等大小，特别是位于后极部的肿瘤。PDT 治疗可穿透视网膜下液，作用于瘤体，在某些病例可代替激光光凝治疗。比起冷冻治疗，PDT 更少诱发玻璃体积血或者 PVR 等并发症。PDT 联合眼内注射抗 VEGF 药物也是一种有效的治疗手段。然而，PDT 疗效在某些病例疗效不确切，甚至也有学者报道联合治疗后发生广泛渗出性视网膜脱离导致视力下降的病例。同时，PDT 因为价格较昂贵，在重复治疗方面不是最佳选择，因此在临床应用上比较受限。

（5）手术治疗：玻璃体切除术适用于牵拉性视网膜脱离、继发性孔源性视网膜脱离和继发性黄斑前膜形成皱褶等患者。也有人尝试采用眼内切除瘤体或结扎滋养动脉和引流静脉的治疗方案。

（6）其他治疗：进展期的肿瘤则可能需要巩膜敷贴放射治疗 / 体外放射治疗。也有人尝试用质子射线疗法，但对视力恢复作用有限。有学者报道眼动脉注射抗 VEGF 药物治疗视网膜毛细血管瘤的成功案例，认为此方法与眼内注射抗 VEGF 药物相比，能在瘤体达到更高的药物浓度，且能够将药物直接送达瘤体供血血管，从而对肿瘤能够更好地产生作用。但是长期效果未确定。普萘洛尔属于 β 受体阻滞剂，基于其改善局部血流动力学、抗血管内皮细胞凋亡、抑制 VEGF 及 bFGF 通路等作用，已于临床上用于治疗心律失常、偏头痛、高血压及其他心脏和神经系统疾病，并可有效控制婴幼儿血管瘤。现已有人尝试将其用于治疗视网膜毛细血管瘤，并取得一定效果。

典型病例：患者，男，25 岁，因右眼前黑影遮挡 2 天来诊。检查视力：右眼 0.8，右眼前节正常。眼底检查：右眼黄斑颞上方可见舟状内界膜下出血，颞上方周边视网膜可见橘红色肿瘤，肿瘤周围可见局限视网膜浅脱离，瘤体有与视盘相连的扭曲扩张的滋养血管及引流血管（图 8-2-1）。

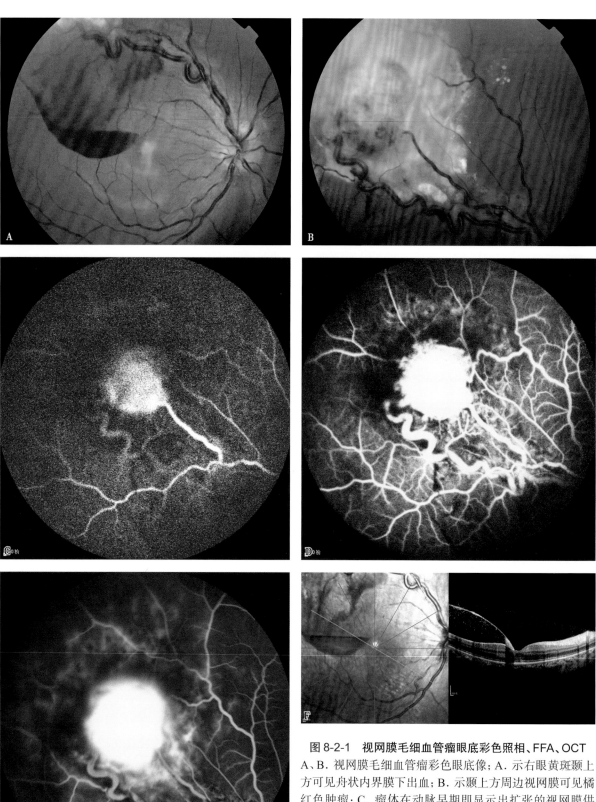

图 8-2-1 视网膜毛细血管瘤眼底彩色照相、FFA、OCT

A、B. 视网膜毛细血管瘤彩色眼底像；A. 示右眼黄斑颞上方可见舟状内界膜下出血；B. 示颞上方周边视网膜可见橘红色肿瘤；C. 瘤体在动脉早期即显示出扩张的视网膜供养小动脉；D. 几秒钟内瘤体充盈，显示大量细小的毛细血管；E. 静脉期内扩张的引流血管荧光充盈，瘤体维持强荧光，晚期仍呈强荧光；F. OCT 显示黄斑颞上方内界膜下出血，可见舟样的内界膜下出血呈现清晰的分层：下方血细胞层和上方的血浆层。

图点评：右眼彩色眼底照相显示黄斑颞上方可见一舟状视网膜前出血，出血的下部为红色的血细胞层，上部血浆层。颞上方视网膜动静脉明显扩张迂曲，并可见一个边界清晰的红色肿物样病灶，即为视网膜毛细血管瘤瘤体。同时可见扩张、扭曲的滋养血管及引流血管。瘤体周围可见视网膜浅脱离，并少许黄色硬性渗出。FFA 显示早期瘤体荧光素开始充盈，明确见到供养动脉。几秒钟内瘤体充盈，显示大量细小的毛细血管。静脉期内扩张的引流血管荧光充盈，瘤体维持强荧光。广角眼底照相，广角 OCTA 也能很好显示视网膜毛细血管瘤。同时要与视网膜星状细胞错构瘤、视网膜血管增生性肿瘤、Coats 病等鉴别。

● 视盘毛细血管瘤概述

当视网膜毛细血管瘤生长位置位于视盘表面或附近，称为视盘毛细血管瘤（capillary hemangioma of the optic disc），与视网膜其他部位的毛细血管瘤同属于先天遗传性斑痣性错构瘤，是视网膜血管先天发育异常的一组疾病。视盘毛细血管瘤和视网膜毛细血管瘤两者可单独或同时存在。

按照生长方式不同，视盘毛细血管瘤可分为两种类型：内生型和外生型。内生型相对多见，血管瘤边界清晰，瘤体呈红色，易于辨认。瘤体大小可占视盘直径的一部分或超过视盘直径，遮挡视盘。外生型边界不清，不易辨认。源自视盘边缘的视网膜外层，往往容易与视盘水肿或视盘新生血管相混淆。

■ 临床特征

早期患者往往无明显症状，部分患者是在常规体检后发现的。引起视力下降的主要原因是继发性黄斑区水肿或囊样变性损害了中心视力。也可以引起视网膜下黄色渗出、视网膜下出血或玻璃体积血。也有少数患者可出现严重的渗出性视网膜脱离、继发性青光眼，甚至失明。

■ 眼底检查

可见内生型视盘毛细血管瘤的橘红色瘤体可向玻璃体内突出生长，遮挡部分或全部视盘，没有典型的滋养动脉和回流静脉的特征，视盘边界可清晰。外生型血管瘤瘤体边界不清，呈橘黄色，肿瘤跨越视盘边缘进入邻近视网膜深层，视盘边界不清，与视盘水肿相似。视盘旁视网膜深层组织由于血管瘤瘤体血管扩张，异常渗漏，可致较多量的视网膜下渗出。

■ 辅助检查

（1）FFA：动脉期瘤体迅速充盈呈强荧光，随造影时间延长，强荧光区域和瘤体大小形态基本一致，呈球团状。晚期荧光染料可轻度渗漏。视网膜下继发出血可呈现明显的荧光遮蔽。浆液性或脂质性渗出可出现轻度的荧光遮蔽。

（2）OCT：表现为视盘区域瘤体表面无视网膜结构的较宽的隆起光带，其后的视网膜组织的光反射被遮挡，呈现低反射暗区。

■ 治疗

如果视盘毛细血管瘤没有明显的发展趋势，并未引起严重的出血、渗出性视网膜脱离等并发症时，可暂时随访观察，无须治疗。当瘤体发展明显扩大或渗出增多，视力明显下降时，可考虑激光光凝、电凝、冷凝、TTT 或 PDT 治疗，但是疗效往往欠佳。当血管瘤继发新生血管或瘤体表面玻璃体有明显纤维增生时,玻璃体切除术对牵拉性视网膜脱离有一定疗效。

典型病例 1:患者,女,30 岁,因右眼视力下降 1 个月来诊。检查视力:右眼 0.3。眼底检查:右眼视盘处橘红色瘤体向玻璃体内突出生长,遮挡全部视盘及部分黄斑,没有典型的滋养动脉和回流静脉的特征,视盘鼻侧及上方可见视网膜下黄色渗出。FFA 显示动脉期瘤体迅速充盈呈强荧光,随造影时间延长,强荧光区域和瘤体大小形态基本一致,呈球团状,晚期荧光染料渗漏(图 8-2-2)。

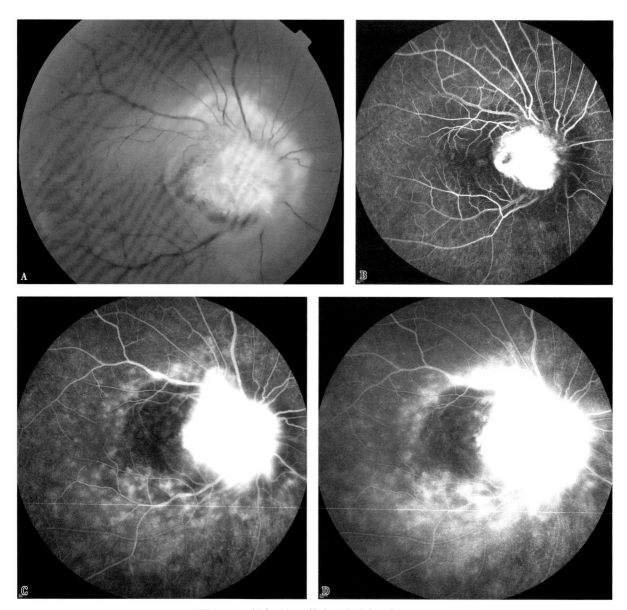

图 8-2-2 视盘毛细血管瘤眼底彩色照相、FFA

A. 右眼视盘处橘红色瘤体向玻璃体内突出生长,遮挡全部视盘及部分黄斑,没有典型的滋养动脉和回流静脉的特征;B. FFA 显示动脉期瘤体迅速充盈呈强荧光;C. 随造影时间延长,强荧光区域和瘤体大小形态基本一致,呈球团状;D. 晚期荧光染料渗漏。

图点评:此病例为典型的内生型视盘毛细血管瘤。血管瘤为红色球形,边界清楚,病灶局限,容易辨认。瘤体可向玻璃体腔内生长突出,无明显滋养血管和回流血管。

　　典型病例 2：患者，女，38 岁，因左眼视力下降 2 周来诊。眼底可见左眼视盘颞侧呈橘黄色隆起，颞侧视盘边界不清，视盘颞侧可见大量视网膜下渗出。FFA 显示动脉期瘤体迅速充盈呈强荧光，随造影时间延长，强荧光区域和瘤体大小形态基本一致，晚期荧光染料可轻度渗漏。ICGA 未见明显的异常荧光。OCT 显示视盘颞侧瘤体表面无视网膜结构的较宽的隆起光带，其后的视网膜组织的光反射被遮挡，呈现低反射暗区，瘤体颞侧可见视网膜层间水肿（图 8-2-3）。诊断：左眼外生型视盘毛细血管瘤。

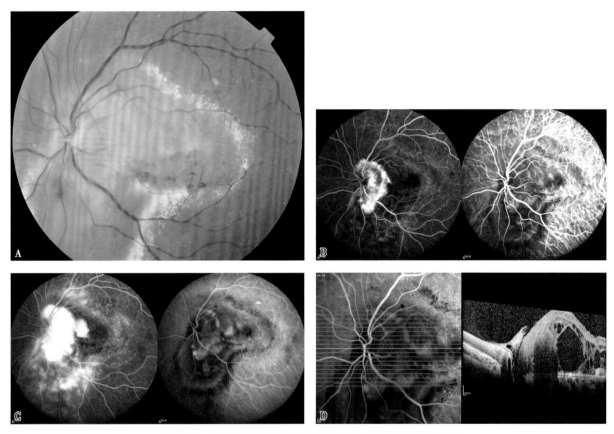

图 8-2-3　外生型视盘毛细血管瘤眼底彩色照相、FFA、OCT

A. 左眼彩色眼底照相显示视盘颞侧呈橘黄色隆起，瘤体边界不清，肿瘤跨越视盘边缘进入邻近视网膜深层，视盘颞侧边界不清，与视盘水肿相似；B. 左眼 FFA 可见动脉期瘤体迅速充盈呈强荧光，随造影时间延长，强荧光区域和瘤体大小形态基本一致，晚期荧光染料可轻度渗漏，黄斑下方的视网膜浅层出血致遮蔽荧光；C. ICGA 未见明显的异常荧光，在渗出区域边缘的脂质沉着以及黄斑下方的视网膜浅层出血导致遮蔽荧光；D. OCT 显示视盘颞侧瘤体表面无视网膜结构的较宽的隆起光带，其后视网膜组织的光反射被遮挡，呈现低反射暗区，瘤体颞侧可见视网膜层间水肿。

　　图点评：此病例为典型的外生型视盘毛细血管瘤。视盘旁视网膜深层组织由于血管瘤瘤体血管扩张，异常渗漏，可致较多量的视网膜下渗出，渗出区域的边缘可见黄色的脂质沉积，黄斑下方可见少许视网膜浅层出血。区别于病例 1 的内生型视盘毛细血管瘤。

　　典型病例 3：患者，男，32 岁，因"左眼视力下降 8 年"就诊。眼科检查：左眼视力指数 / 眼前，左眼前节正常。眼底检查：视盘颞下方见约 5PD 黄白色隆起，覆盖整个视盘及黄斑部，边界清，瘤体周边视网膜浅脱离，颞下视网膜静脉走行稍迂曲（图 8-2-4～图 8-2-7）。诊断：左眼视盘型视网膜毛细血管瘤（视网膜脱离期）。

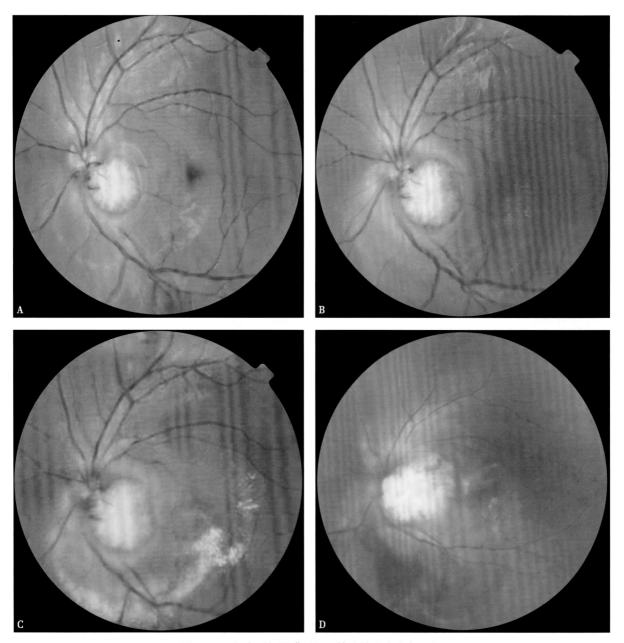

图 8-2-4　视盘型视网膜毛细血管瘤的眼底彩色照相

A～C. 2011—2013 年左眼眼底彩色照相显示视盘颞下方黄白色肿物，边界清楚，未见滋养及回流血管，肿物逐渐增大，周边视网膜隆起并出现黄白色渗出；D. 2019 年左眼扫描激光眼底照相显示肿物明显增大，覆盖整个视盘及黄斑区。

　　图点评：视盘型视网膜毛细血管瘤（juxtapapillary retinal capillary hemangioma，JRCH）是一类特殊的视网膜毛细血管瘤，位于视神经内或视盘旁。其主要特点是瘤体没有明显的滋养和回流血管。JRCH 患者瘤体较小时无症状，可暂时随访观察，无须治疗；当瘤体发展明显扩大时，出现继发视网膜下积液、渗出、黄斑水肿、玻璃体积血和视网膜脱离等并发症，引起各种视功能异常，可考虑激光光凝、电凝、冷凝、TTT 或 PDT 治疗，但疗效往往不佳。当血管瘤继发新生血管或瘤体表面玻璃体有明显纤维增生时，玻璃体切除术对牵拉性视网膜脱离有一定疗效。本例患者的眼底体现了 JRCH 各期的不同的表现，目前患者瘤体累及黄斑区，视力较差，但未出现新生血管及纤维增生，因此，选择继续随访观察。

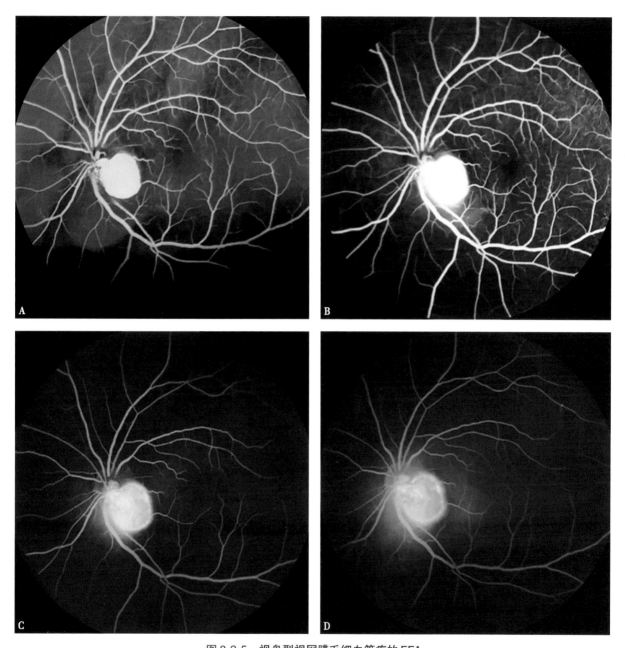

图 8-2-5 视盘型视网膜毛细血管瘤的 FFA

A. 2011 年 FFA 21s 瘤体即呈强荧光充盈；B～D. 1min45s 至 13min35s 显示瘤体持续维持强荧光。

图点评：视盘型视网膜毛细血管瘤的 FFA 表现为造影早期瘤体迅速呈强荧光充盈，在造影的中、晚期，瘤体的强荧光的形状、大小基本维持不变，而且仅在造影晚期有轻度的荧光渗漏。这典型的 FFA 表现有助于鉴别视盘型视网膜毛细血管瘤与其他视盘肿物。

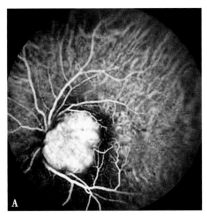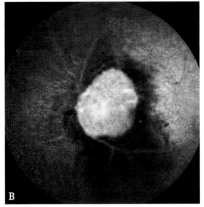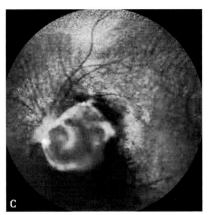

图 8-2-6　视盘型视网膜毛细血管瘤的 ICGA

A、B. ICGA 36s 至 13min58s 显示瘤体呈强荧光充盈,边界清晰,瘤体周边渗出性视网膜脱离呈遮蔽弱荧光;C. 显示 36min 瘤体内出现强弱荧光交杂,周围可见强荧光带围绕。

　　图点评:视盘型视网膜毛细血管瘤的 ICGA 也表现为瘤体呈强荧光充盈,且持续至中晚期。晚期由于染料一部分从瘤体排空,一部分渗入瘤体周围的脉络膜及视网膜下腔,形成一个瘤体内强弱荧光交杂、周围为强荧光带围绕的外观,此为"冲刷现象"。

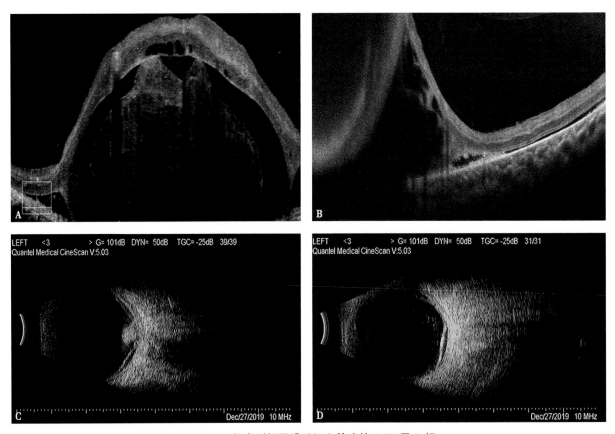

图 8-2-7　视盘型视网膜毛细血管瘤的 OCT 及 B 超

A、B. OCT 显示瘤体表面无视网膜结构的高度隆起的光带,瘤体内可见团状高反射物质,累及黄斑区,黄斑结构破坏;C、D. B 超显示视盘处团块状强回声,其周神经上皮层脱离。

（此病例由深圳市眼科医院梁思颖医生提供）

　　图点评：视盘型视网膜毛细血管瘤早期仅破坏瘤体表面的视网膜，随着病情发展，由于血管壁通透性增加，可出现视网膜内液和视网膜下液增加，导致渗出性视网膜脱离。本例患者瘤体巨大，覆盖视盘及黄斑，导致后极部视网膜结构消失，渗出性视网膜脱离明显。

（黄　瑶　李　芸　魏文斌）

第三节　脉络膜血管瘤

■ 概述

　　脉络膜血管瘤（hemangioma of choroid）分弥漫性和孤立性两种。属于先天性血管畸形所形成的错构瘤。弥漫性病变，如 Sturge-Weber 综合征，可分布整个葡萄膜组织及眼外其他组织（颅脑、颜面部）。孤立性病变多位于后极部，病变主要占据脉络膜大中血管层，多见于年轻人，单眼发病，男性多于女性。瘤体可突破 Bruch 膜，病程长者瘤体表面色素上皮化生为纤维组织甚至骨化。瘤体附近可见视网膜变性甚至形成视网膜劈裂，后期几乎均伴有渗出性视网膜脱离。

■ 临床表现

　　症状和体征：弥漫性脉络膜血管瘤常因有眼外表现，多较早发现眼底改变。颜面部及皮肤血管瘤多沿一侧三叉神经分布，少数患者双侧分布，部分有脑部多发血管瘤。典型患者眼底后极部表现为广泛脉络膜增厚，呈紫红色，视网膜及脉络膜血管多扩张扭曲。病变后期引起并发性白内障，虹膜红变，青光眼，视神经萎缩等。孤立性脉络膜血管瘤常见症状为视力下降、视物变形及视野缺损。眼底检查瘤体多位于后极部，肿瘤呈橘红色隆起，边界清楚，瘤体表面可有色素沉着。早期渗出性视网膜脱离多局限于肿瘤附近。后期视网膜广泛脱离，坐位即可见下方视网膜明显隆起，甚至达到晶状体后。邻近视盘的肿瘤能引起视神经缺血性改变。

■ 辅助检查

　　（1）FFA 动脉前期或动脉早期出现不规则网状荧光，动静脉期荧光迅速渗漏融合扩大，晚期不退。

　　（2）ICGA 是目前对脉络膜血管瘤最具诊断价值的检查。于脉络膜荧光刚开始出现的 1～5s 内可清晰显示瘤体由脉络膜血管组成，可清晰看到肿瘤的供应血管为睫状后短动脉，随后荧光渗漏，呈强荧光灶。肿瘤远端脉络膜局限性缺血，以及后期特征性的染料自瘤体内快速清除。

　　（3）超声检查：可探及眼球壁扁平或半圆形实性隆起，为均质的中强回声，没有脉络膜凹和挖空征。彩色多普勒超声频谱分析为高收缩期、高舒张期、低阻力的动脉型血流。

　　（4）CT 及磁共振（MRI）提示占位性病变。CT 检查往往显示后壁局限性增厚，眼环上界限不清的密度略高的肿块，向内侧隆起，增强明显。MRI 则显示 T_1W1 低信号，T_2W2 高信号，增强扫描可显示脉络膜血管瘤的增强。

■ 治疗

　　（1）弥漫性脉络膜血管瘤：若无视网膜脱离可定期观察，若出现视网膜脱离时，可实行光凝或冷冻治疗。有文献报道广泛视网膜脱离时可切开后巩膜，电凝脉络膜后穿刺放出视网膜下液，眼内注射平衡液或气体维持眼压，再行激光或冷凝治疗，但这一过程容易发生脉络膜脱离。

（2）孤立性脉络膜血管瘤

①定期观察：无任何症状时，定期检查眼底。

②激光光凝：激光光凝是目前应用最广泛的方法。光凝并非为了摧毁整个瘤体，主要目的是封闭瘤体表面的渗漏血管。光凝应依据瘤体部位、大小和伴随视网膜脱离高度不同而个性化。若伴高度视网膜脱离，无法辨清瘤体或无法产生光凝反应，可切开巩膜放出视网膜下液，也可选择玻璃体切除手术，通过眼内彻底引流视网膜下液，眼内光凝瘤体，硅油填充以利于术后的继续光凝治疗。这些治疗均可造成治疗部位视网膜的萎缩及明显的瘢痕形成，对黄斑区，特别是黄斑中心凹部位的脉络膜血管瘤会造成明显的视力损害。

③经瞳孔温热疗法（TTT）和光动力疗法（PDT）：位于视盘周围和黄斑下瘤体，激光、电凝、冷冻等传统治疗方法操作困难，且易严重损伤黄斑和视神经。TTT 的激光波长为红外波段，比普通激光具有更好的穿透能力，同时因为它使局部组织升温明显低于激光光凝的效果，对肿瘤周围组织的影响相对较小，但是对于中心凹下的肿瘤，仍然会对中心视力造成损伤。PDT 疗法利用光化学原理对脉络膜新生血管的内皮细胞进行有选择的破坏，而对正常的视网膜血管及神经感觉层结构无损害。临床上可选择两种治疗方法联用，可降低 TTT 治疗对局部正常视网膜组织的损害，还能减少单一治疗给患者带来的沉重经济负担，各发挥其优点，可使瘤体萎缩并保存或提高视力。

④放射治疗：局部低剂量的外敷贴和光热辐射、质子束辐射也会作为治疗首选，来促使视网膜下液吸收和瘤体萎缩。此外也有使用伽马刀放射技术治疗脉络膜血管瘤的个案报道。但远期效果仍不明，可能出现一些并发症如放射性视网膜病变、视神经病变和白内障。

⑤玻璃体腔注药：近年来玻璃体腔注射抗 VEGF 药物，能有效治疗眼底新生血管疾病。有文献报道 PDT 联合玻璃体腔注药治疗脉络膜血管瘤，无明显副作用，视网膜平复，视力恢复显著。

⑥手术治疗：瘤体较大，视网膜脱离广泛者，可能需要视网膜放液或玻璃体切除手术复位视网膜；若继发青光眼者，少数患者因无法控制的高眼压而最终失明，摘除眼球。

典型病例 1：患者，男，45 岁，因"左眼视力下降 3 个月"来诊。左眼视力：0.01。眼底检查可见左眼视盘颞上方脉络膜橘红色隆起病灶，边界清楚，瘤体表面可有色素沉着。FFA 显示动脉前期或动脉早期出现不规则网状荧光，动静脉期荧光迅速渗漏融合扩大，并继续增加，持续至晚期不退。ICGA 于脉络膜荧光刚开始出现的 1~5s 内可清晰显示瘤体由脉络膜血管组成，随后荧光渗漏，呈强荧光灶，后期染料自瘤体内快速清除。OCT 显示肿瘤位置脉络膜隆起，其上视网膜可见水肿、硬渗，局部视网膜下液（图 8-3-1）。

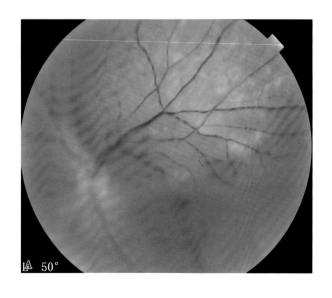

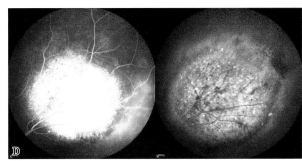

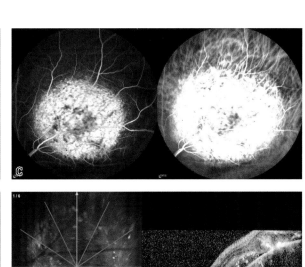

图 8-3-1　脉络膜血管瘤眼底彩色照相、FFA 与 ICGA、瘤体 OCT

A. 彩色眼底照相表现为脉络膜橘红色隆起病灶，边界清楚；B～D. FFA 显示动脉早期出现不规则网状荧光，动静脉期荧光迅速渗漏融合扩大，持续至晚期不退；ICGA 造影早期可清晰显示瘤体由脉络膜血管组成，肿瘤的供应血管为睫状后短动脉，随后荧光渗漏，呈强荧光灶，后期特征性的染料自瘤体内快速清除；E. OCT 显示瘤体内弱反射。

　　图点评：典型性脉络膜血管瘤不难诊断，眼底彩色照相、FFA、ICGA 与 B 超均有诊断价值，其中 ICGA 是目前脉络膜血管瘤最具诊断价值的检查。

　　典型病例 2：患者，男，44 岁，因"左眼视力下降 1 个月"来诊。左眼视力：0.6。眼底检查可见左眼视盘上方脉络膜橘红色隆起病灶，边界清楚。OCT 显示肿瘤位置脉络膜隆起，其上视网膜可见轻度水肿、硬渗，视网膜下少许液体，黄斑区可见视网膜下液。给予氪离子激光光凝瘤体治疗，2 个月后患者左眼视力上升至 1.0，彩色眼底照相可见瘤体上及周围沉积激光斑，瘤体上视网膜浅层少许线状出血。OCT 显示肿瘤位置脉络膜隆起高度有所降低，其上视网膜局部萎缩，瘤体处以及黄斑区视网膜下液均已完全吸收（图 8-3-2）。

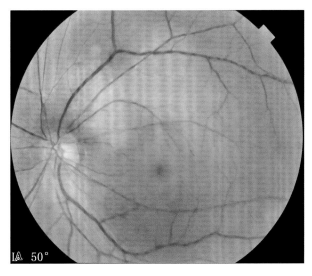
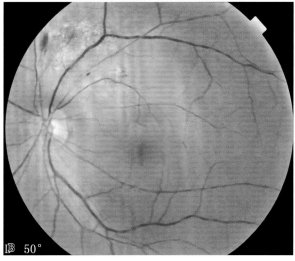

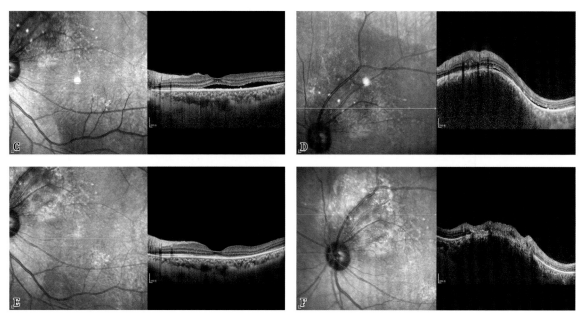

图 8-3-2　脉络膜血管瘤激光治疗前后彩色眼底照相、OCT 对照

A. 脉络膜血管瘤表现为脉络膜橘红色隆起病灶,边界清楚;B. 瘤体采用氪离子激光光凝,治疗 2 个月后瘤体变小;C、D. 激光光凝治疗前黄斑视网膜神经上皮浆液性脱离;E、F. 治疗后视网膜下液吸收。

图点评:脉络膜血管瘤导致的黄斑浆液性神经上皮脱离、视力下降、视物变形是治疗指征,氪红激光波长为近红外激光,可以用于脉络膜血管瘤的光凝治疗。

典型病例 3:患者,男,6 岁,发现右眼视力差 1 年来诊。右眼视力光感,右眼眼压 30mmHg,右侧额面部皮肤血管瘤,右眼巩膜浅层血管扩张,其余前节无异常,未见虹膜新生血管。晶状体后可见脱离的视网膜。眼部彩超显示右眼球壁可探及弥漫分布、中等回声实性病变,边界较清晰,内回声均匀,未见明显挖空征及脉络膜凹陷,彩色多普勒血流显像(color Doppler flow imaging,CDFI)病变内可见丰富血流信号,玻璃体内可探及带状回声,与视盘相连,CDFI 其上可见血流信号(图 8-3-3)。诊断为:Sturge-Weber 综合征,右眼脉络膜血管瘤,右眼继发性视网膜脱离,右眼继发性青光眼。对该患者采用巩膜外放液联合敷贴治疗。术中可见各个象限巩膜浅层血管扩张。术后 1 个月,右眼脉络膜瘤体明显缩小,大部分视网膜下液吸收。术后 1 年复查,右眼视力/眼前手动,脉络膜血管瘤萎缩,视网膜平复。OCT 显示右眼黄斑区视网膜结构基本正常,术后 2 年复查可见后极部萎缩,视盘苍白。OCT 示局部视网膜萎缩(图 8-3-4)。

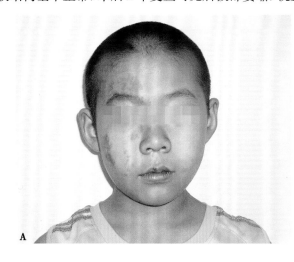

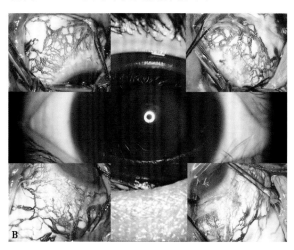

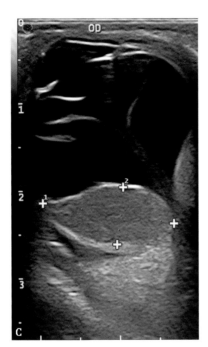
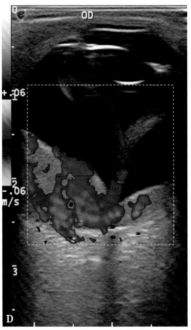

图 8-3-3　Sturge-Weber 综合征，右眼脉络膜血管瘤

A. 患儿右侧颜面部可见皮肤血管瘤；B. 右眼晶状体后可见脱离的视网膜，术中可见巩膜浅层血管扩张；C. 眼部彩超显示右眼球壁可探及弥漫分布、中等回声实性病变，边界较清晰，内回声均匀，未见明显挖空征及脉络膜凹陷，并可见玻璃体内的带状回声，与视盘相连；D. CDFI 病变内可见丰富血流信号，玻璃体腔内的带状回声上可见血流信号。

图点评：此例为 Sturge-Weber 综合征，为弥漫性病变，除了有脉络膜血管瘤存在，还有额面部的皮肤血管瘤。此例患者脉络膜血管瘤瘤体大，渗出性视网膜脱离范围广，达到晶状体后。彩超显示瘤体呈中度回声实性病变，无脉络膜凹陷和挖空征，病变内血流丰富。

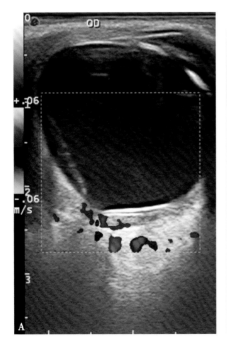
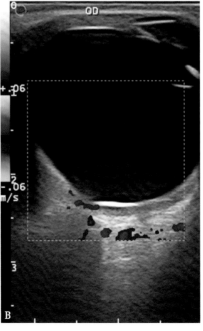

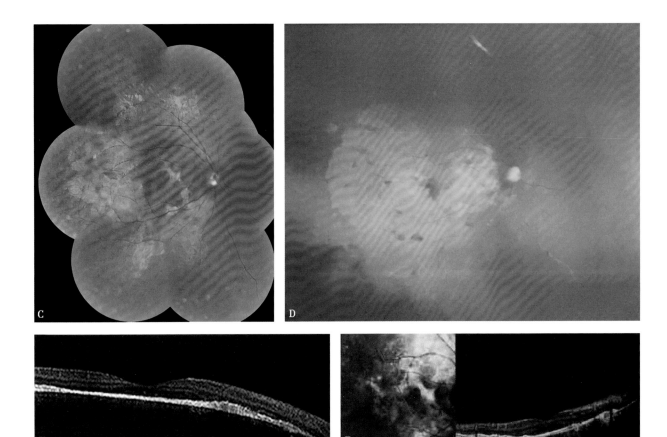

图 8-3-4　右眼脉络膜血管瘤敷贴治疗后

A. 术后 1 个月，右眼脉络膜瘤体明显缩小，大部分视网膜下液吸收；B. 术后 1 年，右眼脉络膜血管瘤萎缩，视网膜平复；C. 术后 1 年的彩色眼底照相拼图，可见脉络膜萎缩，视盘鼻侧可见残余瘤体；D. 术后 2 年全景眼底照相显示右眼后极部大片脉络膜视网膜萎缩，视盘颜色苍白；E. 术后 1 年 OCT 显示右眼黄斑区视网膜结构基本正常；F. 术后 2 年 OCT 示局部视网膜萎缩。

图点评：此例患者行巩膜外放液联合敷贴治疗。由于视网膜下液多，因此采用先行巩膜外放液，放出视网膜下液后再进行敷贴治疗。治疗后视网膜下液明显吸收，瘤体缩小。术后 2 年观察瘤体萎缩，视神经萎缩。

（黄　瑶　魏文斌）

第四节　视网膜海绵状血管瘤

■ 概述

视网膜海绵状血管瘤（retinal cavernous hemangioma）是一种少见的位于视网膜内层的良性血管错构瘤，通常见于儿童或年轻人。瘤体可位于视网膜或视盘上。该病一般不发展，如颅内、皮肤类似病变，则称为神经 - 眼 - 皮肤综合征，为一种常染色体显性遗传疾病。视网膜海绵状血管瘤多为单眼发病，双眼发病少于 4.5%。单发或多发的视网膜海绵状血管瘤的患者需要常规排查皮肤及中枢神经系统病变，后者会导致颅内出血、小中风（短暂性脑缺血发作）、动眼神经麻痹及相关的表现和症状。肝脏的血管瘤也可在这个综合征中发现。

■ 临床表现

（1）症状：患者常无自觉症状，视力一般正常，少数因病灶累及黄斑、视神经或玻璃体积血而出现视力下降。

（2）体征：典型的眼底表现为暗红色、大小不一的无蒂葡萄串状、薄壁小囊，位于视网膜内层，可突出视网膜表面轻微隆起、表面可有灰白色纤维膜覆盖，有时可见囊腔内血浆与血细胞分离的液平面，瘤体周围一般无脂质渗出物，亦无滋养血管。有些病例由于瘤体存在时间长，继发胶原纤维增生，牵拉血管，出现视网膜下出血或玻璃体积血。视网膜海绵状血管瘤通常位于视网膜周边，相对少见的情况下，肿瘤位于视盘旁或视盘上。

（3）FFA 检查对该病具有确诊意义，显示其特征性改变。瘤体充盈非常迟缓且不完全。早期为弱荧光，常自瘤体周边部开始血管囊腔内染料缓慢充盈，造影中晚期，部分囊腔内出现强荧光，并于囊腔内呈现特征性的"帽状荧光"，即眼底所见的囊腔内血浆与血细胞分离所致，液平面上方因浆液成分荧光着染呈现均匀强荧光，下方被沉淀的血细胞遮蔽而呈弱荧光。造影还可见视网膜海绵状血管瘤与视网膜循环系统相对独立，且在造影过程中整个瘤体无明显荧光素渗漏。

（4）病理学特征：组织病理学上，视网膜海绵状血管瘤由基本正常的视网膜静脉聚集而成，有时可形成清晰的宽基底或轻微隆起的视网膜肿瘤。继发性视网膜胶质增生在电镜下显示由胶质丝构成。

■ 治疗

视网膜海绵状血管瘤大多稳定，瘤体无增大进而是功能预后良好，大多数不需要治疗，仅须随访观察。但是如伴发中枢神经系统的海绵状血管瘤，则可威胁生命。如果并发玻璃体积血且长时间不吸收者，可考虑玻璃体切除术，并可以对瘤体进行光凝、冷凝、巩膜放射敷贴或 TTT 治疗，使瘤体缩小。

典型病例：患者，男，45 岁，右眼视力 1.0，诊断为：右眼视网膜海绵状血管瘤。眼底检查：右眼鼻上方视网膜可见大小不一，暗红色的无蒂葡萄串状、薄壁小囊，轻微隆起的海绵状血管瘤。表面可见灰白色纤维膜覆盖，瘤体无滋养血管，可见视网膜下出血。FFA 显示瘤体充盈非常迟缓且不完全。早期为弱荧光，常自瘤体周边部开始血管囊腔内染料缓慢充盈，造影中晚期，部分囊腔内出现强荧光，并于囊腔内呈现特征性的"帽状荧光"，即眼底所见的囊腔内血浆与血细胞分离所致，液平面上方因浆液成分荧光着染呈现均匀强荧光，下方被沉淀的血细胞遮蔽而呈弱荧光。造影还可见视网膜海绵状血管瘤与视网膜循环系统相对独立，且在造影过程中整个瘤体无明显荧光素渗漏（图 8-4-1）。

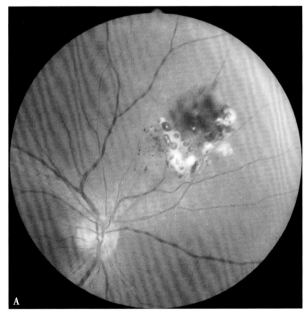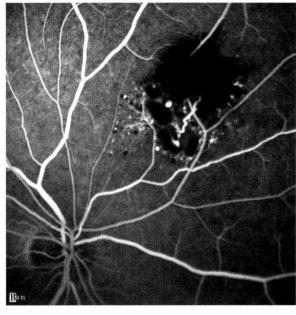

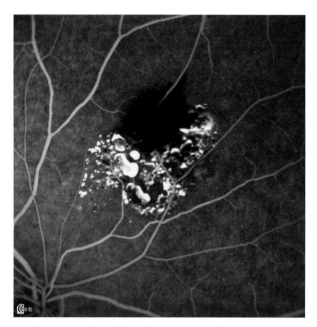

图 8-4-1　视网膜海绵状血管瘤眼底彩色照相、FFA

A．视网膜海绵状血管瘤典型的眼底表现为暗红色、大小不一的无蒂葡萄串状、薄壁小囊，位于视网膜内层，可突出视网膜表面轻微隆起、表面可有灰白色纤维膜覆盖，可见囊腔内血浆与血细胞分离的液平面，瘤体周围脂质渗出，无滋养血管；B．FFA 出现典型的"帽状荧光"的表现，该瘤体血管壁发育较成熟，一般无明显荧光渗漏；C．造影中晚期，囊腔内"帽状荧光"，且在造影过程中瘤体无明显荧光素渗漏。

图点评：FFA 对视网膜海绵状血管瘤有诊断意义，此类血管瘤瘤体血管壁发育较成熟，一般无明显荧光渗漏。

（黄　瑶　魏文斌）

第五节　视网膜血管增生性肿瘤

■ 概述

视网膜血管增生性肿瘤（vasoproliferative tumors retina，VTR）是一类好发于中老年人的周边视网膜的良性肿瘤，与血管组织及神经胶质细胞增生有关的肿瘤样病变。分为原发性和继发性两种。原发性肿瘤在临床上占大多数，患者发病前没有其他的眼部疾病；而继发性肿瘤则继发于某些视网膜或脉络膜疾病，如 Coats 病等视网膜血管性疾病。可能是这些疾病破坏了血-视网膜屏障，从而导致视网膜神经胶质细胞和血管组织的增生，形成肿瘤。

■ 临床表现

（1）症状：VTR 发病年龄较大，国外文献报道多为 35 岁以上，女性患者约为 75%，无明显家族史，除少数病例有高血压病史，余无其他病变。因 VTR 是一类发生在周边视网膜的疾病，早期大多数患者没有明显症状，随着病情的发展可能由于轻度的玻璃体积血、累及黄斑的渗出性视网膜脱离、黄斑囊样水肿、黄斑区前的神经胶质增生等而引起视力下降。

（2）体征：眼底表现多为单发的粉红色或黄色肿瘤样病变，肿瘤大小不一，多为 2～6mm，隆起 1～

3mm，边界清楚，好发于颞下周边部视网膜的神经上皮层内。肿瘤内表面可见血管样组织，周围还有略微扩张的视网膜动静脉分别充当肿瘤的滋养和引流血管。肿瘤周边常可见渗出性病变，严重的可继发黄斑囊样水肿和渗出性视网膜脱离。

（3）FFA：特征为瘤体在动脉早期肿瘤快速充盈，动脉期和静脉期早期可见清晰的瘤体毛细血管网，静脉期瘤体血管多发生明显渗漏，造成周围视网膜弥漫性染色。

（4）A 型超声检查可显示肿块前的单高峰及肿瘤的中等回声。B 超显示肿块实性回声，但不呈现脉络膜的空穴现象。

（5）病理：肿瘤内有较多的血管组织和部分神经胶质组织。

■ 治疗

VTR 是良性肿瘤，其发展缓慢，如果没有影响视力，多不进行治疗干预，只需要定期观察。当肿瘤伴随的渗出或出血影响视力或发觉肿瘤有增大的迹象时，则可根据肿瘤的大小和位置对肿瘤进行激光光凝、冷冻、巩膜放射敷贴以及 TTT 和 PDT 治疗等。

典型病例：患者，女，40 岁，左眼视力 0.6，诊断为：左眼视网膜血管增生性肿瘤。眼底检查见左眼黄斑区轻微皱褶，颞下方周边视网膜可见一个黄色肿瘤样病变，大小约为 2mm×3mm，边界清楚。肿瘤周围可见略微扩张的视网膜动静脉分别充当肿瘤的滋养和引流血管。肿瘤周边可见大量黄色渗出性病变。FFA 显示瘤体在动脉早期肿瘤快速充盈，动脉期和静脉期早期可见清晰的瘤体毛细血管网，可见明确的略微扩张的视网膜动脉充当肿瘤的滋养血管。ICGA 亦清晰可见视网膜血管性瘤样强荧光，FFA 晚期瘤体血管明显渗漏，造成周围视网膜弥漫性染色，ICGA 晚期该视网膜血管增生性肿瘤无明显渗漏，仍可清晰显示其内部毛细血管网的结构。OCT 显示黄斑区轻微前膜（图 8-5-1）。

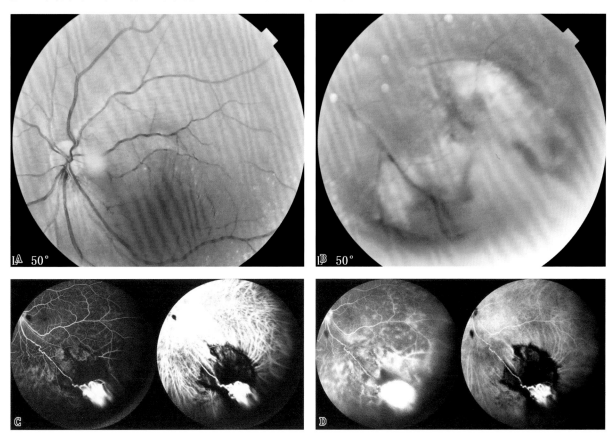

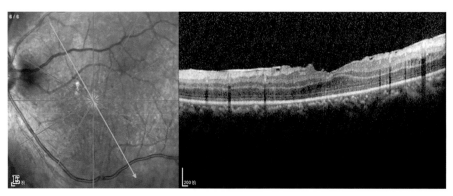

图 8-5-1　视网膜血管增生性肿瘤

A、B. 肿瘤位于颞下周边视网膜，呈边界模糊的黄白色肿物；C、D. FFA 示瘤体在动脉早期肿瘤快速充盈，动脉期和静脉期早期可见清晰的瘤体毛细血管网，晚期瘤体血管明显渗漏，ICGA 晚期瘤体无明显渗漏；E. OCT 示本例黄斑部仅有轻微黄斑前膜的改变。

图点评：VTR 多发生在周边视网膜，有较粗大的滋养动脉，应该与 Coats 病、视网膜毛细血管瘤（VHL）鉴别。Coats 病病灶多发，常位于后极与中周边，伴有较多的脂质渗出，而 VTR 瘤体周围毛细血管扩张，以渗出与瘤体纤维胶质增生为主，因此对于观察 VTR 而言，在造影晚期 ICGA 较 FFA 能更好地显示肿瘤的结构。

（黄　瑶　魏文斌）

参 考 文 献

1. SHUIN T，YAMASAKI I，TAMURA K，et al. Von Hippel-Lindau disease：Molecular pathological basis，clinical criteria，genetic testing，clinical features of tumors and treatment. Jpn J Clin Oncol，2006，36（6）：337-343.

2. SINGH A，SHIELDS J，SHIELDS C. Solitary retinal capillary hemangioma：Hereditary（von Hippel-Lindau disease）or nonhereditary？ Arch Ophthalmol，2001，119（2）：232-234.

3. BRITTNEY S，GREGORY K，ALEKSANDRA R. Swept source OCT angiography of optic nerve head retinal capillary hemangioma. Ophthalmol Retina，2020，4（8）：822.

4. SAGAR P，RAJESH R，SHANMUGAM M，et al. Comparison of optical coherence tomography angiography and fundus fluorescein angiography features of retinal capillary hemangioblastoma. Indian J Ophthalmol，2018，66（6）：872-876.

5. EHLERS N，JENSEN O A. Juxtapapillary retinal hemangioblastoma（angiomatosis retinae）in an infant：Light microscopical and ultrastructural examination. Ultrastruct Pathol，1982，3（4）：325-333.

6. CHAN C C，ATIF B D C，EMILY Y C. Molecular pathology of eyes with von Hippel-Lindau（VHL）disease：A review. Retina，2007，27（1）：1-7.

7. VALERIE K，CYNTHIA K L，JULIE J，et al. Laser photocoagulation for peripheral retinal capillary hemangioblastoma in von Hippel-Lindau disease. Ophthalmol Retina，2017，1（1）：59-67.

8. WONG W T，LIANG K J，HAMMEL K，et al. Intravitreal ranibizumab therapy for retinal capillary hemangioblastoma related to von Hippel-Lindau disease. Ophthalmology，2008，115（11）：1957-1964.

9. CHELALA E，DIRANI A，FADLALLAH A. Intravitreal anti-VEGF injection for the treatment of progressive juxtapapillary retinal capillary hemangioma：A case report and mini review of the literature. Clin Ophthalmol，2013，7：2143-2146.

10. JOSE M C，DANIEL E M，PABLO C，et al. Retinal hemangioblastoma regression after single session of photodynamic therapy. JAMA Ophthalmol，2014，132（5）：559.

11. RODRIGUEZ-COLEMAN H，SPAIDE R F，YANNUZZI L A. Treatment of angiomatous lesions of the retina with photodynamic therapy. Retina，2002，22（2）：228-232.

12. SUH S C，JIN S Y，BAE S H，et al. Retinal capillary hemangioma treated with verteporfin photodynamic therapy and intravitreal triamcinolone acetonide. Korean J Ophthalmol，2007，21（3）：178-184.

13. ZIEMSSEN F，VOELKER M，INHOFFEN W，et al. Combined treatment of a juxtapapillary retinal capillary haemangioma with intravitreal bevacizumab and photodynamic therapy. Eye（Lond），2007，21（8）：1125-1126.

14. FANG-YI T，LING-ING L，SHIH-JEN C，et al. Persistent exudative retinal detachment after photodynamic therapy and intravitreal bevacizumab injection for multiple retinal capillary hemangiomas in a patient with von Hippel-Lindau disease. J Chin Med Assoc，2014，77（1）：52-56.

15. HYEONG M K，KYU H P，SE J W. Massive exudative retinal detachment following photodynamic therapy and intravitreal bevacizumab injection in retinal capillary hemangioma. Indian J Dermatol，2015，29（2）：143-145.

16. RAJA D，BENZ M S，MURRAY T G，et al. Salvage external beam radiotherapy of retinal capillary hemangiomas secondary to von Hippel-Lindau disease. Ophthalmology，2004，111（1）：150-153.

17. MATSUO T O，KENGO H，KOUICHI I，et al. Long-term effect of external beam radiotherapy of optic disc hemangioma in a patient with von Hippel-Lindau disease. Acta Med Okayama，2011，65（2）：135-141.

18. BARCA F，VICINI G，NICOLOSI C，et al. Combined brachytherapy and vitreoretinal surgery for a large retinal capillary hemangioma with exudative retinal detachment. European Journal of Ophthalmology，2021，31（6）：NP75-NP80.

19. IRA S，DINO C，ANNETTE H，et al. Long-term results after proton beam therapy for retinal papillary capillary hemangioma. Am J Ophthalmol，2014，158（2）：381-386.

20. RUMANA N H，SYED H，HO V，et al. Proton beam radiotherapy（PBR）for the treatment of retinal capillary haemangioblastoma stabilises tumour progression but with poor visual outcomes. Eye（Lond），2019，33（7）：1188-1190.

21. JASMINE H F，JASON S S，DAVID H A，et al. Treatment of juxtapapillary hemangioblastoma by intra-arterial（ophthalmic artery）chemotherapy with bevacizumab. Am J Ophthalmol Case Rep，2018，11：49-51.

22. ALBIÑANA V，ESCRIBANO R M J，SOLER I，et al. Repurposing propranolol as a drug for the treatment of retinal haemangioblastomas in von Hippel-Lindau disease. Orphanet J Rare Dis，2017，12（1）：122.

23. GONZÁLEZ-RODRÍGUEZ B，GÓMEZ DE LAS HERAS K V，DANIEL T A，et al. Evaluation of the safety and effectiveness of oral propranolol in patients with von Hippel-Lindau disease and retinal hemangioblastomas：Phase Ⅲ clinical trial. BMJ Open Ophthalmol，2019，4（1）：e000203.

24. 魏文斌，陈积中. 眼底病鉴别诊断学. 北京：人民卫生出版社，2012，244-246.

25. SHIELDS C L，HONAVAR S G，SHIELDS J A，et al. Circumscribed choroidal hem-angioma：Clinical manifestations and factors predictive of visual outcome in 200 consecutive cases. Ophthalmology，2001，108（12）：2237-2248.

26. AUGSBURGER J J，SHIELDS J A，MOFFAT K P. Circumscribed choroidal hemangioma：Long-term visual prognosis. Retina，1981，1（1）：56-61.

27. AREPALLI S，SHIELDS C L，KALIKI S，et al. Diffuse choroidal hemangioma management with plaque radiotherapy in 5 cases. Ophthalmology，2013，120（11）：2358-2359.

28. SHRMAR T，KRISHNAN T，GOPAL L. Transpupillary thermotherapy for circumscribed choroidal hemangioma：clinical

profile and treatment outcome. Ophthalmic Surg Laser Imaging，2011，42（5）：360-368.

29. CHAN R V P，YONEKAWA Y，LANE A M. Proton beam irradiation using a light-field technique for the treatment of choroidal hemangiomas. Ophthalmologica，2010，224（4）：209-216.

30. 史雪辉，魏文斌. 光动力法治疗脉络膜血管瘤的临床分析. 眼科新进展，2010，30（10）：422-425.

31. GASS J D. Cavernous hemangioma of the retina：A neuro-oculocutaneous syndrome. Am J Ophthalmol，1971，71（4）：799-814.

32. HEIMANN H，DAMATO B. Congenital vascular malformations of the retina and choroid. Eye（Lond），2010，24（3）：459-467.

33. SCHWARTZ A C，WEAVER R G JR，BLOOMFIELD R，et al. Cavernous hemangioma of the retina，cutaneous angiomas and intracranial vascular lesion by computed tomography and nuclear magnetic resonance imaging. Am J Ophthalmol，1984，98（4）：483-487.

34. HALLER J A，KNOX D L. Vitrectomy for persistent vitreous hemorrhage from a cavernous hemangioma of the optic disk. Am J Ophthalmol，1993，116（1）：106-107.

35. SAKANO L Y，NEUFELD C R，AIHARA T. Medical monitoring of patient with cavernous hemangioma of the retina and intracranial involvement. American Journal of Ophthalmology Case Reports，2020，17：100602.

36. LYU S，ZHANG M，WANG R K，et al. Analysis of the characteristics of optical coherence tomography angiography for retinal cavernous hemangioma：A case report. Medicine，2018，97（7）：e9940.

37. 李芸. 眼内肿瘤图谱与教程. 北京：人民卫生出版社，2018.

38. SHIELDS C L，SHIELDS J A，BARRETT J. Vasoproliferative tumors of the ocular fundus：Classification and clinical manifestations in 103 patients. Archives of Ophthalmology，1995，113（5）：615-623.

39. SHIELDS C L，KALIKI S，AL-DAHMASH S A，et al. Retinal vasoproliferative tumors：comparative clinical features of primary vs secondary tumors in 334 cases. Arch Ophthalmol，2012，131（3）：328-334.

40. IRVINE F，O'DONNELL N，KEMP E，et al. Retinal vasoproliferative tumors：Surgical management and histological findings. Arch Ophthalmol，2000，118（4）：563-569.

41. CHAN R P，LAI T Y. Photodynamic therapy with verteporfin for vasoproliferative tumour of the retina. Acta Ophthalmol，2010，88（6）：711-712.

42. 杨丽红，王光璐，田蓓，等. 视网膜血管瘤样增生的眼底影像特征. 中华眼底病杂志，2011，27（6）：584-586.

第九章

全身性疾病与视网膜血管病

第一节　糖尿病性视网膜病变概论

糖尿病性视网膜病变（diabetic retinopathy，DR）是由糖尿病引起的视网膜损害的一种并发症，是 40 岁以上人群主要的致盲眼病之一，DR 的发生率及严重程度与糖尿病病程及病情轻重具有直接关系。

早期 DR 患者可无自觉症状，随病情进展，可出现视力下降、视物变形、眼前黑影飘动等症状。传统观点认为 DR 的病理生理主要为视网膜微血管疾病，目前 DR 的诊断和分类主要依赖于眼底检查观察到的视网膜微血管病变。既往国内及国际上均根据不同时期微血管病变的表现做了相应分期，目前较被广泛应用的是 2016 年美国眼科学会提出的标准。根据是否出现视网膜新生血管，将 DR 分为非增殖性糖尿病性视网膜病变（nonproliferative diabetic retinopathy，NPDR）（图 9-1-1）和增殖性糖尿病性视网膜病变（proliferative diabetic retinopathy，PDR）。NPDR 中又做了轻、中、重等不同程度的划分（表 9-1-1）。

越来越多的研究表明，DR 是一种复杂的神经血管疾病，不仅影响血管结构，还影响视网膜的神经组织。除了基底膜增厚、周细胞丢失、微动脉瘤形成、血 - 视网膜屏障破坏等熟悉的微血管病理，DR 中还发现存在视网膜神经节细胞和无长突细胞丢失等神经变性性改变，星形胶质细胞和 Müller 细胞活化的反应性胶质细胞增生，炎性细胞因子和小胶质细胞活化等免疫炎症证据，视网膜神经血管单元的功能障碍在 DR 的发生发展中也起到了重要作用。

表 9-1-1　2016 年美国眼科学会 DR 分期

病变严重水平	散瞳后检眼镜下所见
无明显 DR	无异常
轻度 NPDR	仅有微血管瘤
中度 NPDR	不仅有微血管瘤，可合并点状或片状视网膜出血，硬渗出物，棉絮斑等，但程度轻于重度 NPDR
重度 NPDR	下列各项（4-2-1 法则）中任何一项，以及没有 PDR 表现： ◇ 在四个象限中每个象限均有严重的视网膜内出血及微血管瘤； ◇ 在两个或更多象限中有明确的静脉串珠样改变； ◇ 在一个或多个象限中有中度视网膜内微血管病变（IRMA）
PDR	具有下列两项中一项或两项： ◇ 视网膜新生血管形成； ◇ 玻璃体积血 / 视网膜前出血 / 纤维增殖膜 / 牵拉性视网膜脱离
IRMA: intraretinal microvascular abnormalities，视网膜内微血管异常。	

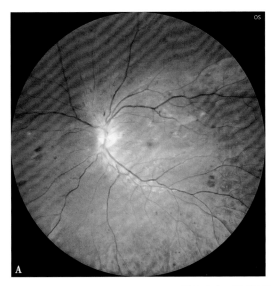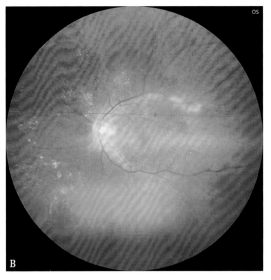

图 9-1-1　重度 NPDR 眼底广角彩照
A. 在四个象限中每个象限均有严重的视网膜内出血；B. 鼻上、鼻下象限可见 IRMA。

图点评：广角眼底彩色照相或眼底彩色照相拼图可以根据 4-2-1 法则来判断非增殖期 DR。

DR 是可防、可控、可避免致盲眼病中的首位疾病。早期诊断、有效治疗对延缓病变进展、减少视力丧失至关重要。所以对糖尿病患者进行定期眼底检查，控制血糖、血脂、血压是防治 DR 发生及进展的基础手段。目前临床上对于 DR 的治疗主要集中在视网膜微血管病变，比如玻璃体腔内注射抗 VEGF 药物为糖尿病性黄斑水肿（DME）的一线治疗方案，应用抗 VEGF 药物治疗 3 个月仍无应答的患者，可改用玻璃体腔注射糖皮质激素缓释剂治疗。重度 NPDR、轻度 PDR 和较严重的 DME 患者须根据病情选择局部或全视网膜激光光凝治疗。严重的玻璃体积血、牵拉性视网膜脱离患者须选择玻璃体切除手术。随着对 DR 发病机制进一步深入的理解，多种新的侧重于神经血管单元的成分及其相互作用的治疗方法，例如神经营养因子、抗氧化剂、抗炎剂、细胞替代物等，已经在动物模型和临床试验中证明了对视网膜功能和结构的保护作用，有望在未来为 DR 的治疗提供新的策略。

第二节　非增殖性糖尿病性视网膜病变

■ 临床表现

NPDR 早期眼部无自觉症状，随病情进展可有不同程度的视力下降或视物变形等。眼底可见多种视网膜血管异常性病变并存，包括微动脉瘤、点状出血、硬性渗出、黄斑水肿、棉绒斑、静脉串珠样改变（venous beading，VB）、视网膜内微血管异常（intraretinal microvascular abnormalities，IRMA）。在临床上，一些细微的病变容易在直接检眼镜下被忽略，而 FFA 能发现检眼镜不能查见的病变，如微血管瘤，呈点状强荧光；并且对于 IRMA 也更为敏感，常常显示为毛细血管无灌注区周围迂曲扩张的微小血管，但并不伴有明显的荧光素渗漏。

■ "4-2-1"法则的临床意义

重度 NPDR 诊断要点中静脉串珠样改变（VB）和视网膜内微血管异常（IRMA）是重要的两个判断指标。其中，VB 是视网膜慢性缺血的反应，随着糖尿病的进展，周细胞的凋亡和基底膜的增厚导致 VB 形成。但国内的一项研究中纳入了近 2 000 例 NPDR 的患者，发现仅仅只有 2.1% 的重度 NPDR 具有两处或更多象限的 VB 改变，而 PDR 的患者该比例更高，因此，对于 VB 是否作为国人重度 NPDR 的分类指标尚值得商榷；重度 NPDR 中 IRMA 是另外一个典型的表现，常出现在毛细血管闭塞区周围，表现为视网膜内血管迂曲，管径粗细不一，其出现在重度 NPDR 的比例超过半数，远远大于 VB 的比例；另外，有研究证明 IRMA 是视网膜新生血管发生的潜在危险因素。

　　典型病例 1：患者，男，55 岁，发现糖尿病 5 年，要求检查眼底。眼科检查：右眼视力 1.0，左眼视力 1.0，双眼前节正常，眼底后极部视网膜可见数个微血管瘤。FFA 显示数个微血管瘤性点状强荧光（图 9-2-1）。诊断：双眼轻度非增殖性糖尿病性视网膜病变。

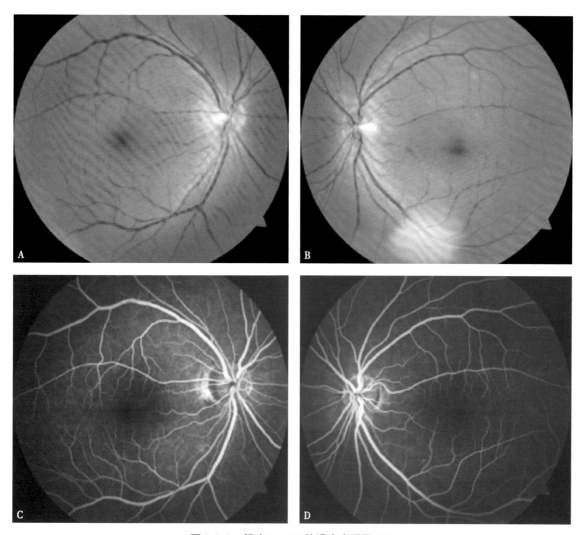

图 9-2-1　轻度 NPDR 的眼底彩照及 FFA

A、B. 后极部视网膜可见数个微血管瘤，其他象限均未见明显病灶；C、D. FFA 显示后极部数个微血管瘤性点状强荧光，其他象限均未见明显异常荧光。

　　图点评：眼底彩照对微血管瘤的显示不如 FFA 敏感，由于彩照背景偏红，对微血管瘤的对比度低。该病例仅在后极部可见数个微血管瘤，根据 4-2-1 法则，属于轻度 NPDR，可继续监控血糖，定期随访。

　　典型病例 2：患者，女，52 岁，发现糖尿病 8 年，要求检查眼底。眼科检查：右眼视力 0.8，左眼视力 0.6，双眼前节正常，眼底后极部视网膜可见散在斑片状出血和少量黄白色渗出。FFA 早期显示散在微血管瘤性点状强荧光和斑片状出血性遮蔽荧光。FFA 晚期微血管瘤轻度渗漏，黄斑区未见明显染料积存（图 9-2-2）。诊断：双眼中度非增殖性糖尿病性视网膜病变。

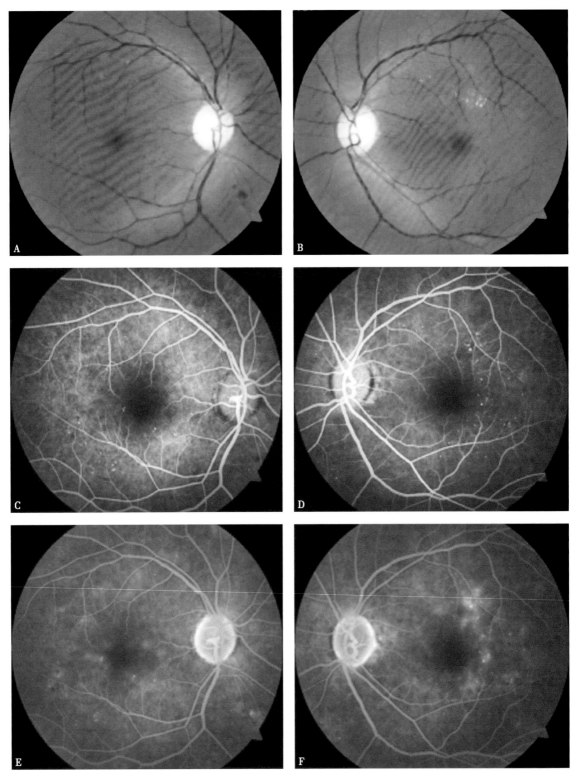

图 9-2-2　中度 NPDR 的眼底彩照及 FFA

A、B. 后极部视网膜可见散在斑片状出血和少量黄白色渗出；C、D. FFA 早期显示散在微血管瘤性点状强荧光和斑片状出血性遮蔽荧光；E、F. FFA 晚期微血管瘤轻度渗漏，黄斑区未见明显染料积存。

图点评：渗出在眼底彩照中清晰可见，但在FFA中却不显示，由于渗出多位于内层视网膜，且渗出多为脂质、蛋白成分，对荧光遮蔽效应低。微血管瘤的轻渗漏未引起黄斑水肿，说明此时毛细血管内屏障还未遭到明显破坏。该病例可见散在微血管瘤和渗出，比前一个病例明显增多，但尚未分布在所有象限，而且未见VB和IRMA等表现，根据4-2-1法则，属于中度NPDR，可给予改善微循环药物，例如羟苯磺酸钙口服治疗，继续监控血糖，加强随访。

典型病例3：患者，男，69岁，因双眼视力逐渐下降1年余就诊。眼科检查：右眼视力0.1，左眼视力0.05，双眼前节正常，眼底后极部视网膜可见多发散在斑片状出血及大片黄白色渗出，周边部视网膜可见多发散在棉绒斑。FFA早期显示大量微血管瘤性点状强荧光和斑片状出血性遮蔽荧光，周边部视网膜可见大片无灌注区，VB、IRMA形成。FFA晚期可见视网膜弥漫性染料渗漏，黄斑区呈花瓣样强荧光（图9-2-3）。诊断：双眼重度非增殖性糖尿病性视网膜病变。

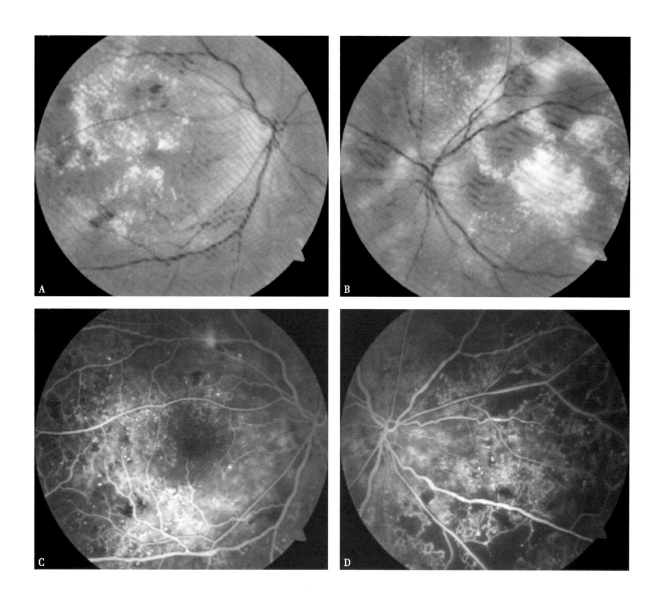

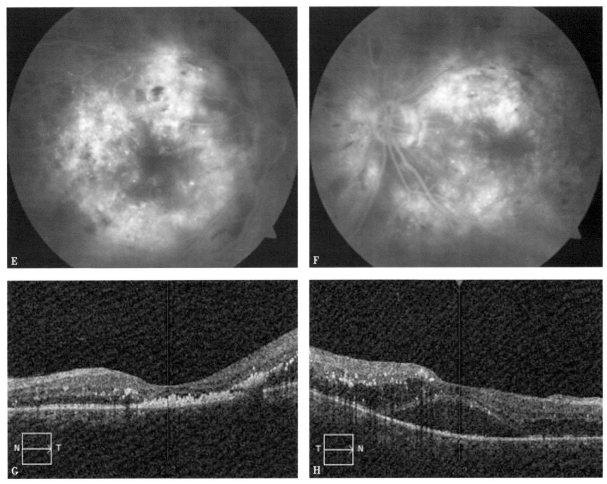

图 9-2-3 重度 NPDR 的眼底彩照、FFA 及 OCT

A、B. 后极部视网膜可见多发散在斑片状出血及大片黄白色渗出，周边部视网膜可见多发散在棉绒斑；C、D. FFA 早期显示大量微血管瘤性点状强荧光和斑片状出血性遮蔽荧光，周边部视网膜可见大片无灌注区，VB、IRMA 形成；E、F. FFA 晚期可见视网膜弥漫性染料渗漏，黄斑区呈花瓣样强荧光；G. OCT 可见右眼黄斑区光感受器层大量纤维素性渗出沉积，其旁视网膜明显水肿增厚；H. OCT 可见左眼视网膜水肿增厚，黄斑区神经上皮脱离。

图点评：VB 及 IRMA 多位于无灌注区边缘，由于无灌注区周边缺血、缺氧情况严重，毛细血管扩张明显，容易形成 VB 和 IRMA。晚期黄斑区染料呈花瓣样积存，由于黄斑区 Henle 纤维呈放射状分布，所以渗出液在此处呈囊样水肿。该病例在不同象限均可见 VB，也可见 IRMA，但尚未形成新生血管，根据 4-2-1 法则，属于重度 NPDR 和重度 DME，首选玻璃体腔内注射抗 VEGF 药物治疗。目前研究表明，对于 DME 患者，最初 3 个月规律地使用抗 VEGF 药物（每个月注射 1 针，负荷期治疗），可明显减少后续年平均注药次数。该患者周边视网膜存在大片无灌注区，为避免加重视网膜缺血缺氧，同时需要联合全视网膜激光光凝术，根据患者耐受情况，可分 2～4 次进行，并且需要密切随访。

（叶佰康 吉宇莹）

第三节 增殖性糖尿病性视网膜病变

DR 是糖尿病眼部严重并发症之一。临床将无视网膜新生血管形成的 DR 称为非增殖性糖尿病性视网膜病变（non-proliferative diabetic retinopathy，NPDR）（或称单纯型或背景型），而将有视网膜新生血管形成的 DR 称为增殖性糖尿病性视网膜病变（proliferative diabetic retinopathy，PDR）。在 PDR 病变中，视网膜缺血缺氧刺激新生血管生长、纤维增生。新生血管也可长入玻璃体，引起玻璃体积血。严重者可导致牵拉性视网膜脱离。

■ PDR 广角荧光素眼底血管造影

FFA 可显示 DR 微动脉瘤，无灌注区，黄斑水肿和新生血管形成。DR 视网膜无灌注区一般都发生在中周部和远周边视网膜，有研究报道，超广角荧光素眼底血管造影（ultra-widefield fluorescein angiography，UWF-FFA）发现 UWFA 包含的视网膜面积是 ETDRS 标准 7 视野视网膜面积的 3.2 倍，视网膜无灌注区的 3.9 倍。另一项研究表明，与使用传统数字采集系统的 FFA 相比，UWFA 成像范围明显扩大，并显示出更多的局部缺血。有 PDR 的糖尿病患者通常在 UWFA 上可看到大量新生血管形成和周边无灌注区。依据传统 FFA 接受激光治疗。通常大多数患者无灌注区都位于 ETDRS 标准 7 视野之内。在 UWFA 的基础上，可以进一步对未治疗的周围缺血区域进行充分 PRP。研究发现部分糖尿病患者的 ETDRS 标准 7 视野 FFA 检查正常，但在 UWFA 上发现 DR，表明 UWFA 可以使我们诊断出以前由标准 FFA 检查漏诊的 DR 病变。与 ETDRS 标准 7 视野成像相比，UWFA 表现出更多的异常，可以显著改变对视网膜病变程度的定性评估。

如传统 FFA 检查所指出的那样，远周边部视网膜无灌注与新生血管形成有关，与之相比，UWFA 可以更好地显示周边视网膜血管渗漏及远中周部视网膜无灌注及视网膜缺血，评估视网膜缺血指数（ischemic index，ISI）。故 UWFA 有助于识别尚未发展为新生血管或黄斑水肿但风险较高的患者。与传统的 FFA 检查成像方法相比，这些患者可能需要更频繁的随访。

典型病例 1：患者，男，61 岁，因右眼前黑影飘动数周就诊。既往高血压病史和糖尿病病史多年。眼科检查：右眼视力 0.4，左眼视力 0.1，双眼轻度白内障，右眼玻璃体腔见较多积血，左眼视盘水肿，盘沿见线状出血，双眼视网膜见较多小片状出血，左眼视网膜见较多硬性渗出（图 9-3-1）。

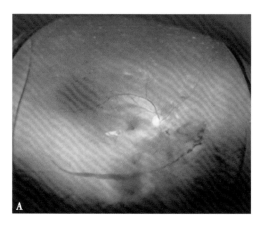
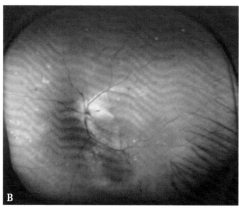

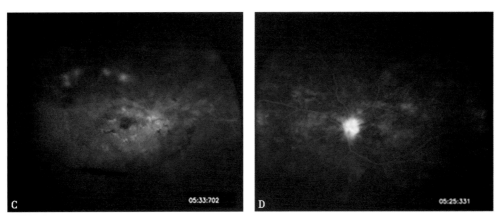

图 9-3-1 PDR 眼底超广角彩照及 FFA

A. 右眼超广角眼底彩照，玻璃体腔见较多积血，视网膜面见较多小片状出血，视盘水肿，盘沿见线状出血；B. 左眼超广角眼底彩照，视盘水肿，盘沿见线状出血，视网膜见较多硬性渗出；C. 右眼 UWFA 示下方视网膜荧光遮蔽，上方视网膜见多处新生血管；D. 左眼 UWFA 示视盘强荧光，视网膜弥漫性渗漏，未见新生血管。

图点评：本例患者右眼为典型 PDR 改变，左眼因糖尿病性视神经病变而视力下降更明显。右眼下方玻璃体积血，治疗建议右眼微创玻璃体切除手术治疗。术中联合视网膜光凝治疗。

典型病例 2：患者，女，64 岁，因右眼视力下降 3 周就诊。既往高血压病史和糖尿病病史多年，血糖控制较差。眼科检查：右眼视力 0.4，左眼视力 0.6，双眼轻度白内障，双眼视网膜见大量小片状出血，右眼黄斑区少许硬性渗出（图 9-3-2）。

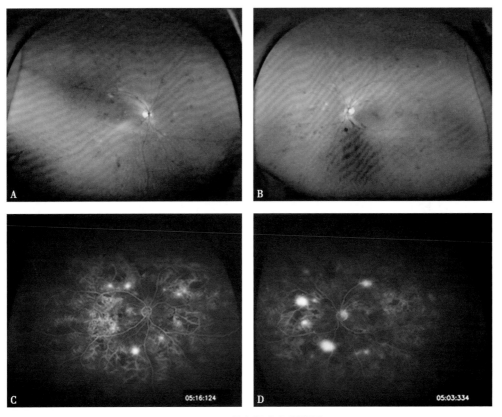

图 9-3-2 PDR 眼底超广角彩照及 FFA

A. 右眼超广角眼底彩照，视网膜见大量小片状出血，黄斑区少许硬性渗出；B. 左眼超广角眼底彩照，视网膜见大量小片状出血；C. 右眼 UWFA 示中周部视网膜多处新生血管；D. 左眼 UWFA 示中周部视网膜多处新生血管。

　　图点评：PDR 常发生于糖尿病病史较长、血糖控制欠佳患者。本例患者为临床常见的 PDR，因双眼黄斑水肿不明显，故视力下降较轻，但 UWFA 示多处视网膜新生血管，治疗建议玻璃体腔注射抗 VEGF 药物联合选择性视网膜激光光凝治疗。因无黄斑水肿可推迟进行 PRP 激光治疗。

　　典型病例 3：患者，男，58 岁，因双眼视力下降数月就诊。既往高血压病史和糖尿病病史多年，血糖与血压控制较差。眼科检查：右眼视力 0.2，左眼视力 0.25，双眼轻度白内障，双眼视网膜中周部见较多小片状出血，双眼黄斑区见较多硬性渗出（图 9-3-3）。

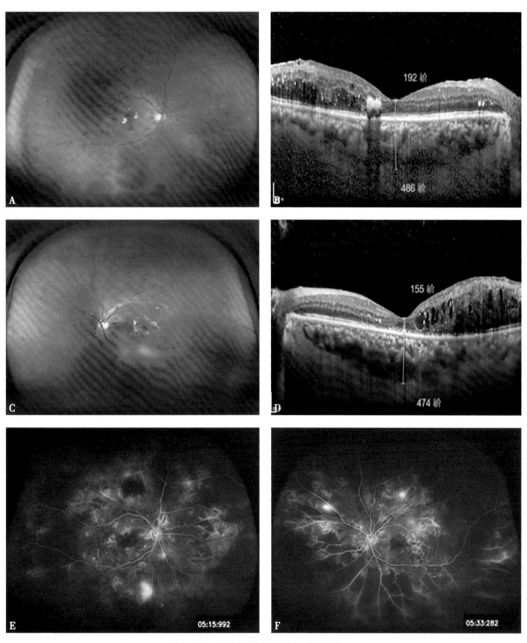

图 9-3-3　PDR 眼底超广角彩照及 FFA

A. 右眼超广角眼底彩照，视网膜见较多小片状出血，黄斑区较多硬性渗出；B. 右眼 OCT，黄斑区视网膜神经上皮层见较多低反射囊腔及高反射颗粒；C. 左眼超广角眼底彩照，视网膜见较多小片状出血，黄斑区较多硬性渗出；D. 左眼 OCT，黄斑区视网膜神经上皮层见较多低反射囊腔及高反射颗粒；E. 右眼 UWFA 示下方视网膜新生血管，中周部视网膜弥漫性荧光渗漏，黄斑区荧光积存；F. 左眼 UWFA 示视网膜 2 处新生血管，中周部视网膜弥漫性荧光渗漏，下方视网膜见大片无灌注区。

　　图点评：本例患者为 PDR 合并双眼黄斑水肿，故双眼视力均下降，结合 UWFA 示视网膜新生血管，建议行玻璃体腔注射抗 VEGF 药物联合视网膜激光光凝治疗，观察黄斑水肿的消退选择是否延迟 PRP 治疗。

　　典型病例 4：患者，女，43 岁，因左眼前黑影飘动 2 个月就诊。既往诊断双眼 PDR，半年前双眼行全视网膜光凝治疗。眼科检查：右眼视力 0.05，左眼视力 0.6，双眼前节正常，左眼玻璃体较多积血，膜增殖，下方玻璃体积血机化。双眼视网膜中周部见大量光凝斑，左眼黄斑区见少许硬性渗出（图 9-3-4）。

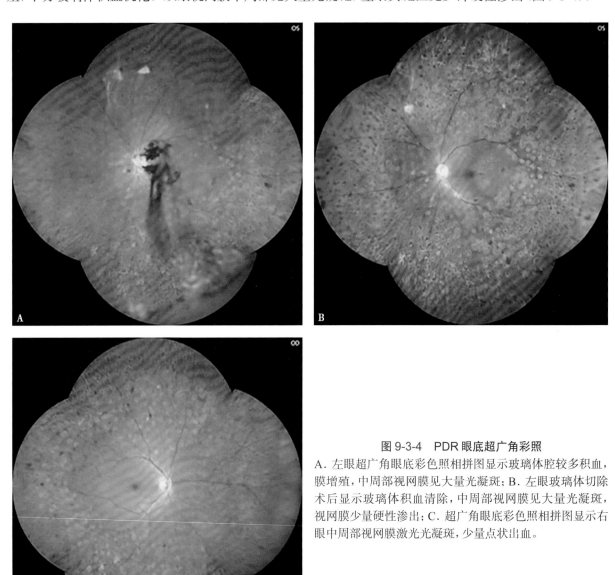

图 9-3-4　PDR 眼底超广角彩照
A. 左眼超广角眼底彩色照相拼图显示玻璃体腔较多积血，膜增殖，中周部视网膜见大量光凝斑；B. 左眼玻璃体切除术后显示玻璃体积血清除，中周部视网膜见大量光凝斑，视网膜少量硬性渗出；C. 超广角眼底彩色照相拼图显示右眼中周部视网膜激光光凝斑，少量点状出血。

　　图点评：由于本例 PDR 曾进行双眼全视网膜光凝，故左眼玻璃体积血增殖膜较少，进行玻璃体切除手术前没有进行玻璃体腔注射抗 VEGF 药物，术毕无须进行玻璃体填充，术后视力恢复较好。

（叶佰康　刘　兵　李明翰　陈青山）

第四节 眼缺血综合征

■ 概述

眼缺血综合征(ocular ischemia syndrome,OIS)是由于颈动脉狭窄或闭塞引起的眼部低灌注所致的一种罕见的疾病,被认为是伴随颈动脉闭塞性疾病的眼部症状和体征。

■ 流行病学特点

OIS 的发病率约为 0.75/100 000,大约 90% 的 OIS 伴有同侧颈总动脉或颈内动脉狭窄,侧支循环不健全。其他原因包括颈动脉瘤、巨细胞动脉炎、纤维血管发育不良、大动脉炎、主动脉弓综合征、白塞病、玻璃腔体内注射抗血管内皮生长因子(vascular endothelial growth factor,VEGF)和鼻咽癌放疗后的并发症。

■ 临床表现

主要表现为视力减退、眼眶疼痛、视野缺损。眼前节缺血综合征包括虹膜新生血管、新生血管性青光眼、虹膜睫状体炎、不对称白内障、虹膜萎缩等。眼后节缺血综合征具有特征性,如视网膜动脉狭窄、黄斑周围毛细血管扩张、视网膜静脉扩张、视网膜中周部出血、微动脉瘤、视盘和视网膜新生血管、樱桃红斑、棉绒斑、玻璃体积血和正常眼压性青光眼。

■ 诊断

FFA 显示视网膜及脉络膜血管灌注不良;虹膜和角膜新生血管;波动性视力减退,黑矇和 / 或逐渐或突然的视力丧失史;颈动脉狭窄或闭塞;除外其他潜在新生血管的原因,如缺血性视网膜中央静脉阻塞、糖尿病性视网膜病变、葡萄膜炎、视网膜脱离等。

■ 鉴别诊断

OIS 应注意与糖尿病性视网膜病变和视网膜中央静脉阻塞鉴别。OIS 不同于视网膜中央静脉阻塞,OIS FFA 显示视网膜静脉管壁荧光素渗漏,但不出现静脉血管迂曲,很少出现视网膜动脉搏动;OIS 视网膜内出血比糖尿病性视网膜病变少,硬性渗出较少。

■ 治疗建议

眼科治疗中最重要的是控制 OIS 并发症,特别是与视力丧失相关的风险最高的眼后段并发症。全视网膜光凝(PRP)减少视网膜的耗氧量,降低新生血管性青光眼和眼内出血的发生率。

在新生血管性青光眼的早期,首选降眼压药物控制眼压,如 β 受体阻滞剂、α_2 受体激动剂或口服碳酸氢酶抑制剂。由于新生血管同时伴有炎性反应,避免应用前列腺素类降眼压药物。降眼压药物治疗无效患者可选择激光小梁成形术、小梁切除术或前房置管术。

颈动脉内膜剥脱术(carotid endarterectomy)或颈动脉支架置入术是治疗颈动脉狭窄的有效方法,恢复眼球内的正常血流,可以稳定或提高视力,尤其是在虹膜新生血管形成和继发性青光眼发生之前。

由于 OIS 伴有心血管、神经血管病变,早期多学科联合评估神经血管功能非常重要。

典型病例:患者,男性,63 岁,因右眼视力减退 50 天入院。眼科检查:右眼视力 0.8,左眼视力 1.0,右眼前节检查正常,视野检查上方视野缺损;广角眼底照相颞下静脉远端小片状出血,视网膜动脉变细。

OCT 检查：黄斑下方视网膜内层变薄，各层结构清晰。FFA 检查：臂 - 视网膜循环时间延迟，视网膜颞下分支荧光素充盈不良；动静脉期地图样脉络膜背景弱荧光；FFA 晚期周边视网膜低灌注，动脉荧光素充盈时间延长，脉络膜背景弱荧光。头颈部 CTA 检查左侧颈内动脉闭塞（图 9-4-1）。诊断：左眼眼缺血综合征，左侧颈内动脉闭塞，糖尿病，高血压病。

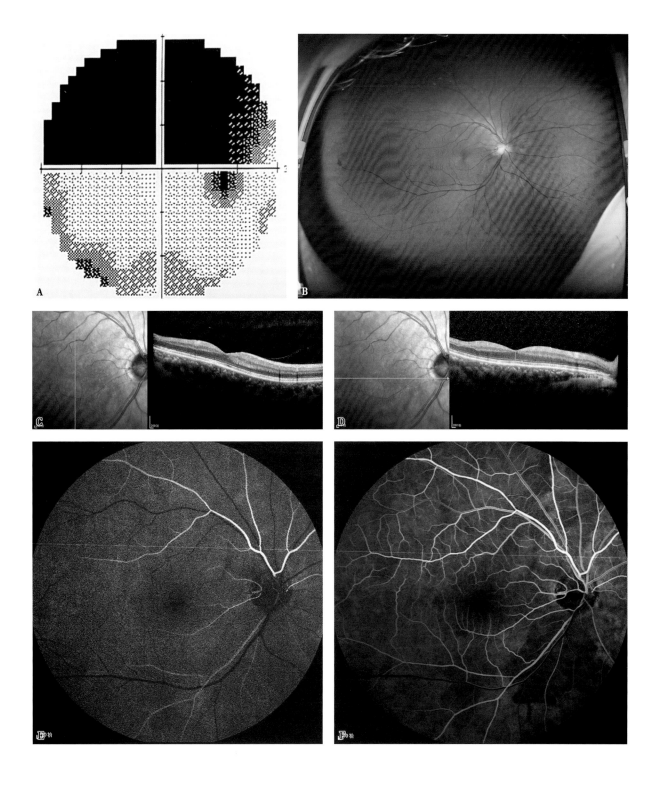

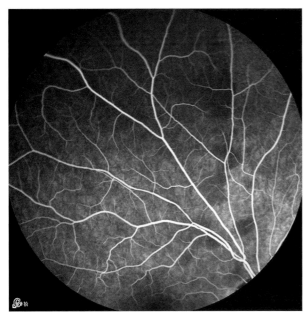
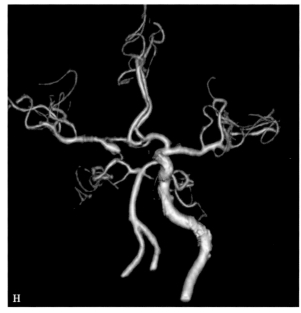

图 9-4-1 典型 OIS 患者视野、眼底共焦激光扫描照相、OCT、FFA、CTA 像

A. 视野检查右眼上半视野缺损；B. 颞下静脉远端小片状出血，视网膜动脉变细；C、D. OCT 检查：黄斑下方视网膜内层变薄，解剖结构清晰；E. FFA 检查臂 - 视网膜循环时间延迟，视网膜颞下分支荧光素充盈不良；F. FFA 动静脉期地图样脉络膜背景弱荧光；G. FFA 晚期周边视网膜低灌注，动脉荧光素充盈时间延长，脉络膜背景弱荧光；H. 头颈部 CTA 检查左侧颈内动脉闭塞。

图点评：本例 OIS 患者主要特点为右眼视力减退作为颈内动脉闭塞的首发症状，主要的发病机制是颈内动脉闭塞后通过前后交通动脉、颈外动脉等侧支循环吻合血管向眼动脉代偿供血，没有急性视网膜中央动脉阻塞的典型症状，但眼动脉血流灌注降低，慢性缺血导致视网膜萎缩，FFA 显示视网膜荧光素充盈缓慢，脉络膜背景弱荧光。对于中老年人群，伴有高血压、糖尿病等动脉粥样硬化危险因素的个体，应注意颈动脉狭窄、闭塞后的眼缺血综合征。

（雷　涛　王润生）

第五节　高血压性视网膜病变与视网膜脂血症

● **高血压性视网膜病变概述**

高血压是导致严重发病率和死亡率的许多全身性疾病的危险因素。世界卫生组织将高血压定义为收缩压大于 140mmHg 和 / 或舒张压大于 90mmHg，高血压可以通过几种方式影响眼睛，包括视网膜病、脉络膜病变和视神经病变的发展，高血压最常见的眼部表现是高血压性视网膜病变。高血压性视网膜病变（hypertensive retinopathy，HR），视网膜是高血压的靶器官损害之一，原发性高血压患者 70% 以上有不同程度的视网膜病变，与年龄、血压升高的程度、疾病长短有关。HR 患者在临床上常极易被忽略，典型表现有视网膜出血、脂质渗出、动静脉交叉压迫症等，严重者可发生视盘水肿。

（1）血管的改变：弥漫视网膜小动脉缩窄是 HR 病变的特点，正常人动静脉比例为 2∶3，HR 发生后可变为 1∶3 或 1∶4。血压持续升高后，血管发生器质性改变形成硬化，管壁增厚、血管狭窄，动脉反光增强，血管呈白色闪亮反光，称为"银丝征"。HR 还会伴随不同程度的血管形态改变，特别是黄斑区小动脉呈螺旋状走形,这是 HR 的特征表现之一。

(2)动静脉交叉征(arteriovenous nicking,AVN)的出现:AVN 是长期高血压患者的一项特征性改变。静脉在动脉之下受压和隐蔽呈梭形,称为 Gunn 征,静脉受压后出现偏移弯曲呈 S 或 Z 形,称为 Salus 征。

(3)血-视网膜屏障的破裂:血-视网膜屏障的破裂多见于急进型高血压患者,好发于视网膜后极部,由于血压骤然升高,血管内皮调节失控,以及炎症因子的作用,血浆、脂肪及血液其他有形成分由血管进入视网膜,造成出血、脂肪渗出、浆液性渗漏、水肿、微血管瘤和新生血管的形成。

■ HR 的临床分级

HR 并无特异诊断标准,临床上可根据眼底照相或检眼镜下的血管表现进行分级。目前仍沿用基-瓦-巴(Keith-Wagener-Barker)三氏分类法的分级标准。Ⅰ级:视网膜小动脉轻度变细、小动脉管径均匀、动脉反光带增宽和有静脉隐蔽现象;Ⅱ级:动脉硬化加重、小动脉普遍或局限性狭窄、局部管径不规则、呈铜丝或者银丝状、动脉交叉处出现 Gunn 征或 Salus 征;Ⅲ级:弥漫小动脉明显狭窄及管径不规则、合并视网膜出血、渗出及棉絮状斑;Ⅳ级:在Ⅲ级改变的基础上,合并视乳头水肿和视网膜水肿(图 9-5-1)。

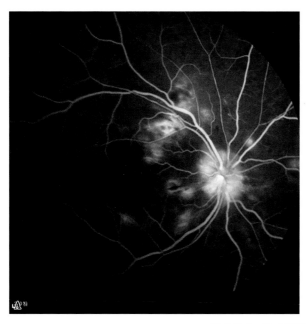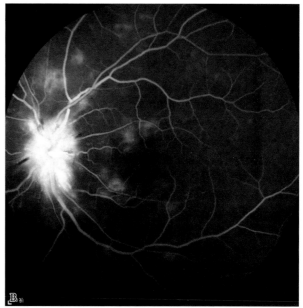

图 9-5-1　高血压视网膜病变Ⅳ级 FFA

A、B. FFA 造影晚期显示视盘表面毛细血管扩张,荧光素渗漏,染色,视盘旁视网膜毛细血管扩张,荧光素渗漏,可见小片视网膜无灌注区遮蔽荧光。

图点评:基-瓦-巴分类法是基于眼底彩色照相的分类方法。FFA 可以动态观察不同分级的视网膜病变的循环状态,OCTA 可以更好显示视盘毛细血管的扩张状态,炫彩成像技术的伪彩色图可以立体感显示 HR 特征。但 FFA 与 OCTA 鉴别视网膜棉绒斑与无灌注区相对困难。Wong 和 Mitchell 在 2004 年提出了一个简化的分级标准。轻度,以下 1 种或多种体征:全身性小动脉狭窄、局部小动脉狭窄、动静脉切迹、小动脉壁混浊。中度,以下 1 种或者多种特征:视网膜出血(斑点状、点状、火焰状)、微动脉瘤、棉絮状斑点、硬渗出物。重度,中度视网膜病变+视盘肿胀。

● 视网膜脂血症概述

　　视网膜脂血症（Lipemia retinalis，LR）是指不同原因产生的血中全部脂质增高即高脂血症时视网膜血管的表现。病理性高脂血症以致血清呈乳糜状，使视网膜血管失去正常红色，呈奶油状乳白色或鲑鱼色。视网膜脂血症是一种比较少见的疾病，一般患者视力无改变，或有轻度视力减退。由于脂肪代谢或转运异常使血浆中一种或者几种脂质高于正常称为高脂血症。高脂血症很常见，但视网膜脂血症并不多见。多数研究表明视网膜脂血症主要是血中高甘油三酯引起，当血中脂肪量过度增加，超过 3.5% 时，眼底出现特殊表现，称为视网膜脂血。发生视网膜脂血症时，甘油三酯可以升高到 2 000～2 500mg/dL，当血中脂肪<2.5% 以下，眼底可恢复。

■ 临床表现

　　检查眼底可见视网膜颜色依据血中脂肪成分的多少而不同，可呈橙色、黄色、奶油色、巧克力色、鲑鱼色。视网膜血管的改变尤为明显，动静脉颜色难分，呈扁平状，血管反光消失，只能用管径大小来分辨视网膜动脉或静脉血管，视盘多正常或类似血管颜色的改变。

■ HR 与视网膜脂血症的治疗建议

　　HR 治疗首先须心血管内科治疗高血压，尤其达到Ⅳ级的 HR 要尽快降低血压，血压下降后，眼底出血与渗出会吸收，视力一般也恢复良好。HR 造成视网膜无灌注，黄斑水肿甚至视网膜新生血管，可以选择使用视网膜光凝或玻璃体腔注射抗 VEGF 药物。视网膜脂血症的治疗主要是针对高血脂的治疗，首先控制脂类食物的摄入，应用降脂药物或血浆滤过法去除血浆中的低密度脂蛋白（low density lipoprotein，LDL）。研究表明高血压的治疗可以逆转视网膜病变的变化。动物实验和临床研究表明视网膜病症状随着血压的控制而消退。然而，HR 的消退是否伴随心血管风险的降低仍不确定。HR 的出现提示心血管病危险性的增加，建议将眼底筛查作为对高危患者分级的常规检查。

　　典型病例 1：患者，女，52 岁，自诉视物不清 1 个月求诊。高血压病史 5 年，口服降压药。眼科检查：双眼视力 1.0，眼前节正常，眼底见视盘边清色正，视网膜动静脉比例 1:3，血管走行迂曲，视网膜可见棉绒斑及少许出血灶，FFA 显示视网膜血管荧光迂曲充盈，可见小片状毛细血管无灌注及出血性遮蔽荧光，视盘荧光正常（图 9-5-2）。诊断：高血压性视网膜病变。

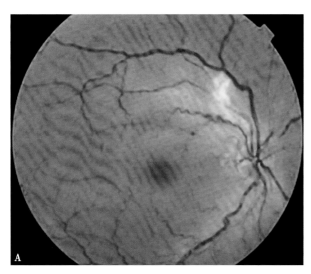
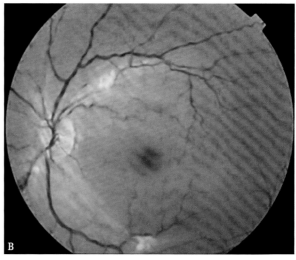

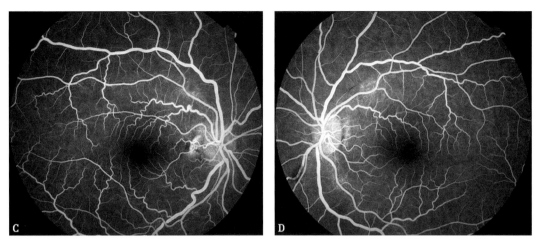

图 9-5-2 HR 眼底彩色照相、FFA

A. 右眼眼底彩色照相；B. 左眼眼底彩色照相；C. 右眼 FFA 动脉细，静脉及黄斑小血管迂曲；D. 左眼 FFA 同右眼。

图点评：因高血压导致弥漫视网膜的动脉缩窄，视网膜动静脉管径比例明显异常，本病例除眼底可见视网膜出血、棉绒斑外，还伴随不同程度的血管形态改变，特别是黄斑区的血管呈螺旋状走行，这是 HR 的特征表现之一。

典型病例 2：患者，男，32 岁，因双眼视力下降 1 周就诊。右眼裸眼视力 0.2；左眼裸眼视力 0.2。诊断：高血压视网膜病变Ⅳ级（图 9-5-3）。

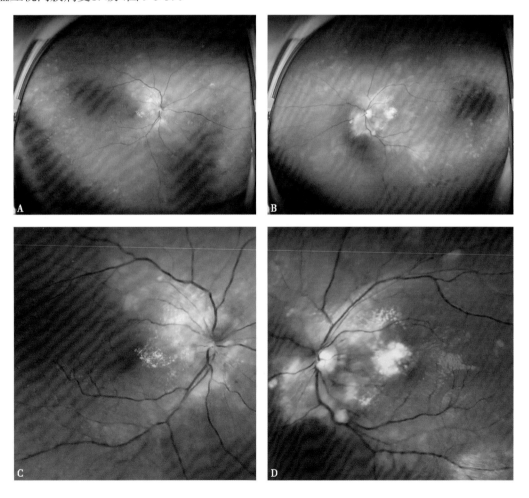

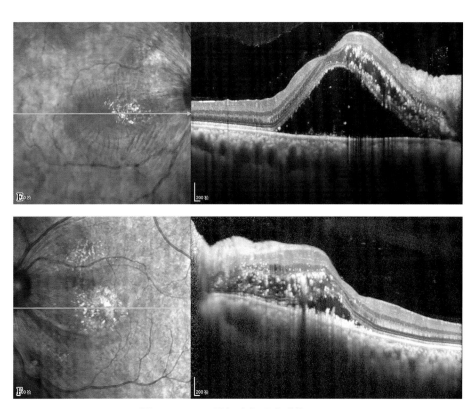

图 9-5-3　HR Ⅳ级广角眼底成像、OCT

A、B. 200°超广角眼底彩图示视盘水肿,视网膜黄斑区可见星芒状渗出,动脉纤细,A/V=1:3,交叉征(+);C、D. 黄斑区可见点片状白色渗出;E. 右眼 OCT 示神经上皮层层间可见点状高反射及积液暗区,神经上皮层呈局限性隆起,下方积液暗区;F. 左眼 OCT 示神经上皮层层间可见点状高反射及积液暗区,神经上皮层呈局限性隆起,下方积液暗区。

图点评:综合患者的病史和影像检查,确诊高血压视网膜病变Ⅳ期。

典型病例 3:患者,男性,43 岁,因近期血糖偏高到眼科做常规眼底检查,体型偏胖,否认高血压病史。眼底检查:双眼视力 1.0,眼前节正常,眼底检查见双眼视盘边清色偏红,视网膜呈橙红色,未见有渗出,视网膜动静脉血管反光消失,颜色呈鲑鱼色,难以分辨动脉或静脉,血管行走正常。FFA 提示双眼仅见右眼黄斑部数个点状瘤性强荧光外,余未发现有异常荧光改变(图 9-5-4)。

患者最近血糖、血脂检查情况:血糖 6.5mmol/L,总胆固醇 16.92mmol/L,甘油三酯 21.23mmol/L,高密度脂蛋白 3.55mmol/L,低密度脂蛋白 6.01mmol/L,血常规大致正常。诊断:视网膜脂血症,转内科治疗。

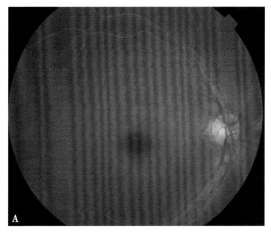

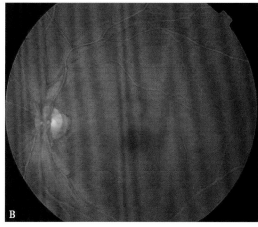

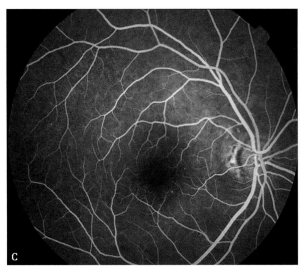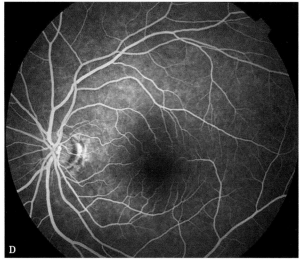

图 9-5-4　视网膜脂血症眼底彩色照相、FFA

A、B. 眼底彩色照相显示视网膜呈乳糜状色；C、D. 双眼 FFA 大致正常。

图点评：由于脂肪代谢或转运异常导致高脂血症，可表现为高胆固醇血症、高甘油三酯血症或两者兼有（混合型高脂血症），本例患者总胆固醇及甘油三酯均明显高于正常，属混合型高脂血症，FFA 无明显异常改变，但眼底视网膜及视网膜血管颜色表现可见其特征性改变。

（黄剑虹　李世迎　王润生）

第六节　远达性视网膜病变与类远达性视网膜病变

■ 概述

远达性视网膜病变（Purtscher's retinopathy）于 1910 年由 Otmar Purtscher 观察到由高处跌落的头颅损伤患者合并双眼后极部多发视网膜白色病灶及视网膜出血而首次报道。类远达性视网膜病变（Purtscher-like retinopathy）是由全身疾病引起的与远达性视网膜病变类似的眼底改变。

■ 临床表现

（1）Purtscher 视网膜病变症状表现为头颅或躯干受到外伤挤压或长骨折后突然或数小时到数天内，出现单眼或双眼视力下降，视力下降程度不一，可为轻度下降，亦可下降至仅存手动视力，有时伴有中心暗点、旁中心暗点、共性暗点等类型视野损害。眼底病变主要包括视盘周围后极部视网膜多发棉绒斑；视盘水肿、视网膜动脉痉挛和静脉怒张，视网膜和黄斑渗出、水肿，甚至浆液性黄斑脱离；视网膜出血多呈小灶性，可呈圆顶状、斑点状出血，位于视网膜浅层，视网膜前出血可因血细胞下沉而呈舟状；约 50% 病例可出现 Purtscher 斑（Purtscher flecken），典型 Purtscher 斑表现为多发、分散视网膜内层的白色病灶，位于小动脉和小静脉之间，由视网膜毛细血管前小动脉大范围梗死而形成。

（2）类 Purtscher 视网膜病变是罕见的严重血管病变，推测与补体介导的白细胞栓塞、脂肪栓塞导致的动脉阻塞、血管痉挛或者淋巴外渗等相关。可引起类 Purtscher 视网膜病变的全身情况包括急性胰腺炎、结缔组织病（系统性红斑狼疮、结缔组织病、皮肌炎等）、急性心肌梗死、血栓性微血管病、脂肪栓塞综合征、分娩、电击伤及肾衰竭等。眼底表现为后极部视网膜灰白色水肿,伴圆形点状出血、Purtscher 斑和棉绒斑,以棉绒斑为主,出血点很少,严重者可出现视网膜中央动脉阻塞。

■ 眼科辅助检查

广角眼底照相可显示视网膜渗出、出血及视网膜血管异常等情况,OCT 能清晰显示各层次视网膜异常。棉绒斑在 OCT 上显示为沿着血管弓出现的及视盘周围视网膜神经纤维层高反射病灶伴局部视网膜水肿,而 Purtscher 斑在 OCT 则显示为内核层的高反射区域,与急性旁中心中层黄斑病变(PAMM)的改变一致。此外 OCT 观察中还可发现黄斑区旁白色病灶表现为内核层、外丛状层和外核层的高反射病灶,并可显示急性期病变消退后遗留的视网膜变薄。FFA 可显示视盘水肿、视网膜小动脉闭塞、斑片状毛细血管无灌注区及出血遮蔽荧光。脉络膜荧光常被视网膜白色病灶及视网膜出血遮蔽。OCTA 及广角 OCTA 可通过无创性方法观察视网膜脉络膜血流情况,从而评估缺血程度。

■ 治疗建议

Purtscher 或类 Purtscher 视网膜病变的治疗常规全身使用糖皮质激素及改善视网膜微循环治疗。也有报道称玻璃体腔注射地塞米松对改善眼部病变有效。因类 Purtscher 视网膜病变与全身系统性疾病相关,因此一经发现,且与外伤无关,则必须进行全身排查。眼底改变在 1~3 个月后可自发消退,但可残留 RPE 色素紊乱、颞侧视盘苍白、萎缩,视网膜血管变细或者白鞘等。

典型病例 1:患者,男性,54 岁,因墙体倒塌压到胸部后出现双眼视物不清 15 天就诊。眼科检查:右眼视力 0.6,左眼视力手动 /10cm,双眼瞳孔大,对光反应迟钝。眼底见右眼视网膜散在棉绒斑。左眼视网膜动脉变细,后极部视网膜苍白水肿,可见散在出血及黄白色渗出灶。FFA 示右眼散在的视网膜血管管壁荧光染色,左眼视网膜血管充盈迟缓,大范围的小血管无充盈,局部视网膜血管管壁渗漏染色,视网膜散在出血遮蔽荧光和大片无灌注区。OCT 示右眼局灶性视网膜内层水肿,左眼视网膜内层结构不清、水肿。伤后 40 天,OCT 示左眼视网膜内层变薄(图 9-6-1)。诊断:双眼 Purtscher 视网膜病变。

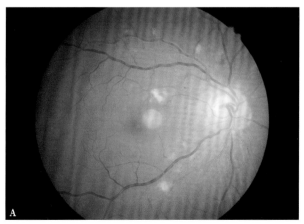

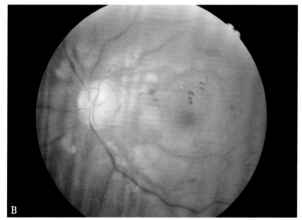

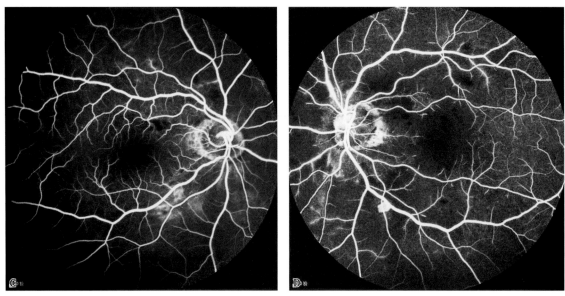

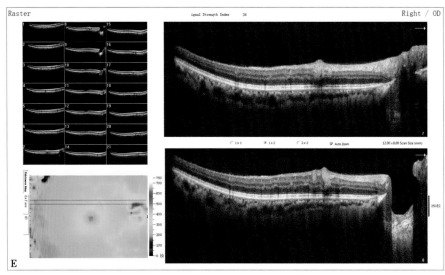

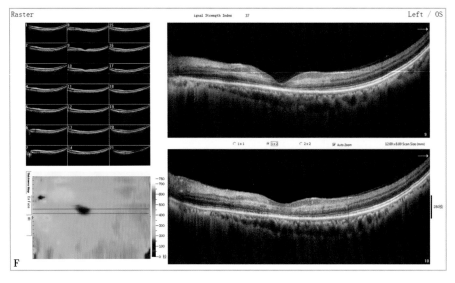

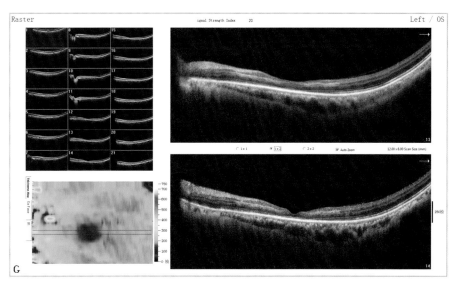

图 9-6-1　远达性视网膜病变患者

A. 右眼视网膜散在大小不等棉绒斑, 动脉呈铜丝样改变; B. 左眼视网膜散在大小不等棉绒斑, 视网膜动脉细, 静脉迂曲、管径粗细不均, 后极部视网膜灰白水肿伴随片状视网膜前出血; C. 右眼视网膜毛细血管扩张渗漏, 黄斑区及视盘上方见片状遮蔽荧光; D. 左眼视网膜血管充盈迟缓, 小血管广泛闭塞, 局部视网膜血管管壁渗漏染色, 视网膜散在出血遮蔽荧光和大片无灌注区; E. F. 远达性视网膜病变患者的 OCT, 右眼视网膜神经纤维层局部增厚伴视网膜内层结构紊乱、反光增强, 左眼视网膜内层结构紊乱、反光增强, 椭圆体带反光减弱; G. 伤后 40 天, 左眼视网膜内层结构紊乱、反光增强, 椭圆体带反光减弱, 视网膜内层变薄。

典型病例 2: 患者, 男, 14 岁, 因"头晕、纳差、乏力 20 余天"于 2020 年 8 月 12 日入住儿科重症监护病房, 诊断为重症系统性红斑狼疮。入院当天自觉双眼视力下降, 于 2020 年 9 月 5 日检查双眼发现双眼视力指数 /30cm, 眼压右眼 15mmHg、左眼 16mmHg, 双眼眼前段无明显异常, 双眼眼底视盘边界清, 后极部视网膜水肿, 大量棉绒斑, 血管迂曲扩张, 中周部及周边部视网膜未见明显视网膜渗出、出血及脱离等改变, 黄斑区水肿。双眼 OCTA 显示视盘周围及黄斑区视网膜可见大片无灌注区及缺血病灶。双眼 B 超显示双眼玻璃体轻度混浊。双眼 OCT 显示视盘周围及黄斑区视网膜水肿、渗出伴浆液性浅脱离(图 9-6-2)。眼部诊断为双眼类远达性视网膜病变。患者经积极救治无效, 于 2020 年 9 月 16 日死亡。

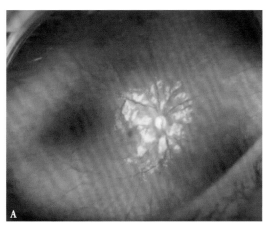
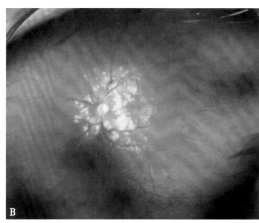

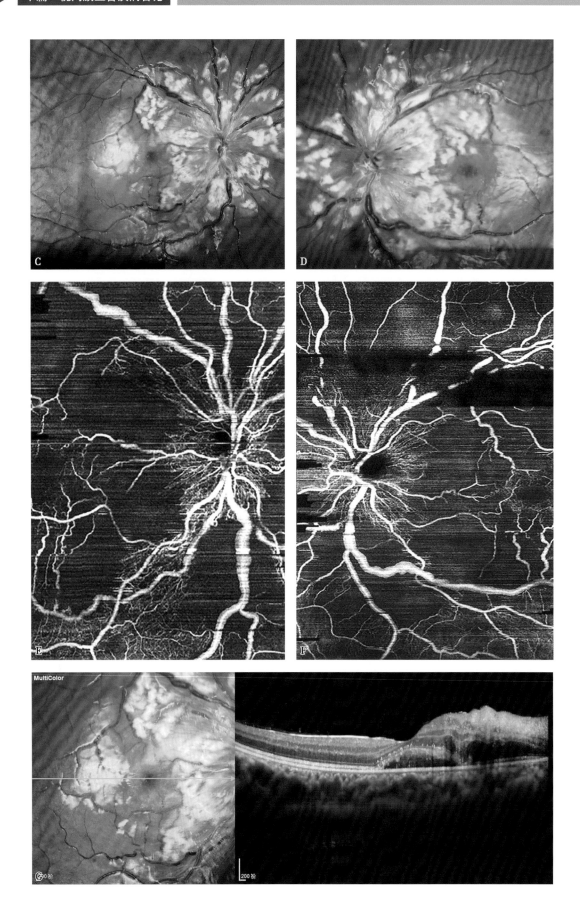

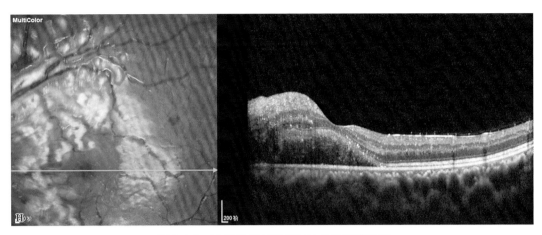

图 9-6-2　重症 SLE 导致类远达性视网膜病变

A. 右眼 SLO 显示视盘界限清，后极部视盘周围可见视网膜水肿及大量棉绒斑，血管迂曲扩张；B. 左眼 SLO 显示眼底与右眼眼底类似改变；C～F. 双眼炫彩眼底照相及 OCTA 拼图；C. 右眼炫彩眼底照相显示后极部广泛缺血区域；D. 左眼炫彩眼底照相显示后极部广泛缺血区域；E. 右眼 OCTA 显示视盘周围及黄斑区广泛缺血及无灌注；F. 左眼 OCTA 显示视盘周围及黄斑区广泛缺血及无灌注；G、H. 双眼炫彩眼底照相及 OCT 图像，双眼 OCT 显示炫彩眼底照相上对应位置的视网膜水肿、渗出伴浆液性浅脱离。

　　典型病例 3：患者，男，34 岁，因血栓性微血管病出现双眼视物不清 2 个月就诊。眼科检查：右眼视力指数 / 眼前，左眼视力手动 / 眼前，双眼瞳孔大，对光反应迟钝。眼底检查见双眼视盘界清，色苍白，视网膜动脉变细，后极部视网膜苍白水肿，可见散在出血及黄白色渗出灶，黄斑区见樱桃红斑。FFA 示双眼视网膜血管充盈迟缓，大范围的小血管无充盈，局部视网膜血管管壁渗漏染色，视网膜散在出血遮蔽荧光和大片无灌注区。OCT 示双眼视网膜内层变薄（图 9-6-3）。诊断：双眼类远达性视网膜病变（Purtscher-like retinopathy）（此病例由陈青山医生提供）。

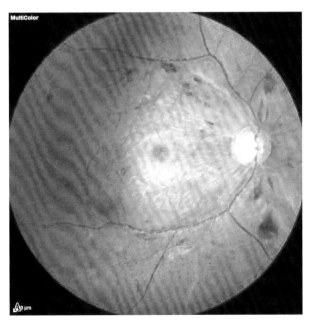
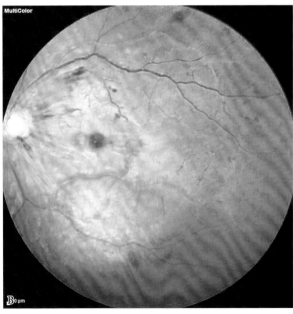

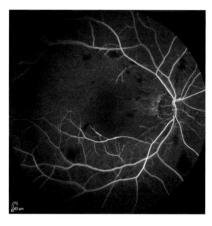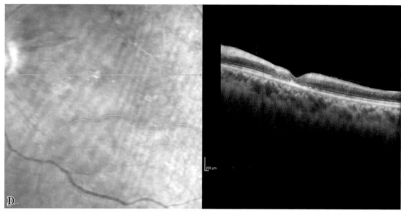

图 9-6-3　类远达性视网膜病变

A、B. 类远达性视网膜病变患者的眼底彩色照相，双眼视盘界清，色苍白，视网膜动脉变细，后极部视网膜苍白水肿，可见散在出血及黄白色渗出灶，黄斑区见樱桃红斑；C. 类远达性视网膜病变患者的 FFA，双眼视网膜血管充盈迟缓，大范围的小血管无充盈，局部视网膜血管管壁渗漏染色，视网膜散在出血遮蔽荧光和大片无灌注区；D. 类远达性视网膜病变患者的 OCT，双眼视网膜内层结构紊乱、反光增强，椭圆体带反光减弱，视网膜内层变薄。

图点评：远达性视网膜病变或类远达性视网膜病变的病理机制目前还不十分明确，推测可能为各种因素导致视网膜微小动脉栓塞、血管痉挛或者淋巴外渗等。因病例少见故目前还缺乏大样本的临床研究。治疗以皮质激素和改善微循环为主，预后视力一般较差。

（谢满云　杨国兴　李　芸）

第七节　视网膜大动脉瘤

● 视网膜大动脉瘤

视网膜大动脉瘤（retinal arterial macroaneurysm，RAM）也称孤立性大动脉瘤（isolated retinal macroaneurysms）是一种获得性的视网膜动脉血管异常，其在 1973 年由 Robertson 首次报道。视网膜大动脉瘤多发于 60 岁以上的老年人，女性发病率高于男性，可能与动脉硬化及高血压有关。

■ 临床表现

可见后极部单个、囊样或纺锤形视网膜动脉扩张，大部分位于视网膜动脉的第 3 分支前的动静脉分叉或动静脉交叉处。多为单眼发病，10% 为双侧。患者早期无任何不适，不易被发现；但当瘤体壁渗漏时，可出现视网膜水肿及渗出，如累及黄斑时，则影响中心视力；部分瘤体可发生破裂出血，出血可在视网膜内、下及视网膜前，也可进入玻璃体腔，出现视力骤降。

■ 治疗建议

对于发病早期无症状的患者，部分学者认为视网膜大动脉瘤可自发血栓而退行萎缩，黄斑渗出消退，因此可长期观察；但也有学者认为尽早激光治疗可减少黄斑渗出及瘤体出血的危险。对于伴视网膜渗出及出血但未累及黄斑部的患者，可行单纯视网膜激光治疗，使用 532nm 激光光凝动脉瘤瘤体；当视网膜渗出及出血累及黄斑部或伴黄斑水肿时，可采取抗 VEGF 药物玻璃体腔注射联合视网膜激光光凝治疗。当视网膜前出血量大或者出现玻璃体积血无法自行吸收时，可行微创玻璃体切除术，再联合视网膜激光光凝治疗或抗 VEGF 药物治疗。

典型病例 1：患者，女，64 岁，右眼视力下降 3 个月来诊。既往史：高血压病史 5 年，口服降压药控制血压良好。眼部检查：右眼视力 0.05，矫正无助，左眼视力 1.0；左眼正常，右眼前节正常，眼底见视盘颞上方大片视网膜出血，黄斑区下方可见黄色脂质沉着。诊断：右眼视网膜大动脉瘤；高血压病（图 9-7-1）。

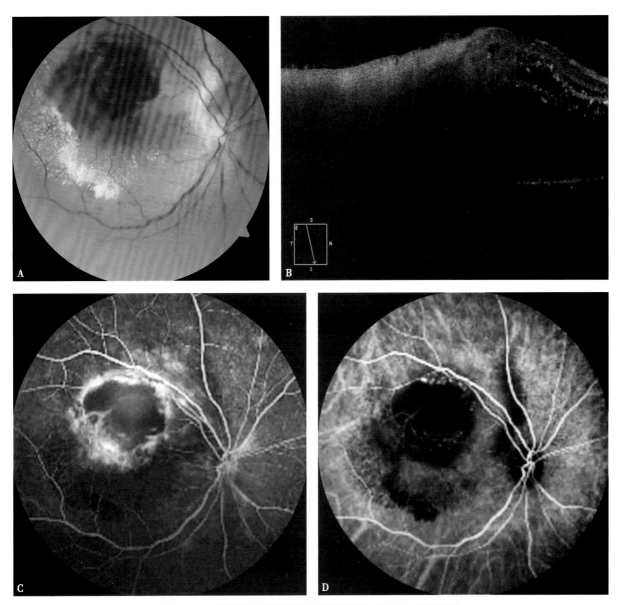

图 9-7-1 视网膜大动脉瘤眼底彩色照相、OCT 与血管造影

A. 视盘颞上方大片视网膜内及视网膜下出血，周边及视盘鼻侧可见黄色脂质渗出；B. 黄斑区高度隆起，下方神经上皮层下可见点状渗出高反射，外层结构不清；C、D. 视网膜大动脉瘤伴出血的 FFA 及 ICGA；C. FFA 黄斑上方见约 3PD 大小遮挡荧光，周边可见毛细血管扩张与渗漏；D. ICGA 黄斑区颞上分支动脉可见圆形瘤样扩张。

图点评：视网膜大动脉瘤多数位于颞侧上下血管分支或动静脉交叉处，其常引起黄斑水肿、渗出，少数患者可出现瘤体破裂，出现视网膜内、下及视网膜前出血影响中心视力。RAM 从眼底检查和眼底彩色照相很难与缺血性 BRVO 鉴别。本例患者诊断视网膜大动脉瘤并发视网膜出血，由于出血遮挡，FFA 视网膜大动脉瘤不能显影，不易确诊，但 ICGA 则能显示颞上分支动脉的瘤样扩张，有助于诊断。故无明显动静脉压迹、回流静脉无扩张的可疑 BRVO，须联合 ICGA 造影。

典型病例 2：患者，女，62 岁，因"右眼视力下降伴视物变形半个月"就诊。有高血压病史。视力：右眼视力 0.1，矫正无助，右眼前节正常，玻璃体轻度混浊，眼底呈豹纹状，周边视网膜大量玻璃膜疣，颞上动脉近视盘处隐见黄色圆形瘤样病灶，视盘上方玻璃体血性混浊，黄斑上方视网膜见片状出血。诊断：右眼视网膜大动脉瘤，右眼玻璃体积血，原发性高血压。行右眼视网膜激光光凝术及药物保守治疗。2 个月后复诊，右眼最佳矫正视力 0.5，右眼玻璃体及视网膜出血吸收，视盘上方瘤体萎缩，黄斑区视网膜下渗液减少（图 9-7-2）。

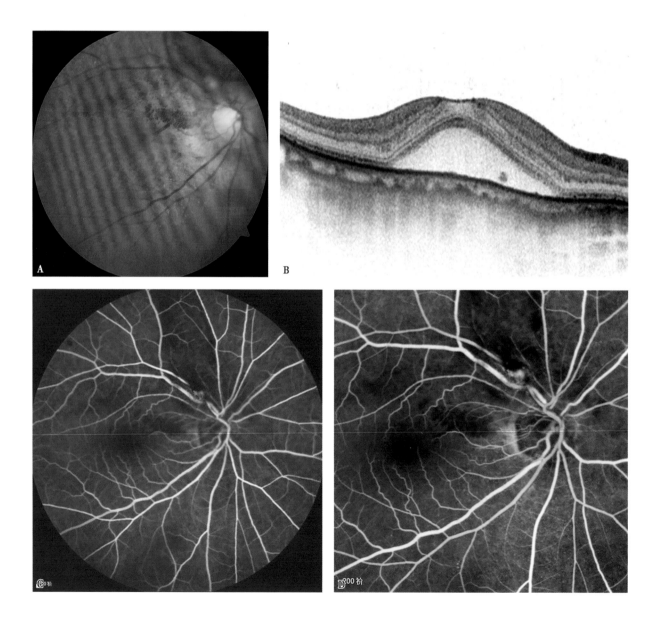

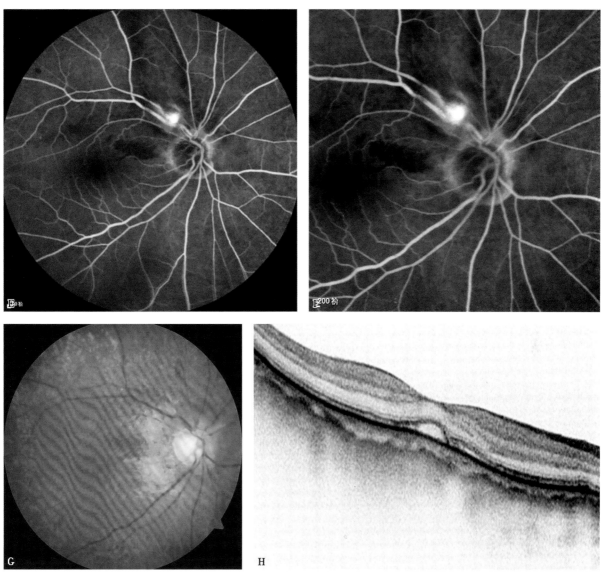

图 9-7-2　视网膜大动脉瘤合并玻璃体积血治疗前后比较

A. 眼底彩色照相示颞上动脉近视盘处隐见黄色圆形瘤样病灶，视盘上方玻璃体血性混浊，黄斑上方视网膜见片状出血；B. 黄斑区视网膜下见大量渗液；C、D. 颞上分支动脉近视盘处瘤样扩张；E、F. 瘤体荧光渗漏明显，持续至中晚期；G. 治疗后玻璃体及视网膜出血吸收，颞上动脉瘤体萎缩；H. OCT 显示黄斑区视网膜下渗液明显减少。

　　图点评：视网膜激光光凝术是治疗视网膜大动脉瘤的主要方式，特别适用于单纯视网膜大动脉瘤破裂未累及黄斑。本例患者虽然存在黄斑水肿，但是瘤体出血量少，出血未累及黄斑区，因此也适用激光治疗。一般使用 532 倍频激光，光斑直径 200μm，曝光时间 200～300ms，功率 200mW。直接光凝瘤体既可使瘤体萎缩，也可减少误伤正常视网膜动脉的风险，而当瘤体萎缩后，瘤体渗出减少，黄斑下渗液也逐渐吸收。

（梁思颖）

第八节 放射性视网膜病变

■ 概述

放射性视网膜病变(radiation retinopathy,RR)是视网膜暴露于电离辐射后,视网膜血管发生缓慢进行性、延迟发作的闭塞性微血管病变。Stallard 于 1933 年首次报道,包括缺血性和增生性 RR、放射性黄斑病变。放射性视网膜病变是一种慢性进行性的疾病,可继发于眼部对各种射线的暴露,包括:外照射辐射、局限性近距离放射疗法、质子射线放疗、氦离子放射治疗、伽马刀放射治疗。放射性视网膜病变可继发于眼内肿瘤的治疗,也可继发于大剂量射线对头部、鼻咽部、眼眶部恶性肿瘤的放疗治疗。

放射性视网膜病变的微血管病变继发于内皮细胞丢失和毛细血管关闭。临床特征包括微动脉瘤、棉绒斑点、毛细血管扩张和毛细血管闭塞。血管受损可能导致视网膜水肿,缺血可能导致视盘新生血管形成,进而会引起玻璃体积血和视网膜脱离。

典型病例:患者,女性,36 岁,因鼻咽癌放疗治疗后,左眼视力差就诊。眼前节、玻璃体检查均未见明显异常。眼底检查见左眼视网膜颞上出血、渗出,血管迂曲、白鞘,FFA 示视网膜毛细血管闭塞,缺血诱发新生血管形成(图 9-8-1)。诊断:放射性视网膜病变。

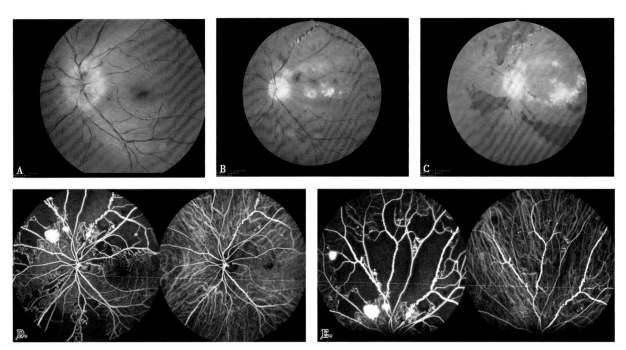

图 9-8-1　放射性视网膜病变眼底彩色照相、FFA

A~C. 放射性视网膜病变患者的眼底彩色照相,早期视盘边界不清、水肿,后期视网膜散在片状出血、黄白色渗出,颞上支静脉呈串珠样改变;D、E. 放射性视网膜病变患者的 FFA 视网膜血管迂曲,颞上支静脉呈串珠样改变,大片状无灌注区形成,伴有新生血管性强荧光。

图点评:放射性视网膜病变的微血管病变继发于内皮细胞丢失和毛细血管关闭。常表现为血管阻塞性改变,进而视网膜通透性增加、毛细血管无灌注区和新生血管形成。

(杨国兴)

第九节　中毒性视网膜病变

中毒性视网膜病变（retinal toxicity）是指视网膜暴露在药物、重金属、有机溶剂等致病条件下，导致不同程度的视网膜损害。临床上许多种药物可导致不同程度的视网膜损害，具有药物剂量、时间依赖性。

■ 临床表现

药物引起的中毒性视网膜病变包括视觉障碍、视网膜褶皱、感光细胞损伤、视网膜色素上皮变性、视网膜结晶状沉着、黄斑病变、视网膜血管病变等。眼科医生应该意识到药物在视网膜上的潜在不良反应。

■ 临床预后

早期发现这些病变并调整相关用药、积极保护视功能。临床应详细询问用药病史，仔细进行视网膜检查以及适当的应用辅助检查可有助于识别视网膜中毒的早期表现。早期识别和适当管理对于预防视力丧失至关重要。预后则主要取决于暴露量、毒物的暴露时长。

典型病例 1：患者，男性，63 岁，因甲醇中毒，双眼视力下降 1 个月就诊。双眼瞳孔散大，对光反应消失。眼底检查见双眼视盘颞侧颜色淡，边界清，视网膜血管比例走行大致正常。黄斑区视网膜呈放射状皱褶。FFA 检查未见明显异常（图 9-9-1）。诊断：双眼甲醇中毒性视神经视网膜病变。

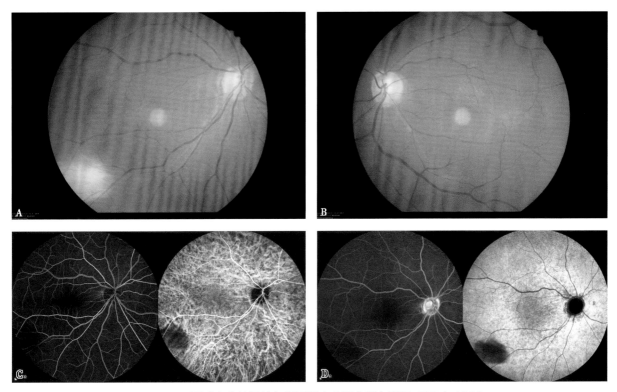

图 9-9-1　甲醇中毒性视神经视网膜病变眼底彩色照相、FFA 与 ICGA

A、B. 甲醇中毒患者的眼底彩色照相，视盘边界清颜色略淡，黄斑区视网膜可见放射状皱褶，右眼颞下血管弓处见一边缘呈羽毛状髓鞘斑；C、D. 甲醇中毒患者的 FFA，未见明显异常；ICGA 晚期相视网膜呈放射状皱褶。

图点评：急性甲醇中毒可引起不可逆的视神经、视网膜损害，后期易出现视神经萎缩，严重影响视功能，预后较差。尽快清除体内毒物，及时纠正酸中毒，早期冲击剂量给予激素，防治脑水肿，改善眼底血循环及高压氧等综合治疗是抢救急性甲醇中毒并减少视功能障碍后遗症的重要手段。

典型病例 2：患者，女性，70 岁，因服用乙胺丁醇治疗结核 1 年，双眼视力下降 1 个月就诊。双眼瞳孔散大，对光反应迟钝。眼底检查见双眼视盘颜色淡，边界清，视网膜血管比例走行大致正常。黄斑区视网膜呈放射状皱褶。FFA 检查示血管充盈迟缓，局部色素上皮病变。OCT 测量视网膜神经纤维层厚度变薄（图 9-9-2）。诊断：双眼乙胺丁醇中毒性视神经视网膜病变。

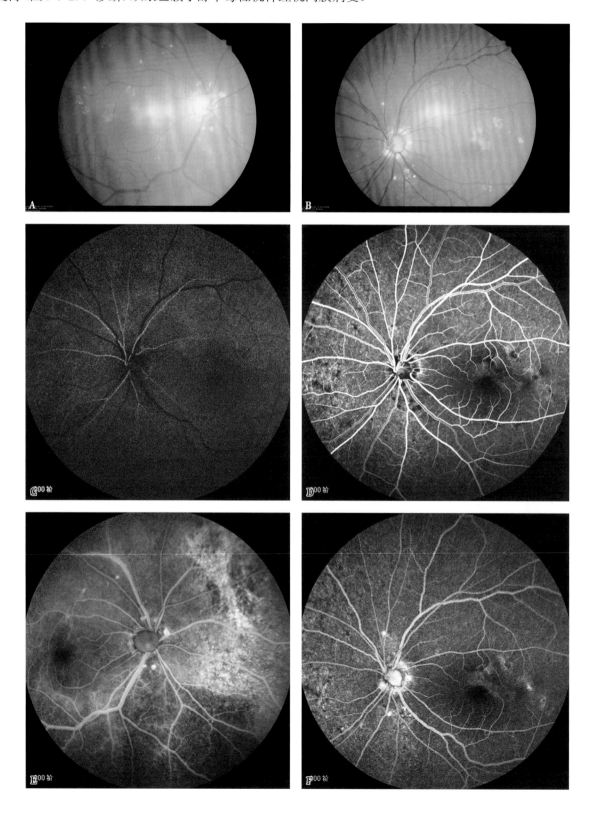

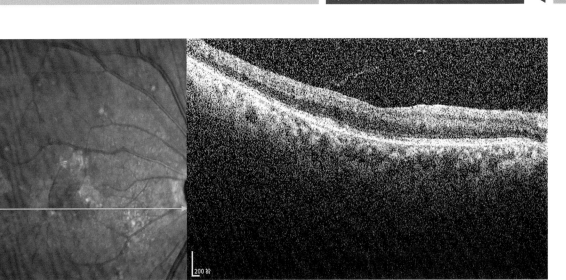

图 9-9-2 乙胺丁醇中毒性视神经视网膜病变眼底彩色照相、FFA 与 OCT

A、B. 乙胺丁醇中毒性视神经视网膜病变患者的眼底彩色照相，右眼视盘边界清、色苍白，视网膜散在深层黄白色病灶，视网膜动脉细，静脉瘀滞色暗红，左眼视盘边界清、色淡，视网膜散在深层黄白色病灶，局部伴有色素沉着；C～F. 该患者的 FFA 示血管充盈迟缓，动静脉期，视网膜散在大小不等遮蔽荧光，晚期视盘边界清，静脉管径略粗大局部强荧光染色，毛细血管轻微渗漏，视网膜呈斑驳状透见荧光；G. 该患者的 OCT 示视网膜局部变薄，层间结构紊乱，椭圆体带反光减弱，视网膜神经纤维层厚度变薄。

典型病例 3：患者，女性，51 岁，因服用乙胺丁醇治疗结核半年，双眼视力下降 1 个月就诊。双眼眼前节正常，RAPD（-），眼底检查见双眼视盘色泽可，边界清，盘周见弧形斑，左眼视盘下方边缘有火焰状出血沿血管分布，黄斑中心凹反光存在。OCT 扫描黄斑区和视盘周围视网膜神经纤维层（retinal nerve fiber layer, RNFL）未见明显异常。视野检查提示双眼颞上视野缺损，右眼较明显且伴鼻上视野相对暗区。视觉诱发电位（VEP）提示：双眼潜伏期延迟，双眼振幅下降，左眼较甚（图 9-9-3）。诊断：双眼乙胺丁醇中毒性视神经视网膜病变。

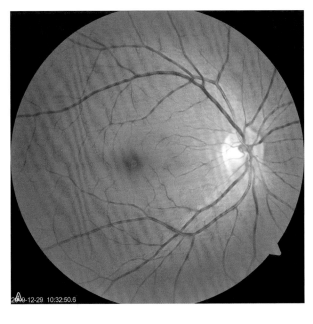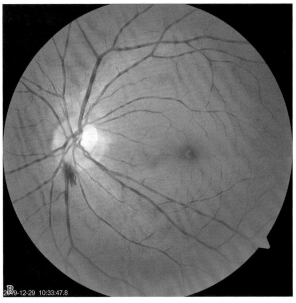

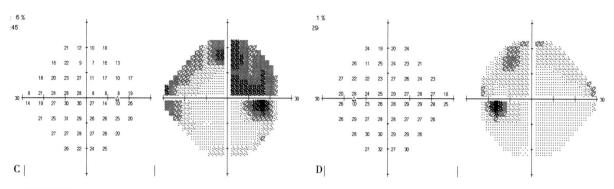

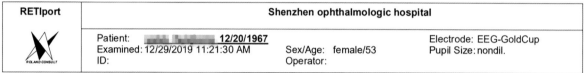

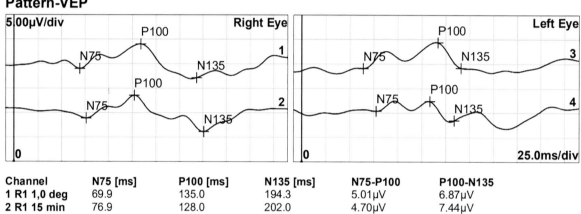

Channel	N75 [ms]	P100 [ms]	N135 [ms]	N75-P100	P100-N135
1 R1 1,0 deg	69.9	135.0	194.3	5.01μV	6.87μV
2 R1 15 min	76.9	128.0	202.0	4.70μV	7.44μV
3 L1 1,0 deg	64.6	142.7	166.7	5.29μV	5.21μV
E 4 L1 15 min	78.1	134.4	159.7	2.03μV	3.95μV

图 9-9-3　乙胺丁醇中毒患者视神经视网膜病变眼底彩色照相、视野与 VEP

A、B. 乙胺丁醇中毒患者的眼底彩色照相，双眼黄斑中心凹反光（+），双眼视盘色泽可，边界清楚，下方及颞侧边缘见弧形斑，左眼下方见火焰状视网膜出血；C、D. 视野检查提示双眼颞上视野缺损，右眼较明显且伴鼻上视野相对暗区；E. 双眼视觉诱发电位（VEP）提示：双眼潜伏期延迟，双眼振幅下降，左眼较甚。

　　图点评：我国结核患者众多，乙胺丁醇广泛被临床使用。长期使用乙胺丁醇导致的中毒性视神经视网膜病变应引起足够重视。患者明确诊断后，应立即停药，并给予全身营养神经、改善微循环等治疗。

（李　志　杨国兴）

第十节　急性黄斑神经视网膜病变与急性黄斑旁中心中层视网膜病变

● 概述

　　急性黄斑神经视网膜病变（acute macular neuroretinopathy，AMN）与急性黄斑旁中心中层视网膜病变（paracentral acute middle maculopathy，PAMM）均是一种以黄斑中心或中心旁楔形病灶、可引起旁中心暗点为特征的少见疾病（图 9-10-1）。近红外光眼底照相（near-infrared reflectance image，NIR）检查对识别此类急性期病变非常重要，AMN 与 PAMM 在 NIR 检查表现为一个或多个旁中心凹区边界清晰的低反射病灶。AMN 于 1975 年由 Bos 和 Deutman 首次提出并命名，多见于年轻女性；而 PAMM 于 2013 年由 Sarraf 首先提出并命名，多见于中老年男性。AMN 与 PAMM 呈单眼或双眼急性发病，主要症状为单发或多发的旁中心暗点或黑影，可伴有视力轻度下降。PAMM 起初被认为是 AMN 的一个亚型，但 PAMM 与 AMN 累及的视网膜层次、常见病因有所不同。多焦视网膜电图（multifocal electroretinography，mfERG）是检测 AMN 与 PAMM 患者视觉功能变化最敏感的方法之一。检查表现为与视野暗点相对应区域的一阶反应波形异常、反应密度降低；Amsler 表、视野和微视野等检查亦有助于病变早期的功能评价。

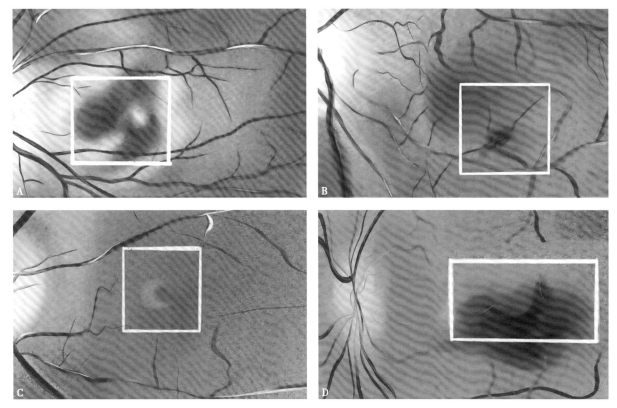

图 9-10-1　AMN 和 PAMM 眼底改变示意图

A～C. 单个病灶呈楔形、泪滴形或马蹄形；D. 多个病灶呈边界清晰的花瓣状排列；病灶的颜色因眼底色素含量不同，呈暗红色、棕色或褐色等。

　　图点评：AMN 和 PAMM 从眼底彩色照相进行鉴别相对困难，两者均表现为黄斑中心下或中心旁的暗红色病灶伴周边灰白色病灶。

● PAMM 与 AMN 急性期 SD-OCT 特征

　　检查表现为相应区域的高反射信号带，PAMM 病变特征为：①外丛状层以上的高反射带，不累及外层视网膜；②病变末期内核层萎缩。AMN 病变特征为：①外丛状层以下的高反射带，可累及外层视网膜；②病变末期外核层萎缩（图 9-10-2）。

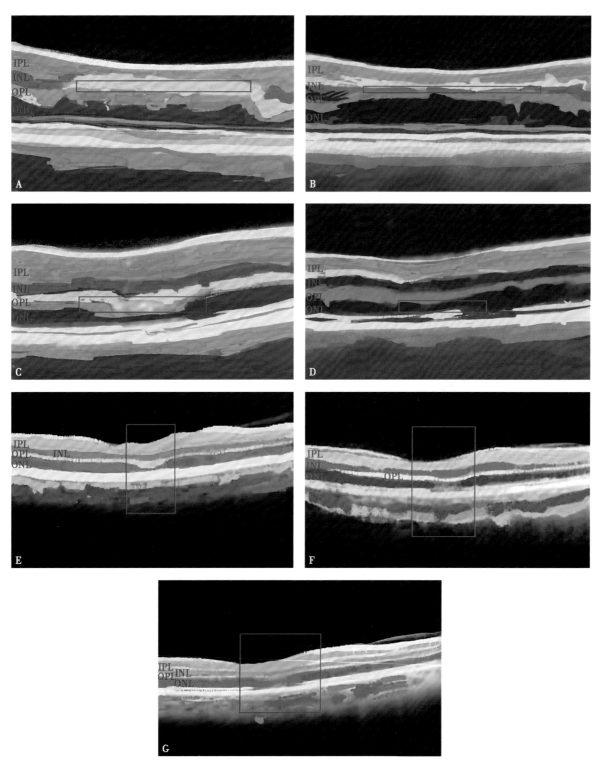

图 9-10-2　PAMM、AMN 视网膜 OCT 模式图

A. 病变早期，主要病理改变为位于外丛状层以上的高反射性病灶；B. 病变晚期，主要病理改变为内核层萎缩；黄斑 OCT 显示 PAMM 病变定位于外丛状层以上，主要是内核层高反射，最终导致内核层萎缩；C、D. AMN 视网膜 OCT 模式图；C. 示病变早期，主要病理改变为位于外丛状层以下的高反射病灶；D. 示病变晚期，主要病理改变为外核层萎缩，黄斑 OCT 显示 AMN 病变定位于外丛状层以下，外核层水平，最终导致外核层萎缩；E～G. 椭圆体带和嵌合体带断裂，外核层变薄，椭圆体带断裂；SD-OCT 检查可以很好地反映 AMN 病变发展的进程，急性期表现为外核层和外丛状层的强反射灶；进展期表现为椭圆体带与嵌合体带的断裂；后期大多数结构恢复，但外核层变薄与嵌合体带断裂仍然存在。

图点评：PAMM 起初被认为是 AMN 的一个亚型，但 PAMM 与 AMN 累及的视网膜层次不同，前者在 SD-OCT 多表现为视网膜内核层（inner nuclear layer，INL）的带状高反射，是多种视网膜血管病的一种临床体征。SD-OCT 可以清晰地判断 AMN 和 PAMM 病变的位置与进展，成为诊断的必备工具。AMN 急性期（1 周内）可见光感受器细胞的胞体与轴突破坏；SD-OCT 表现为外核层与外丛状层明显的高反射信号带。进展期（2～4 周）：光感受器外节（photoreceptor outer segments，POS）损害并横向扩展，与视网膜色素上皮（retinal pigment epithelial，RPE）连接明显改变；SD-OCT 表现为高反射信号带消失，外核层变薄，椭圆体带和嵌合体带断裂。恢复期（1 个月后）：POS 与 RPE 逐渐恢复；SD-OCT 表现为椭圆体带恢复，嵌合体带断裂与外核层变薄持续存在。

AMN 与 PAMM 的发病机制尚不明确，患者往往具备以下两种或两种以上罹患因素，相关因素包括。

（1）眼科危险因素：①视网膜血管性疾病，如高血压性视网膜病变、糖尿病视网膜病变、视网膜动脉阻塞与视网膜静脉阻塞等；②眼外伤；③青光眼，如开角型青光眼以及原发性先天性青光眼等；④眼科手术，如超声乳化白内障抽吸术、玻璃体切除术以及翼状胬肉切除术等。

（2）全身性危险因素：①心血管系统疾病，如高血压、高血脂以及心脏骤停等；②血液高凝状态，如妊娠、脱水等；③自身免疫系统疾病，如系统性红斑狼疮等。

（3）病毒感染：上呼吸道感染、HIV 感染等。

（4）药物应用：口服肾上腺素剂、避孕药、麻黄碱类药物及咖啡因等。

■ PAMM 发病机制

PAMM 的发病机制为血管损伤学说，该学说认为局灶性视网膜中层毛细血管网（intermediate capillary plexus，ICP）与视网膜深层毛细血管网（deep capillary plexus，DCP）闭塞引发相应区域 PAMM（图 9-10-3），主要基于以下原因：① PAMM 多见于患循环系统疾病的老年男性或继发于低灌注或使用肾上腺素剂。②光学相干断层扫描血管成像（optical coherence tomography angiography，OCTA）检查显示：急性期病变相应区域的 ICP 与 DCP 血流信号相对正常或明显减少；慢性期急性期病变相应区域的 ICP 和 DCP 血流信号表现为明显减少或缺失。

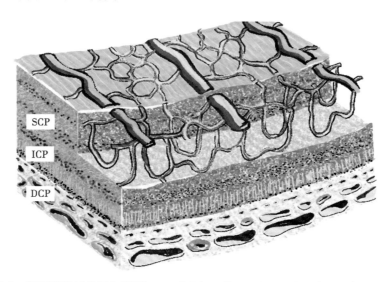

图 9-10-3 视网膜浅层毛细血管网（superficial capillary plexus，SCP）、ICP 与 DCP 分布图

图点评：视网膜的三层毛细血管网相互连接形成一个统一的网络，因此病变相应区域的中层毛细血

管网（ICP）与深层毛细血管网（DCP）血流信号减弱的同时，表层毛细血管网（SCP）的血流信号也会随之减弱；但是病变定位于深层而不是浅层。

■ AMN 发病机制

基于经典 AMN 多见于年轻女性且多有病毒感染史等，目前认为该病的发病机制为免疫炎症学说。该学说认为：①病毒感染后启动针对视网膜光感受器某种抗原的自身免疫反应，SD-OCT 图像中外丛状层与外核层之间的高反射病灶即代表免疫炎症的聚集。②病毒感染后，病毒诱导免疫细胞释放各种细胞因子，其中肿瘤坏死因子浓度在出现病毒感染症状后 3~4 天达到峰值，这与 AMN 症状出现的时间相一致；肿瘤坏死因子表达水平的上调既可以直接破坏光感受器细胞，亦可以通过趋化作用诱导单核 - 巨噬细胞对其造成损伤。

● 视网膜中央静脉阻塞中的 PAMM

PAMM 作为一种体征出现在 CRVO 患者的眼底病变中，发病原因不明，口服避孕药、"感冒样"症状、外伤、头痛、肾上腺素的应用等被认为可能与 PAMM 的发病有关，但直接原因为视网膜表层或深层毛细血管阻塞。

PAMM 作为 CRVO 患者黄斑区的一项临床体征，表现为急性起病，单眼或双眼发病，单眼发病者略多于双眼发病，主要症状为单眼或双眼 1 个或者多个中心暗点、局部视野缺损或眼前遮挡感。患者视力正常或仅轻度下降，无视物变形、畏光、色觉改变。眼底表现为黄斑区 1 个或多个边界清晰、平坦、尖端指向中心凹的楔形病灶，多个病灶者病变区呈花瓣状围绕中心凹排列，部分黄斑区病灶呈圆形或椭圆形改变，病灶间无融合。病灶因眼底色素含量的不同，可呈暗红色、紫色或者棕色，无赤光下更易识别病灶。

典型病例：患者，女，51 岁，因左眼视力下降 1 个月就诊。眼科检查：左眼视力 0.01，左眼前节正常，左眼视网膜静脉迂曲、扩张，所属区域散在斑点状出血，视盘边界不清。FFA 显示视网膜中央静脉荧光充盈迟缓，臂 - 视网膜循环时间延长，造影后期视网膜静脉血管管壁荧光染色，视盘表面毛细血管扩张，轻微荧光渗漏，所属区域散在斑点状出血遮挡荧光。黄斑 OCT 显示黄斑区内核层、外丛状层及外核层局灶性强反射病灶。OCTA 显示黄斑区视网膜深层毛细血管阻塞，mfERG 显示黄斑区中心反应密度重度降低，边缘中度降低。FERG 显著降低，OPS 降低尤为显著，提示左眼视网膜循环功能降低（图 9-10-4）。诊断：①左眼视网膜中央静脉阻塞；②左眼 PAMM。

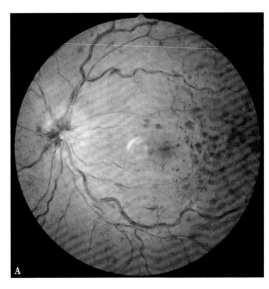
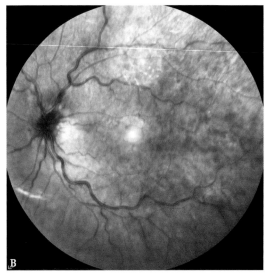

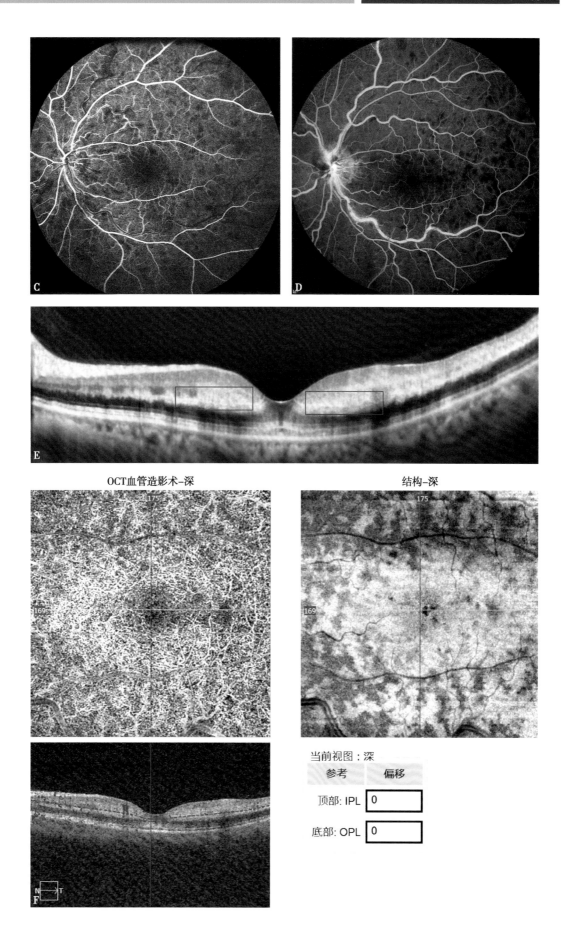

OCT血管造影术–深

结构–深

当前视图：深

参考	偏移

顶部: IPL 0

底部: OPL 0

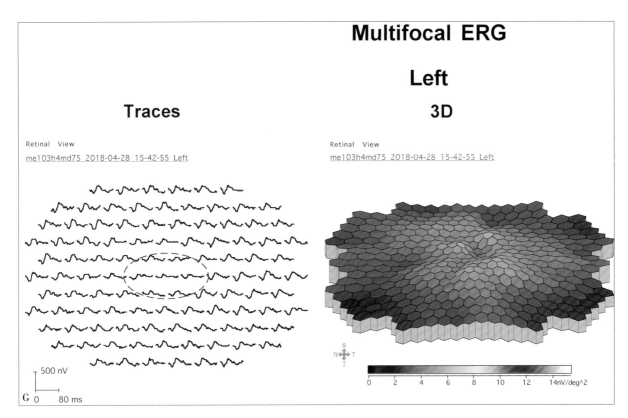

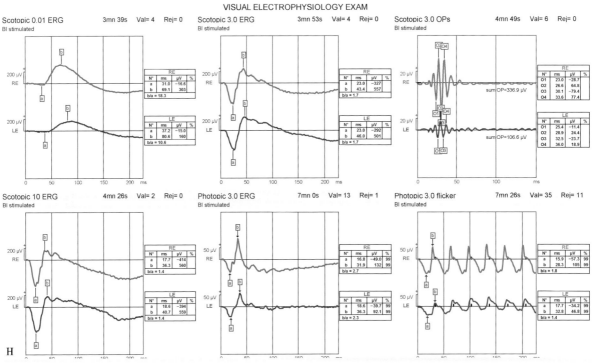

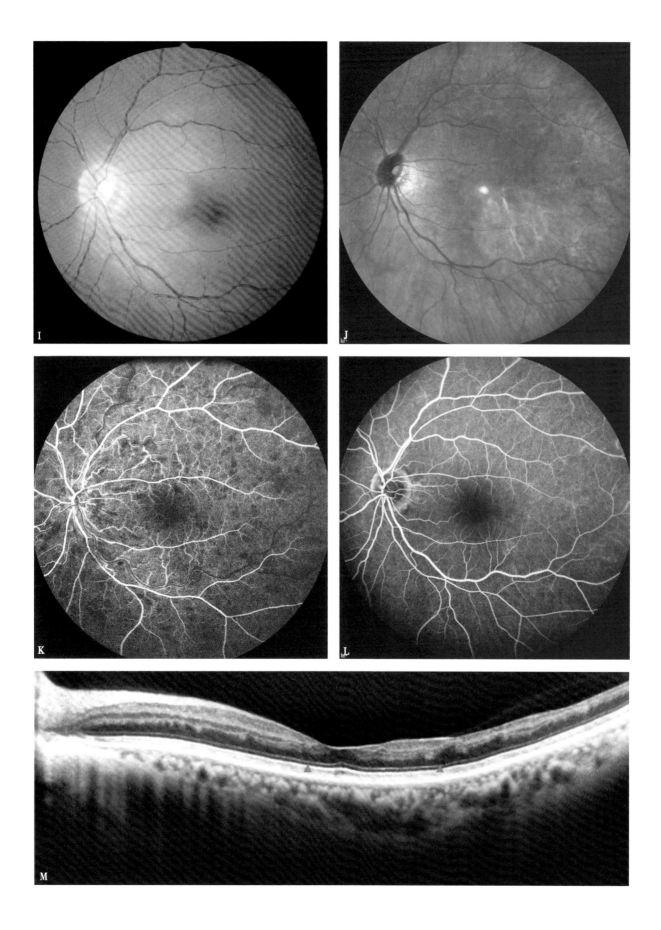

OCT血管造影术–深

结构–深

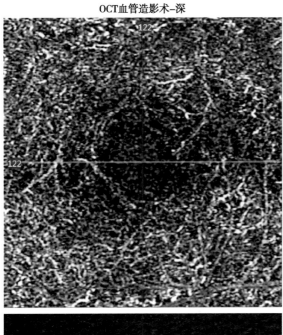

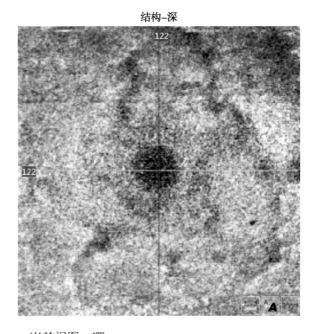

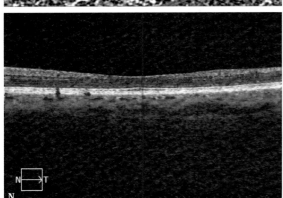

当前视图：深

参考	偏移

顶部: IPL　0

底部: OPL　0

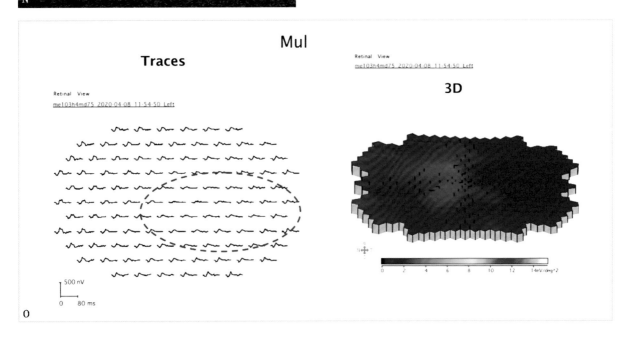

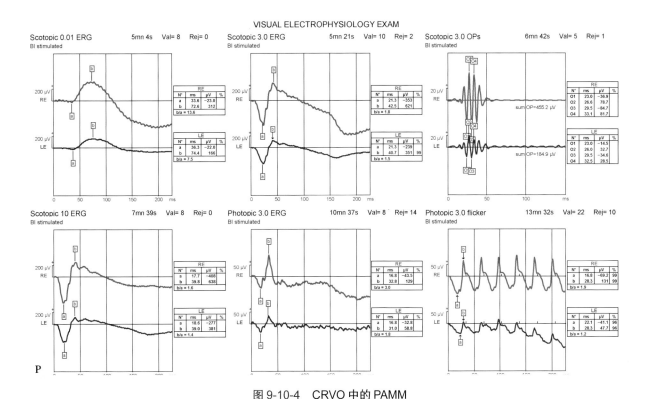

图 9-10-4 CRVO 中的 PAMM

A. 眼底彩照相示视网膜静脉血管迂曲、扩张，视网膜斑点状出血，病变累及黄斑，视盘边界不清，表面毛细血管扩张；B. 红外视网膜成像（infrared retinal imaging，IR）照相显示黄斑区斑点状弱荧光；C. FFA 示视网膜中央静脉荧光素回流延迟，静脉迂曲、扩张，散在斑点状出血遮挡荧光；D. FFA 晚期视网膜静脉血管管壁荧光染色，视盘表面毛细血管扩张，轻微荧光渗漏，散在斑点状出血遮挡荧光；E. 黄斑区内核层、外丛状层及外核层节段性强反射病灶；F. OCTA 显示黄斑区视网膜深层毛细血管血流信号稀疏、部分缺失；G. 黄斑区中心反应密度重度降低，边缘中度降低；H. FERG 显著降低，OPS 降低尤为显著（24.4μV），提示左眼视网膜循环功能降低；I. 眼底彩照示视网膜静脉血管迂曲、扩张较治疗前明显改善；J. IR 照片未见明显异常；K. FFA 示视网膜静脉血管迂曲、扩张较治疗前明显改善，斑点状出血基本吸收；L. FFA 晚期视网膜未见明显异常荧光；M. 黄斑区内核层、外核层组织灶性变薄；N. OCTA 显示黄斑区深层血管血流信号广泛丢失，对应 en face 图，见散在不规则低反射区；O. 黄斑区中心反应密度重度降低，边缘中度降低；P. 左眼显著降低，OPS 降低尤为显著（32.7μV），提示左眼视网膜循环功能下降尤为明显。

图点评：给予活血化瘀、改善视网膜微循环等对症治疗后半年，左眼 FFA 显示视网膜静脉血管迂曲、扩张较治疗前明显改善，但臂 - 视网膜循环时间延长。OCTA 显示黄斑区深层血管血流信号广泛丢失。mfERG 显示黄斑区中心反应密度重度降低，边缘中度降低。FERG 显著降低，OPS 降低尤为显著，影像结合功能检查提示左眼视网膜循环功能降低。

在视网膜中央静脉阻塞病例中，由于视网膜中央静脉血管荧光充盈迟缓，同时合并深层毛细血管阻塞，在 OCTA 中显示黄斑区深层血管血流信号广泛丢失，对应 en face 结构图见散在不规则低反射区与 FERG 检查中显示 OPS 波和 b 波下降所提示视网膜循环功能障碍的区域相符。随着病情的变化，后期在黄斑 OCT 中显示内核层、外核层组织变薄。

● 视网膜中央动脉阻塞中的 PAMM

典型病例：患者，男，65 岁，因左眼视力突然下降 7 天就诊。既往无全身病史。眼科检查：右眼视力 0.8，左眼视力指数 /30cm，左眼前节正常，玻璃体轻微混浊，左眼后极部视网膜色灰白，黄斑中心呈樱桃红（图 9-10-5）。诊断：①左眼 CRAO。②左眼 PAMM。

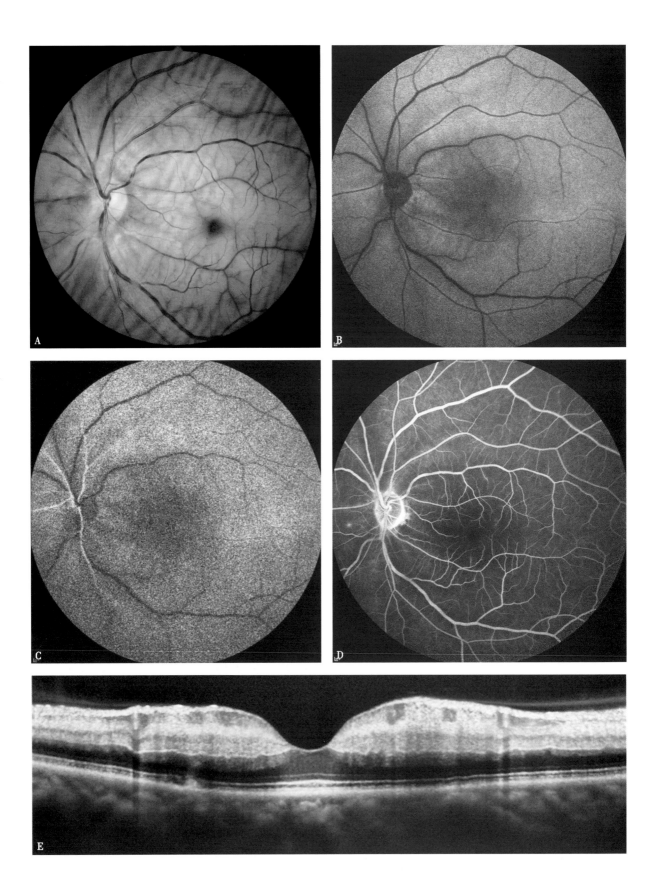

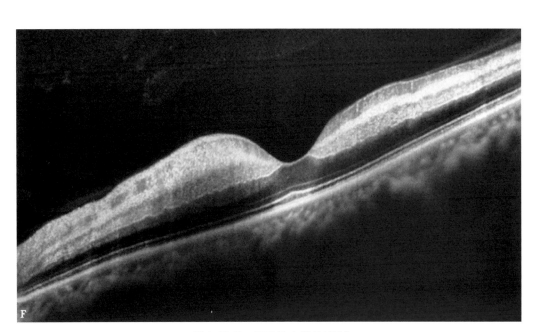

图 9-10-5　CRAO 中的 PAMM

A. 眼底彩照显示后极部视网膜色灰白，黄斑中心呈樱桃红；B. AF 显示后极部视网膜条带状高低荧光相间；C、D. FFA 显示视网膜中央动脉后期视网膜血管管壁荧光染色，毛细血管轻微扩张，后期视盘边缘荧光染色；E、F. 黄斑区内丛状层、内核层及外丛状层组织局部强反射条带。

图点评：在视网膜中央动脉阻塞病例中，由于视网膜中央动脉血管荧光充盈迟缓，不仅有动脉血管的阻塞，同时合并视网膜深层毛细血管阻塞。由此在黄斑 OCT 中显示内丛状层、内核层及外丛状层组织局部强反射信号。

- 其他原因的 PAMM

典型病例：患者，男，21 岁，因左眼视力突然下降 11 天就诊。既往无全身病史。眼科检查：右眼视力 0.8，左眼视力 0.1，左眼前节正常，玻璃体轻微混浊，左眼黄斑区上方见灰白色条带状改变（图 9-10-6）。诊断：左眼 PAMM。

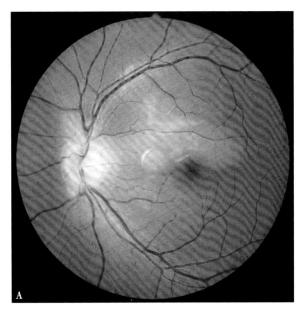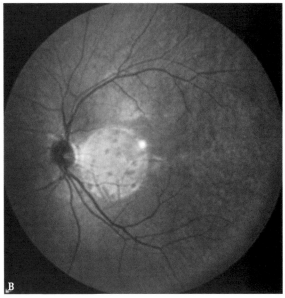

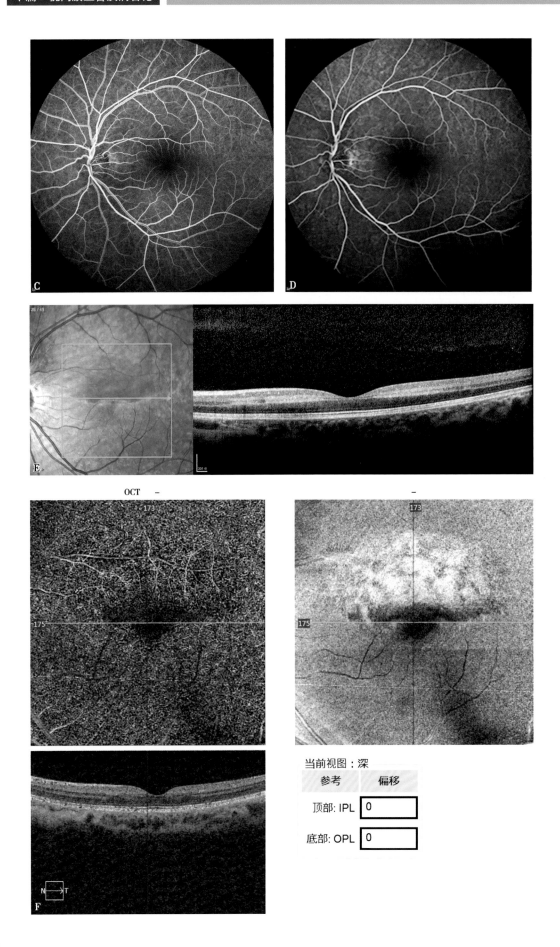

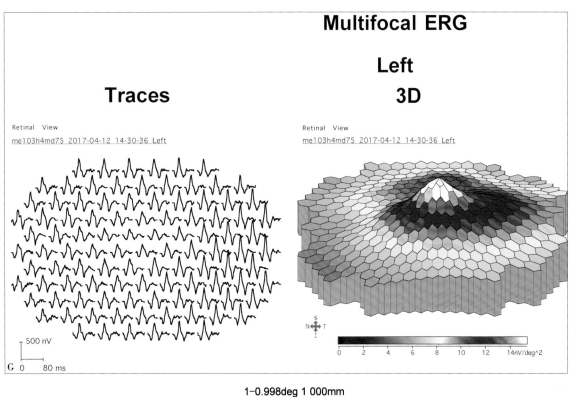

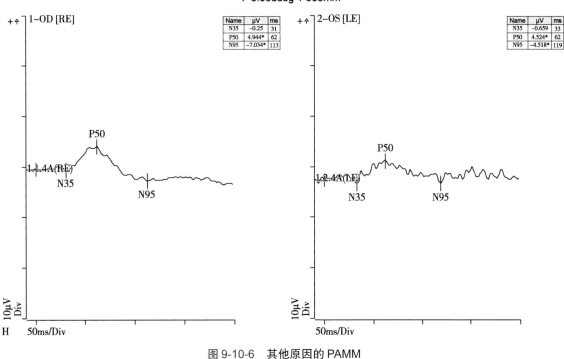

图 9-10-6 其他原因的 PAMM

A. 眼底彩照显示黄斑区上方见灰白色条带状病变；B. IR 显示黄斑区上方条带状弱荧光；C、D. FFA 显示未见明显异常；E. 黄斑区内丛状层、内核层及外丛状层组织局部强反射条带；F. 黄斑上方深层局部血管血流信号密度降低，可见片状血管血流信号丢失，对应 en face 结构图片状强反射区，其间见散在不规则弱反射；G. 黄斑中心局部区域反应密度降低；H. 黄斑区神经节细胞反应中度降低。

● 急性黄斑神经视网膜病变（AMN）

典型病例 1：患者，男，25 岁，因双眼视力突然下降半个月就诊。既往无全身病史。眼科检查：右眼视力 0.5，左眼视力 0.4，左眼前节正常，玻璃体轻微混浊，黄斑区蝶形弱荧光（图 9-10-7）。诊断：双眼 AMN。

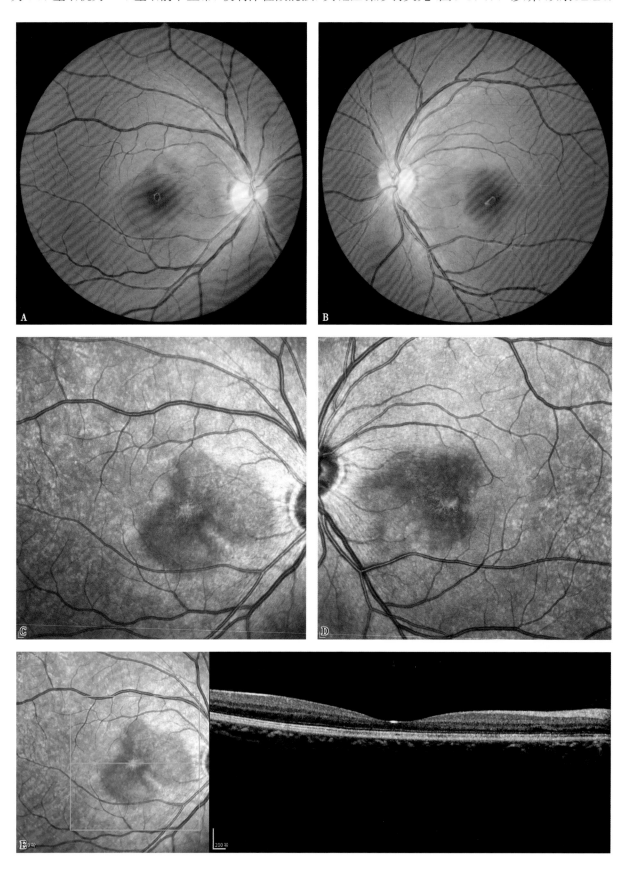

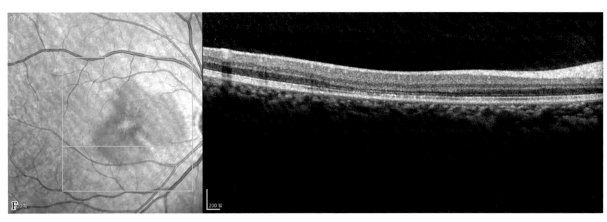

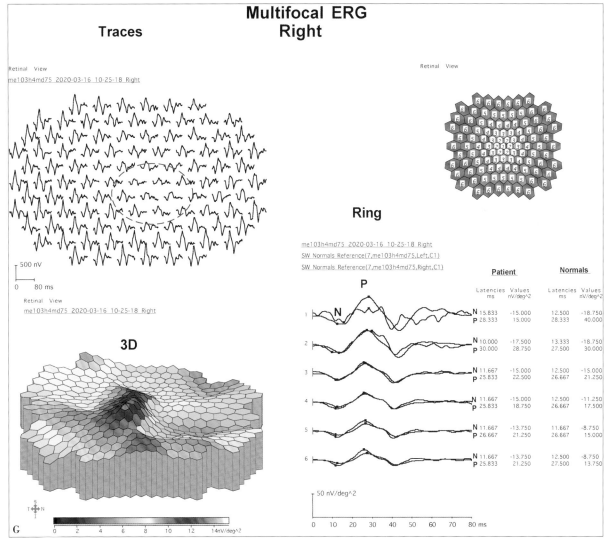

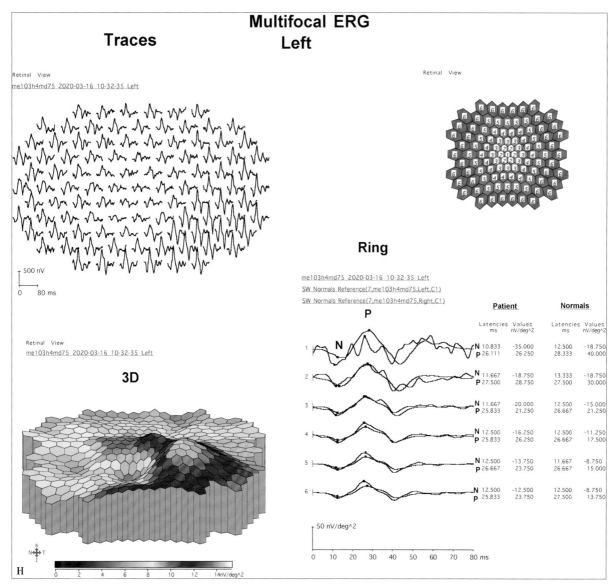

图 9-10-7　AMN

A、B. 眼底彩照未见明显异常；C、D. IR 黄斑区楔形、尖端朝向中心凹的蝶形弱荧光；E、F. 黄斑区椭圆体带、交叉区层组织连续性中断，部分反射缺失；G. 右眼黄斑局部区域反应密度降低；H. 左眼黄斑局部区域反应密度降低。

典型病例 2：患者，男，23 岁，因发热 9 天后突发双眼无痛性视力下降 4 天就诊。既往无全身病史。眼科检查：右眼视力 −6.00DS−1.00DC×3 矫正 0.05，左眼视力 −5.75DS−1.75DC×172 矫正 0.05，左眼前节正常。眼底：双眼视盘充血，边界不清，神经纤维层水肿，黄斑区可见纤维层楔形出血（图 9-10-8）。诊断：①登革热（古典型）；②双眼 AMN。

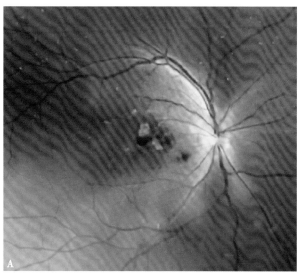

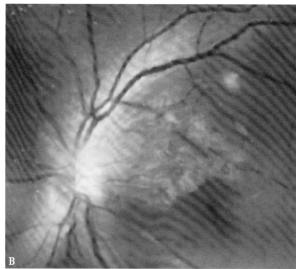

RNFL 厚度图

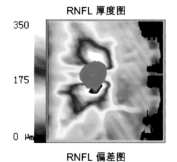

⚠	OD	OS
RNFL 平均厚度	130 μm	125 μm
RNFL 对称	81%	
盘沿面积	1.56 mm²	1.69 mm²
视盘面积	1.56 mm²	1.69 mm²
平均杯盘比	0.08	0.07
垂直杯盘比	0.07	0.06
杯容积	0.001 mm³	0.000 mm³

RNFL 厚度图

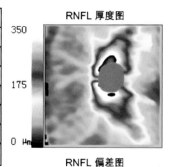

RNFL 偏差图

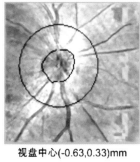

C 视盘中心(-0.63,0.33)mm

神经视网膜边缘厚度

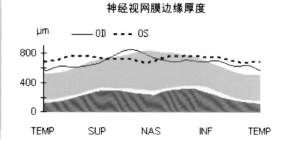

RNFL 偏差图

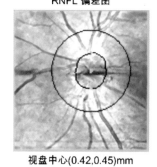

视盘中心(0.42,0.45)mm

Channel	N75 [ms]	P100 [ms]	N135 [ms]	N75-P100	P100-N135
1 R1 1,0 deg	60.5	101.0	150.3	2.03μV	3.42μV
2 R1 15 min	85.1	118.0	141.5	2.25μV	3.67μV
3 L1 1,0 deg	68.7	93.9	146.2	2.97μV	2.45μV
D 4 L1 15 min	87.5	106.3	150.3	3.30μV	2.60μV

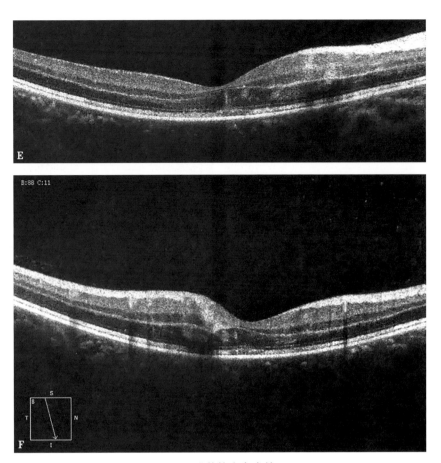

图 9-10-8　登革热患者中的 AMN

A、B. 眼底彩照示视盘充血,边界不清,上方神经纤维层水肿,血管走行可,右眼黄斑鼻上方可见片状无规则黄白色病灶、片状出血;C. 视盘周围神经纤维层厚度增加;D. 双眼 1.0deg 和 15min 的 P100 幅值重度降低,峰时未见显著延迟;E、F. 视网膜外核层的强反射斑块病灶,累及椭圆体带和嵌合体带且右眼较左眼严重。

给予甲泼尼龙 320mg 静脉滴注,每天 1 次后视力仍持续下降,登革热症状已基本控制。1 周后复查双眼最佳矫正视力 0.2,视盘水肿较前好转,但视物中央黑影遮挡(图 9-10-9)。

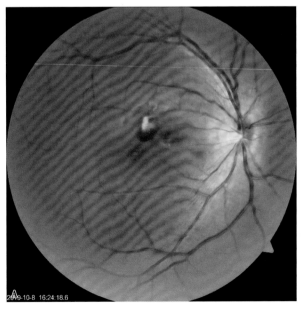

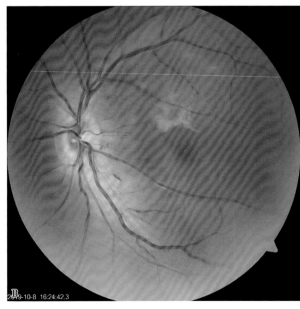

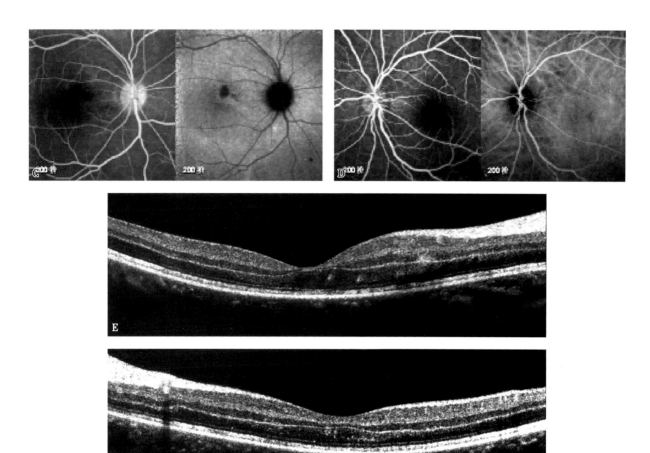

图 9-10-9　登革热患者 AMN 治疗后眼底彩照、FFA、ICGA 与 OCT

A、B. 眼底彩照示右眼黄斑鼻上方可见片状无规则黄白色病灶、片状出血；C、D. FFA 示视盘弥散性强荧光，ICGA 示右眼黄斑区斑块状弱荧光；E、F. 视网膜外核层的强反射斑块病灶基本消失。

图点评：AMN 的特征性表现为 IR 的弱反射病灶，SD-OCT 表现为光感受器层局灶性强反射，随访表现为外核层变薄和交叉区连续性中断。mfERG 提示病变范围内的反应密度降低，AMN 患者预后较差，中心或旁中心暗点可持续约 6 个月之久。

■ AMN 的治疗及预后

AMN 是一种自限性疾病，部分患者病情有一定程度缓解，但约 50% 患者可持续存在旁中心暗点。目前尚无标准治疗方案，可使用改善眼底微循环和营养视网膜药物。有个案报道指出，全身使用糖皮质激素有助于暗点消退，但尚缺乏临床随机对照试验数据支持。

（冉　黎　洪　滢　王　刚　李世迎　陈青山）

第十一节　黄斑中心凹旁渗出性血管异常复合体

黄斑中心凹旁渗出性血管异常复合体（perifoveal exudative vascular anomalous complex，PEVAC）由 Querques 等人在 2010 年首次报道。他们观察到两例特发的、孤立的、旁中心凹的血管瘤样扩张的病例。

患者没有血管炎症或阻塞的眼部或全身证据，也没有 AMD 的征象，其中一位患者接受了抗 VEGF 治疗并无应答。提出假设，该复合体的形成可能与进展的视网膜血管内皮细胞变性有关。目前关于 PEVAC 的报道多为个案报道，多为单眼发病，也有报道双眼发病。PEVAC 除可以发生在无其余异常的患者，也可以出现在高度近视患者、糖尿病患者、黄斑板层孔伴随的视网膜前增殖患者。

目前纳入了最多 PEVAC 病例（21 例）的一项回顾性研究发现平均年龄为（75.3±11.1）岁（范围 53～90 岁），多与视网膜内囊性间隙（cystic space）有关。2017 年一项纳入了 15 只眼（平均年龄 73 岁 ±13 岁）研究发现 PEVAC 通常对抗 VEGF 治疗无反应，可能与 3 型新生血管形成有关。另一项包括了 8 例患者的研究发现用激光或玻璃体内抗血管内皮生长因子药物治疗后，可获得视觉改善。

PEVAC 的影像学表现：在眼底检查可看到大的旁中心的动脉瘤，可能伴视网膜小血管出血及视网膜内渗出。OCT 显示内层圆形的低反射中心高反射管壁的管腔结构，通常周围伴有视网膜囊性腔隙。FFA 可显示出清晰的强荧光点伴渗漏，ICGA 上通常无渗漏。OCTA 显示与视网膜毛细血管丛相关的动脉瘤样病灶。最近有报道发现 OCTA 显示运动的悬浮的分散颗粒，这是渗出性黄斑视网膜病变的证据。

■ 治疗建议

PEVAC 通常对抗 VEGF 无应答，有报道激光治疗可获得一定效果。

（吉宇莹）

参 考 文 献

1. GUARIGUATA L. Contribute data to the 6th edition of the IDF diabetes atlas. Diabetes Res Clin Pract，2013，100（2）：280-281.

2. 邵毅，周琼. 糖尿病视网膜病变诊治规范：2018 年美国眼科学会临床指南解读. 眼科新进展，2019，39（6）：501-506.

3. VEIBY N C BB，SIMEUNOVIC A，HEIER M，et al. Associations between macular OCT angiography and nonproliferative diabetic retinopathy in young patients with type 1 diabetes mellitus. J Diabetes Res，2020，2020：8849116.

4. SAM E M，BROWING D J，WONG K，et al. The evolving treatment of diabetic retinopathy. Clinical Ophthalmology，2020，14：653-678.

5. JAY C，KELVIN W，GAVIN S T，et al. Diabetic macular edema management in Asian population：expert panel consensus guidelines. Asia-Pacific Academy of Ophthalmology，2020，9（5）：426-434.

6. CLAUDIO F，FRANCESCO B REIBALDI M，et al. Intravitreal therapy for diabetic macular edema：An update. Journal of Ophthalmology，2021，2021：6654168.

7. NIAN S，LO A C Y，MI Y，et al. Neurovascular unit in diabetic retinopathy：pathophysiological roles and potential therapeutical targets. Eye Vis（Lond），2021，8（1）：15.

8. WANG K，JAYADEV C，NITTALA M G. et al. Automated detection of diabetic retinopathy lesions on ultrawidefieldpseudocolour images. Acta Ophthalmol，2018，96（2）：e168-e173.

9. RUSSELL J F，SHI Y，HINKLE J W. et al. Longitudinal wide-field swept-source OCT angiography of neovascularization in proliferative diabetic retinopathy after panretinal photocoagulation. Ophthalmol Retina，2019，3（4）：350-361.

10. KUMAR V，CHANDRA P，KUMAR A，et al. Ultra-wide field angiography in the management of Eales disease. Indian J Ophthalmol，2016，64（7）：504-507.

11. AIELLO L P，ODIA I，GLASSMAN A R. Comparison of early treatment diabetic retinopathy study standard 7-field imaging with ultrawide-field imaging for determining severity of diabetic retinopathy. JAMA Ophthalmol，2019，137（1）：65-73.

12. MATTHEW M WESSEL，NANDINI N，GRANT D A，et al. Peripheral retinal ischaemia，as evaluated by ultra-widefield fluorescein angiography，is associated with diabetic macular oedema. Br J Ophthalmol，2012，96（5）：694-698.

13. HENRY H L，JOSEPH R A，DURIYE D S，et al. Automated quality assessment and image selection of ultra-widefield fluorescein angiography images through deep learning. Transl Vis Sci Technol，2020，9（2）：52.

14. JUSTIS P，EHLERS A C，JIANG J D B，et al. Quantitative ultra-widefield angiography and diabetic retinopathy severity：An assessment of panretinal leakage index，ischemic index and microaneurysm count. Ophthalmology，2019，126（1）：1527-1532.

15. TERELAK-BORYS B，SKONIECZNA K，GRABSKA-LIBEREK I. Ocular ischemic syndrome-a systematic review. Med Sci Monit，2012，18（8）：138-144.

16. KIM Y H，SUNG M S，PARK S W. Clinical features of ocular ischemic syndrome and risk factors for neovascular glaucoma. Korean J Ophthalmol，2017，31（4）：343-350.

17. KANG H M，CHOI J H，KOH H J，et al. Significant changes of the choroid in patients with ocular ischemic syndrome and symptomatic carotid artery stenosis. PLoS One，2019，14（10）：e0224210.

18. Hayreh S S，Zimmerman M B. Ocular arterial occlusive disorders and carotid artery disease. Ophthalmol Retina，2017，1（1）：12-18.

19. ARTHUR A，ALEXANDER A，BAL S，et al. Ophthalmic masquerades of the atherosclerotic carotids. Indian J Ophthalmol，2014，62（4）：472-476.

20. FEUCHT N，ZAPP D，REZNICEK L，et al. Multimodal imaging in acute reti-nal ischemia：Spectral domain OCT，OCT-angiography and fundus autofluorescence. Int J Ophthalmol，2018，11（9）：1521-1527.

21. VAZIRANI J A，ZADENG Z，DOGRA M R，et al. Ocular ischemic syndrome：A classical presentation of an uncommon condition. Indian J Ophthalmol，2014，62（5）：658-660.

22. SONG J X，LIN X M，HAO Z Q，et al. Ocular manifestations of internal carotid artery dissection. Int J Ophthalmol，2019，12（5）：834-839.

23. WAISBREN E C，SALZ D A，BROWN M M，et al. Vascular crossing patterns in patients with systemic criterial hypertension. Br J Ophthalmol，2013，97（6）：731-784.

24. KARACA M，COBAN E，OZDEM S，et al. The association between endothelial dysfunction and hypertensive retinopathy in essential hypertension. Mel sci Mon Int Med J Erp Clin Res，2014，20（220）：78-82.

25. 张承芬. 眼底病学. 2 版. 北京：人民卫生出版社，2010.

26. ZAHAVI A，SNIR M，KELLA Y R. Lipemia retinalis：Case report and review of the literature. Journal of Aapos the Official Publication of the American Association for Pediatric Ophthalmology & Strabismus，2013，17（1）：110-111.

27. 戴荣平，董方田，郑霖，等. Purtscher 样视网膜病变. 中华眼科杂志，2007，43（5）：447-450.

28. MIGUELA I M，HENRIQUES F，AZEVEDO L F R，et al. Systematic review of Purtscher's and Purtscher-like retinopathies. Eye（Lond），2013，27（1）：1-13.

29. INNA S A，NGELINE N，ROOMASA C. Purtscher-like retinopathy in Hemolytic Uremic syndrome. JAMA Ophthalmol，2019，137（1）：e183911.

30. CHAN W，RONGPING D，FANGTIAN D，et al. Purtscher-like retinopathy in systemic lupus erythematosus. Am J Ophthalmol，2014，158（6）：1335-1341.

31. CHEN X，RAHIMY E，SERGOTT R C，et al. Spectrum of retinal vascular diseases associated with paracentral acute middle

maculopathy. AM J Ophthalmol，2015，160（1）：26-34.

32. ESPINOSA-BARBERI G，ALBA LINERO C，LLORENS BELLÉS V，et al. Multimodal imaging and treatment of Purtscher-like retinopathy. Arch Soc Esp Oftalmol，2019，94（1）：45-49.

33. TOMOYUKI ISHIBASHI，TAKU WAKABAYASHI，KOHJI NISHIDA. Purtscher-like retinopathy associated with systemic lupus erythematosus observed using wide-field oct angiography. Ophthalmol Retina，2019，3（1）：76.

34. SPEILBURG A M，KLEMENCIC S A. Ruptured retinal arterial macroaneurysm：Diagnosis and management J Optom，2014，7（3）：131-137.

35. PITKNEN L，TOMMILA P，KAARNIRANTA K，et al. Retinal arterial macroaneurysms. Acta Ophthalmol，2014，92（2）：101-104.

36. CAHUZAC A，CLAIRE S，MAUGET-FASSE M，et al. Retinal arterial macroaneurysms：Clinical，angiographic，and tomographic description and therapeutic management of a series of 14 cases. Eur J Ophthalmol，2016，26（1）：36-43.

37. MANSOUR A M，ROBERT E F，GALLEGO-PINAZO R，et al. Intravitreal anti-vascular endothelial growth factor injections for exudative retinal arterial macroaneurysms. Retina，2019，39（6）：1133-1141.

38. CHATZIRALLI I，MANIATEA A，KOUBOUNI K，et al. Intravitreal ranibizumab for retinal arterial macroaneurysm：Long-term results of a prospective study. Eur J Ophthalmol，2017，27（2）：215-219.

39. 马凯，彭晓燕，卢宁，等. 放射性视网膜病变的临床观察. 眼科，2004，13（1）：23-25.

40. REICHSTEIN D. Current treatments and preventive strategies for radiation retinopathy. Current Opinion in Ophthalmology，2015，26（3）：157-166.

41. 杜军辉. 放射性视网膜病变的认识及研究进展. 中华实验眼科杂志，2012，30（3）：283-287.

42. 肖骏. 药物导致的视网膜病变. 中国实用眼科杂志，2006，24（9）：883-885.

43. 肖庆，孙传宾，孙明明，等. 乙胺丁醇中毒性视神经病变临床特征及视力预后影响因素分析. 中华眼底病杂志，2020，36（4）：269-274.

44. 张蕊石，王净华，白海青. 甲醇中毒对视网膜损害的研究进展. 眼科新进展，2005，25（1）：93-95.

45. LABRIOLA L T，JENG D，FAWZI A A. Retinal toxicity of systemic medications. International Ophthalmology Clinics，2012，52（1）：149-166.

46. 杨志前，余柏城. 急性甲醇中毒性视神经病综合治疗探讨. 中华神经医学杂志，2007，6（5）：517-519.

47. 李妙玲，张雄泽，吉宇莹，等. 急性黄斑神经视网膜病变的临床特征. 中华眼底病杂志，2016，32（2）：169-171.

48. DAVID S，EHSAN R，AMANI A F，et al. Paracentral acute middle maculopathy：A new variant of acute macular neuroretinopathyassociated with retinal capillary ischemia. JAMA Ophthalmol，2013，131（10）：1275-1287.

49. MIAOLING L，XIONGZE Z，YUYING J，et al. Acute macular neuroretinopathy in dengue fever. JAMA Ophthalmol，2015，133（1）：1329-1333.

50. FAWZI A A，PAPPURU R R，SARRAF D，et al. Acute macular neuroretinopathy：Long-term insights revealed by multimodal imaging. Retina，2012，32（8）：1500-1513.

51. LI M，ZHANG X，JI Y，et al. Acute macular neuroretinopathy in dengue fever：Short-term prospectively followed up case series. JAMA Ophthalmol，2015，133（11）：1329-1333.

52. KAVITA V B，SALLY L，EHSAN R，et al. Acute macular neuroretinopathy：A comprehensive review of the literature. Surv Ophthalmol，2016，61（5）：538-565.

53. CASALINO G，WILLIAMS M，MCAVOY C，et al. Optical coherence tomography angiography in paracentral acute middle

maculopathy secondary to central retinal vein occlusion. Eye（Lond），2016，30（6）：888-893.

54. THANOS A，FAIA L J，YONEKAWA Y，et al. Optical coherence tomographic angiography in acute macular neuroretinopathy. JAMA Ophthalmol，2016，134（11）：1310-1314.

55. QUERQUES G，KUHN D，MASSAMBA N，et al. Perifoveal exudative vascular anomalous complex. J Fr Ophtalmol，2011，34（8）：551-559.

56. FERNÁNDEZ-VIGO J I，BURGOS-BLASCO B，DOLZ-MARCO R，et al. Atypical perifoveal exudative vascular anomalous complex（PEVAC）with multifocal and bilateral presentation. Am J Ophthalmol Case Rep，2020，18：100717.

57. SACCONI R，BORRELLI E，BANDELLO F，et al. Perifoveal exudative vascular anomalous complex in a highly myopic eye. Ther Adv Ophthalmol，2020，12：97193510.

58. ZHANG Z，XU L，WU Z，et al. Case report：Perifoveal exudative vascular anomalous complex in a chinese patient with diabetes mellitus. Optom Vis Sci，2019，96（7）：531-535.

59. BANDA H K，DANG S，ROTHMAN R J. Perifoveal exudative vascular anomalous complex with suspended scattered particles in motion. Ophthalmic Surg Lasers Imaging Retina，2019，50（12）：796-800.

第十章

外伤性视网膜血管性病变

第一节 激 光

■ **激光损伤的分级**

激光损伤风险共分为四级：Ⅰ级激光产品没有生物性危害。Ⅱ级激光产品输出功率 1mW，这类激光器不被视为危险的光学设备。Ⅲ级激光产品输出功率 1～5mW。Ⅳ级激光产品如 2 000W 二氧化碳激光器，可以切割厚钢板。Ⅲ-Ⅳ级激光可以造成不可逆的眼部损伤。

激光分可见性激光和不可见性激光。可见性激光波长从短到长依次为：蓝紫色（405nm），蓝色（445nm、460nm、473nm），绿色（532nm），黄色（589nm）和红色（635nm、650nm）；主要用于教育以及医疗领域，例如我们常用的激光笔。不可见红外激光波长分别为 808nm、980nm、1 064nm，这个频率波长的红外激光可发射出肉眼无法看到的红外激光光束，主要的应用领域在工业、科研、军事防御及通讯照明领域。黑色素（存在于葡萄膜和视网膜色素上皮层）对蓝光和绿光吸收较多，血红蛋白对蓝光和黄光吸收较多，叶黄素（主要存在于黄斑区视网膜）对蓝光吸收最高，对黄光不吸收，而引起视网膜光化学损伤的主要是蓝光。视网膜黄斑区是视物最敏锐的部位，也是光线进入眼内最集中的部位，因此激光损伤最常发生于黄斑区。目前常见的激光笔有红光、蓝光及绿光，激光笔的功率多在 1～5mW，甚至达到 10mW，远远高于眼底医疗激光的常用功率，短时间照射即可造成视网膜的严重损伤。激光对视网膜损伤的程度取决于激光的类型、波长、照射时间、光斑大小、激光能量。

■ **临床表现**

激光意外照射所致的黄斑损伤表现形式多样，除了常见的黄斑区视网膜出血、水肿，光感受器层断裂及视网膜色素上皮损害等病变外，也常导致黄斑裂孔的发生。激光照射后的就诊时间从 1 小时到 3 个月不等，一般成年人被激光照射之后的就诊时间早，以视力下降伴视物变形、眼前中心固定黑影为主诉；而儿童及青少年患者常在受伤后几周或几个月由家长发现其视力下降、视物模糊才就诊。黄斑部视网膜下出血常导致视力的急剧下降。

■ **发病机制**

（1）黄斑下出血收缩对视网膜光感受器产生剪切作用。

（2）视网膜神经纤维层出血干扰了光感受器与色素上皮的代谢交换。

（3）纤维蛋白的收缩和红细胞降解释放的铁离子的毒性将进一步损伤感光细胞。黄斑区视网膜下大量出血如不及时治疗，出血凝结机化后可形成黄斑部瘢痕，可导致黄斑裂孔的产生，从而使患者的中心视力完全不可逆性地丧失。

　　典型病例：患者，男，37 岁，因左眼被激光射伤后视力下降 5 小时就诊。患者做科学试验时左眼被波长为 1 064nm 的工业激光灼伤，自觉左眼疼痛、视矇。既往身体健康。眼科检查：右眼视力 0.8，左眼视力指数 /30cm，矫正不提高。右眼前后节未见明显异常，左眼球结膜无充血，角膜透明，瞳孔等大等圆，对光反射正常，晶状体透明，玻璃体血性混浊。眼底隐约见黄斑区圆形出血及渗出灶，余窥不清。入院后完善相关检查，嘱患者半坐卧位制动，给予激素抗炎、活血及营养神经对症治疗。5 天后左眼玻璃体积血吸收，可见黄斑区出血及周围水肿渗出灶（图 10-1-1）。OCT 示激光损伤后 6 天黄斑裂孔形成（图 10-1-2）。10 天后黄斑区积血吸收且伴有萎缩，半年后黄斑区萎缩范围加大（图 10-1-3）。诊断：左眼黄斑激光灼伤，左眼黄斑裂孔。

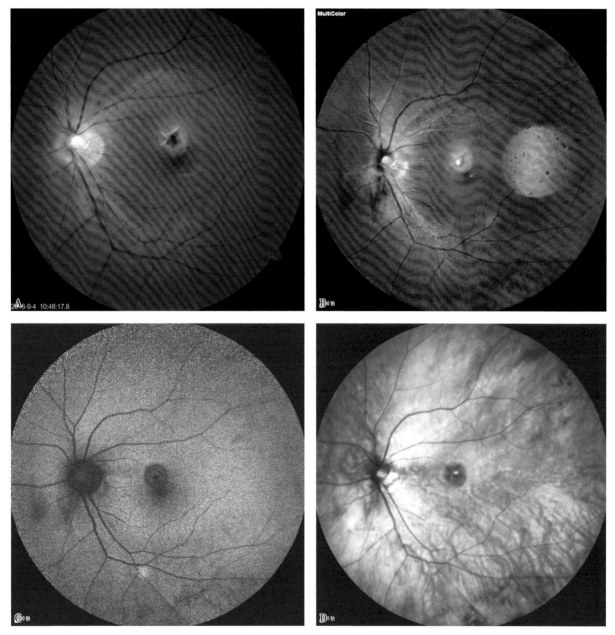

图 10-1-1　激光损伤后眼底表现

A. 左眼眼底彩照示黄斑区出血水肿；B. 炫彩眼底彩照见左眼黄斑区出血水肿，绿色示出血周围水肿；C. 自发荧光示左眼黄斑区因出血遮蔽呈低自发荧光；D. 红外照相见黄斑区遮蔽圆形暗区。

图点评：1 064nm/1 000mW 的激光能量损伤黄斑后病情进展快，伤后即时可见玻璃体积血，5 天后积血吸收，可见黄斑视网膜下圆形出血灶。

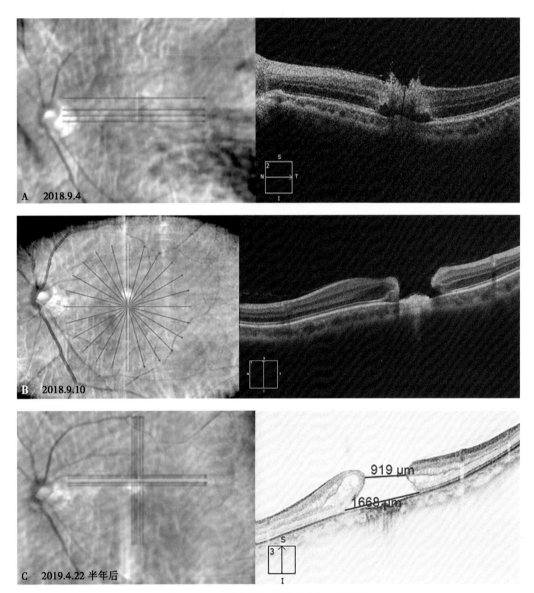

图 10-1-2　激光损伤后的 OCT 变化过程

A. 激光伤后 5 天，黄斑区不规则中高反射团块状病灶（出血）；B. 伤后 10 天，黄斑全层裂孔形成，RPE 层可见中高反射隆起团块（少量积血）；C. 伤后半年黄斑裂孔增大，孔缘神经上皮层间水肿，孔下 RPE 波纹状不规则形态（瘢痕）。

图点评：激光损伤后随诊 10 天 OCT 显示黄斑裂孔形成，且可见黄斑裂孔下 RPE 层高反射病灶，可能为出血机化或瘢痕形成。外伤性黄斑裂孔的治疗可行玻璃体切除加内界膜剥离、眼内填充手术，但视力预后可能不佳，因为 1 064nm 激光损伤属于爆破撕裂伤，损伤可能导致黄斑中心凹处光感受器细胞和色素上皮细胞永久丢失。本例患者未行手术。半年后裂孔直径不断扩大，对应处 RPE 层不规则萎缩，脉络膜瘢痕。裂孔最小直径约 919μm、最大直径达 1 668μm。

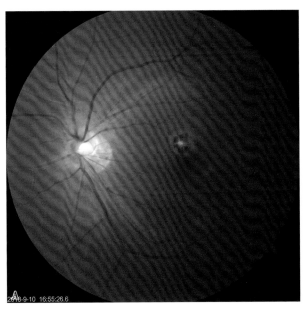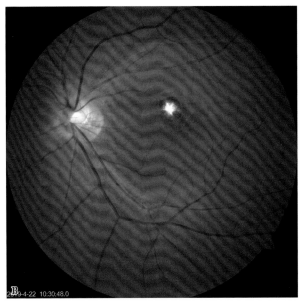

图 10-1-3　激光照射后随访眼底彩色照相

A. 左眼激光灼伤后 10 天，黄斑区可见黄白色环形水肿，病灶内出血，裂孔形成；B. 半年后，环形水肿消退，黄斑裂孔扩大。

图点评：激光灼伤后黄斑区病灶及周围水肿，裂孔内出血表明视网膜组织仍然存活，可能是手术治疗的时机，半年后黄斑裂孔扩大，脉络膜瘢痕，透见巩膜，则失去手术治疗的意义。

■ 治疗建议

激光引起的黄斑裂孔可能自愈，但较大的裂孔可导致不可逆的中心视力的下降。治疗方法包括药物治疗（糖皮质激素、抗氧化剂、血管扩张药物、神经保护药物）以及玻璃体手术治疗，其中玻璃体切除＋内界膜撕除＋气液交换术是目前治疗黄斑裂孔的主要方法，但目前为止并无明确的针对激光引起黄斑裂孔的特效治疗方法。激光引起黄斑裂孔的报道不多见，关于此类裂孔行玻璃体手术术后效果报道不一，虽然在文献报道中有激光黄斑裂孔自行闭合的病例，但绝大多数文献报道的黄斑裂孔一直存在甚至扩大。有研究报道激光所致黄斑裂孔 3 个月内行玻璃体切除联合内界膜剥离术对于激光所致黄斑裂孔有较好的疗效，且视力预后较好。但影响此类黄斑裂孔手术后视力的因素也较多，包括手术前黄斑裂孔大小、病程持续时间、术前视力等。激光热能可导致中心凹处光感受器细胞和色素上皮细胞永久丢失，推测激光输出功率越大所致的黄斑裂孔越大、视网膜损伤越重、视力预后越差。

目前手持激光设备在生活中随处可见，一些设备的输出功率远远超出了安全范围，可对眼部组织造成不可逆的损伤，而且目前并无针对激光损伤的特效治疗方法。因此，建议家长们尽量不要给青少年儿童购买激光玩具，相关部门应规范激光设备的销售，禁止作为儿童玩具售卖，同时眼科医师应加强相关知识的科普宣传，共同减少此类伤害的发生。另一类黄斑激光损伤的来源是工作或医疗活动中出现的意外，提示在这些场合下应谨慎操作，注意劳动防护，避免损伤黄斑。

（陈春丽）

第二节 Valsalva 视网膜病变

■ Valsalva 视网膜病变概述

Valsalva 视网膜病变由 Duane 在 1972 年首次描述,其病理机制是由于在用力做提拉、推举重物、呕吐、咳嗽、哭泣、吹气、用力解大便等动作时,声门关闭,胸腔或腹腔内压力急剧升高(Valsalva 动作),静脉回心血量下降,搏出量下降,从而使外周静脉血压骤升,压力传导至眼内致视网膜毛细血管破裂而导致的出血性视网膜病变。也有研究者认为过度剧烈运动,如跳舞、性活动、军事训练等可诱发此病。该病无性别和种族差异,一般为单眼发病,有时累及双眼。多发于健康青年,此病在临床上并不罕见,根据出血的量以及部位不同导致不同程度的症状,大多数无明显症状或症状轻微,出血量大时出现黄斑区内界膜下的积血和/或玻璃体积血,严重影响视力。

■ 临床表现

Valsalva 视网膜病变的诊断要根据患者明确的病史、突发的视力模糊,结合眼底照相、OCT、荧光素眼底血管造影等辅助检查结果及随访和预后情况综合考虑。

■ 鉴别诊断

(1)外伤性视网膜疾病:如 Terson 综合征、Purtscher 视网膜病变,前者常存在头部外伤史,伴有蛛网膜下腔出血或颅内出血、颅内压升高的症状;后者往往有胸、腹部挤压伤和长骨骨折等外伤史,荧光素眼底血管造影可见视网膜动脉充盈迟缓和后极部视网膜毛细血管无灌注区形成。

(2)视网膜血管性疾病:视网膜中央静脉阻塞、分支静脉阻塞及视网膜大动脉瘤等,可根据患者眼底表现及荧光素眼底血管造影结果予以鉴别。

(3)全身疾病:如白血病、特发性血小板减少性紫癜及其他严重的贫血和血小板减少症,通常存在全身的出血症状,血常规、骨髓及凝血功能检查结果明显异常。

(4)其他:高原性视网膜病、缺氧性视网膜病等。

典型病例:患者,女,13 岁,因双眼突发无痛性视物模糊 1 天就诊。1 天前在学校体育课时做过仰卧起坐。既往身体健康,血常规、凝血功能检查、肝肾功能均正常。眼科检查:双眼视力 0.1,矫正不提高。双眼球结膜充血,角膜透明,无水肿,双眼瞳孔等大等圆,对光反射正常,晶状体透明。眼底:双眼视盘界清色红,无水肿,后极部散在圆点状视网膜浅层出血(图 10-2-1)。光学相干断层成像(OCT)示双眼黄斑区内界膜下视网膜内五层类圆形高反射病灶,外层结构因内层结构遮挡看不清(图 10-2-2)。FFA 示造影早期及晚期可见后极部圆点状及片状遮蔽荧光,周边部可见视网膜静脉轻度扩张及点状渗漏(图 10-2-3)。1 个月后双眼视力 0.5,2 个月后双眼视力 1.0,视网膜出血完全吸收(图 10-2-4)。诊断:双眼 Valsalva 视网膜病变。

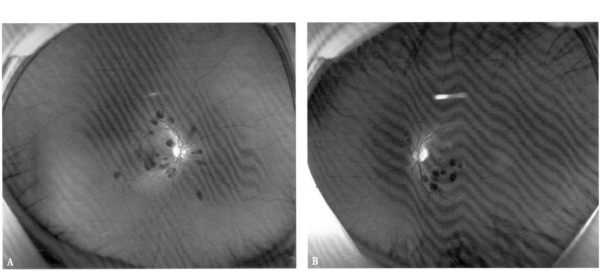

图 10-2-1　Valsalva 视网膜病变 SLO

A、B. 眼底超广角照相可见双眼后极部视网膜浅层散在圆点状及片状出血,右眼黄斑中心凹至下方血管弓可见视网膜前出血,可见积血平面。

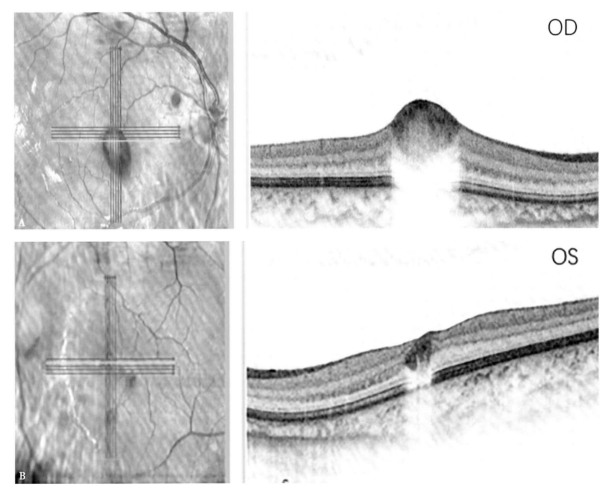

图 10-2-2　Valsalva 视网膜病变 OCT 改变

A、B. OCT 示双眼黄斑区内界膜下贯穿视网膜内五层的异常圆形高信号(出血),外层结构因信号遮蔽显示不清。

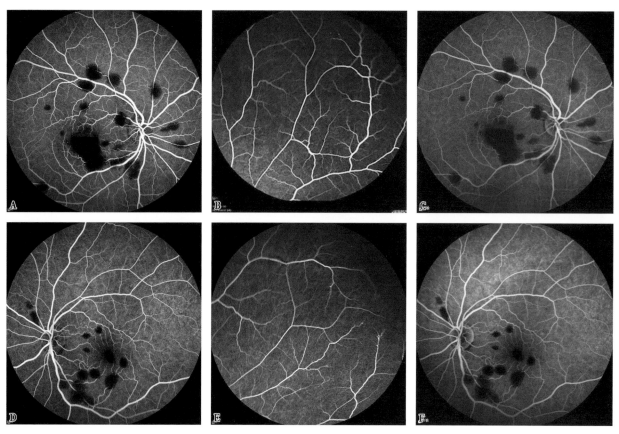

图 10-2-3 Valsalva 视网膜病变 FFA 改变

A～F. FFA 示双眼造影早期（A、D）及晚期（C、F）可见后极部圆点状及片状遮蔽荧光，周边部（B、E）可见视网膜静脉轻度扩张，无明显荧光素渗漏，提示 Valsalva 没有视网膜及脉络膜新生血管病变。

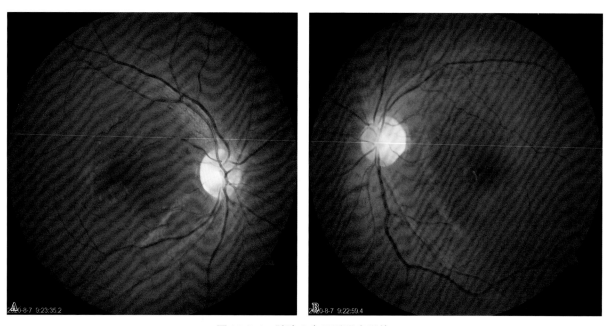

图 10-2-4 随访 2 个月后眼底照片

A、B. 眼底彩色照相可见双眼后极部视网膜出血均吸收。

图点评：Valsalva 视网膜病变的病灶多位于黄斑区，对视力的影响较大，少量的视网膜内层出血如该病例具有自愈特点，但如果黄斑区出现较多的视网膜内界膜或玻璃体后界膜下出血则应进行 YAG 激光出血引流治疗，如果合并玻璃体积血还应进行玻璃体切除手术治疗。

- 治疗建议

Valsalva 视网膜病变通常即使大量的内界膜下出血也可缓慢自行吸收而不留后遗症，但在某些特殊的情况下，如患者的工作学习需要快速恢复双眼视，或者观察一定时间后积血仍无自行吸收，则有采用更积极治疗手段的指征。YAG 激光内界膜切开使积血引流到玻璃体可促进积血吸收，但只适用于新鲜的或已液化的出血。而采用玻璃体手术治疗（特别是 25G、27G 微创玻璃体切除术），可剥除内界膜，彻底清除积血，从而迅速恢复视力。但考虑玻璃体手术固有的风险、本疾病良性的自然病程以及手术的高昂费用，不应将玻璃体手术作为首选治疗。建议对具有以下特征的病例考虑使用手术治疗：①黄斑区大量的内界膜下出血（直径>3PD），视力受损严重；② YAG 激光内界膜切开术无效或预计不能奏效；③患者的工作或学习需要迅速恢复双眼视或经过一定的观察期后出血无自行吸收迹象。

（陈春丽　李　芸　陈青山）

第三节　Terson 综合征

● 概述

Moritz Litten 于 1981 年首次报道玻璃体积血合并蛛网膜下腔出血病例。1900 年，Albert Terson 提出了颅内出血可能是玻璃体积血的原因，认为这种眼脑综合征是蛛网膜下腔出血（subarachnoid hemorrhage，SAH）的征象，从而把继发于蛛网膜下腔出血或者硬脑膜下出血的眼内出血征称为 Terson 综合征（Terson syndrome，TS）。随着认识的逐渐加深及不断观察到更多的视网膜征象，Terson 综合征的定义已经扩展为继发于任何形式的急性颅内出血或者急性颅内压（intracranial pressure，ICP）升高继发的眼内出血。一般认为 Terson 综合征提示脑病预后差，并且常发生颅内再出血，因此与患者预后相关。

- 流行病学

蛛网膜下腔出血患者中，Terson 综合征的发生率为 10%～50%。有报道在对无眼部症状的颅内出血患者进行眼底筛查时发现 32.3% 病例合并 Terson 综合征，且因是否合并 Terson 综合征与患者预后相关，因此强调对此类患者应行常规眼底检查。文献报道在儿童非虐待相关颅内出血病例中，眼内出血发生率为 2%，也有学者认为颅内出血患者 Terson 综合征发生率约为 8%。婴幼儿自发颅内出血少见，合并 Terson 综合征病例偶见报道。少见情况下 Terson 综合征可发生在无任何阳性体征的颅内动脉瘤患者，因此对于无明显原因的突发性玻璃体积血患者应警惕有颅脑动脉瘤破裂的可能。

- 发生机制

目前比较倾向的观点认为突然升高的颅内压可能是 Terson 综合征发生的最主要原因，而玻璃体腔的出血来自于眼部血管。颅内压的骤然升高经脑脊液及视神经鞘膜传导，压迫视网膜中央静脉，静脉压升高，导致毛细血管、小静脉、静脉破裂出血。另一个观点认为玻璃体积血来源于颅内出血，颅内出血向蛛网膜下腔、视神经鞘膜间隙及损伤的视盘周围组织扩散而渗漏入眼内。

■ 临床表现

Terson 综合征病例多为包括脑动脉瘤破裂、严重颅脑外伤等原因导致的颅内出血，患者多有意识障碍病史，苏醒后发现视力急剧下降。ICP 监测显示急性 ICP 升高，可合并头痛、颈项强直等脑膜刺激征。眼部表现主要包括视力症状及不同形式的眼内出血。部分患者可无症状，出血量多者视力可下降至光感。部分患者神经系统受损严重，有时难以检查视力。眼内出血可位于玻璃体、玻璃体后界膜下、内界膜（internal limiting membrane，ILM）下、视网膜层间及视网膜下，不同患者出血程度不一，轻者可仅表现为双眼或单眼近视盘表层的出血，可视盘水肿，严重者因浓厚玻璃体积血而无法窥清眼底。自然病程也差异较大，少量眼内出血可自行吸收，长期大量出血则形成慢性血肿、视网膜及黄斑前膜、黄斑裂孔、玻璃体积血机化甚至牵拉性视网膜脱离。其他眼部表现有瞳孔异常、眼肌麻痹及同侧偏斜等。

■ 辅助检查

眼底照相可以记录并随访眼底出血情况，对于可以窥见眼底病例适用。眼 B 型超声波检查用于了解玻璃体积血的严重程度及排除眼底无法窥清的情况下是否合并有视网膜脱离等病变。有时可以观察到以后极部视盘为中心的放射状玻璃体混浊的特征性表现。视觉诱发电位（VEP）可表现为潜伏时间延长，波幅降低甚至消失。透露 CT 扫描可显示有颅内出血等异常。脑血管造影可发现颅内动脉瘤等颅部血管异常。

■ 诊断

Terson 综合征的诊断依据是患者颅内出血病史，视力突然下降并伴玻璃体积血或视网膜出血。对于非典型病例发现眼内出血者，应详细询问病史，结合头颅 CT 扫描、MRI 或脑血管造影等影像学检查，以明确诊断。

■ 鉴别诊断

应与糖尿病视网膜病变、视网膜血管炎、视网膜静脉阻塞、息肉状脉络膜血管病变（polypoidal choroidal vasculopathy，PCV）、湿性老年黄斑变性、眼内肿瘤、血液相关疾病相鉴别。颅脑外伤的患者还须排除同时存在的眼部外伤相关的玻璃体后脱离、视网膜破裂、视网膜脱离等。

■ 治疗建议

少量的眼内积血、全身情况差不能耐受手术或预计玻璃体手术预后不佳者可以选择保守治疗，可辅助使用活血化瘀药物。随着现在微创玻璃体切除术技术不断提高，目前倾向早期手术干预，即经药物治疗没有明显吸收倾向的患者即可手术治疗，可在 1 个月甚至更早进行手术。然而，由于 Terson 综合征往往因颅脑病变而忽视眼部表现，或者因全身情况延误，错过最佳手术时机，积血时间长损害其下视网膜功能，或因玻璃体增生严重且伴有视网膜脱离，术后视力恢复较早期手术欠佳。

年轻患者因玻璃体液化程度轻，积血较难吸收，婴幼儿在数周内即可发展为弱视，并发视网膜前膜病例容易发展成 PVR，因此，对于以上患者，已经具有浓厚玻璃体积血或者双眼玻璃体积血患者，更应尽早考虑手术。儿童及婴幼儿的视力预后较成人较差，且术后应强调及时行弱视治疗、屈光不正矫正等处理。

典型病例 1：患者，女，20 岁，摩托车车祸撞击前额后因头部外伤及蛛网膜下腔出血于当地医院神经外科住院治疗。因同时合并右眼视力下降，车祸后 1 个月余于 2018 年 12 月 11 日入住眼科。入院查体右

眼视力指数 /10cm，左眼 1.5，眼内压右眼 19mmHg，左眼 18mmHg，右眼瞳孔圆形，直径 5mm，对光反射迟钝，左眼瞳孔 3mm，对光反射灵敏，右眼视盘鼻上方片状视网膜下黄白色陈旧性出血灶，黄斑区可见大片状视网膜前出血，呈鲜红色。左眼眼底未见明显异常。双眼 B 超显示右眼眼底病变。双眼 OCT 显示右眼视网膜前高反射病灶，遮蔽其下视网膜信号（图 10-3-1）。于 2018 年 12 月 12 日局麻下行右眼玻璃体切除联合内界膜剥除术，术后复查双眼病情稳定（图 10-3-2）。

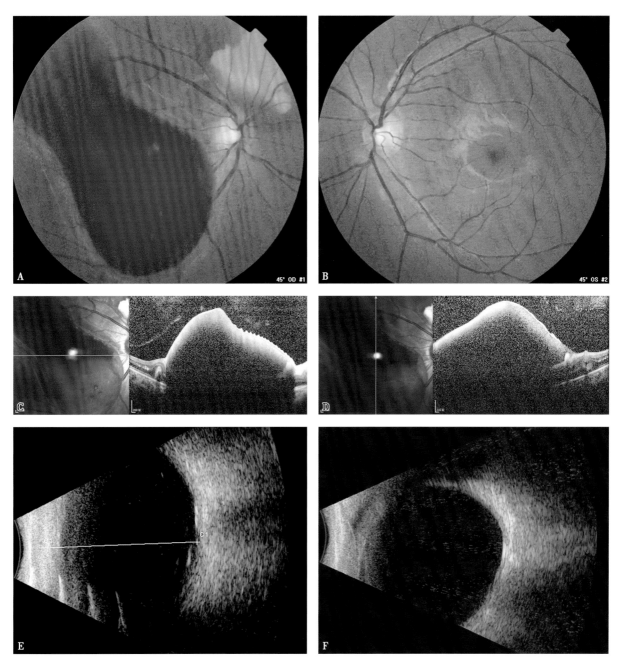

图 10-3-1　Terson 综合征患者术前眼部影像检查

A. 右眼眼底彩照显示视盘鼻上方片状视网膜下黄白色陈旧性出血灶，黄斑区可见大片状视网膜前出血，呈鲜红色；B. 左眼眼底彩照未见明显异常；C、D. 右眼 OCT 显示视网膜前高反射病灶，遮蔽其下视网膜信号；E. 右眼 B 超显示右眼眼底病变；F. 左眼 B 超显示无明显异常。

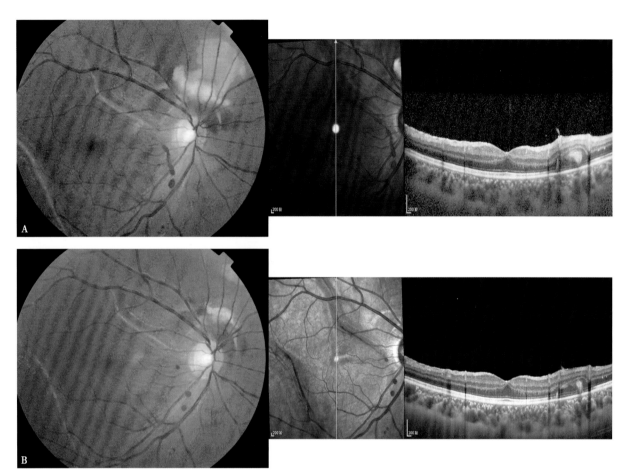

图10-3-2 Terson综合征患者术后随访右眼眼底彩照及OCT

A. 右眼术后9天眼底彩照及OCT示患者右眼仍可见视盘鼻上方片状视网膜下黄白色陈旧性出血灶,原视网膜出血灶边界遗留视网膜白色线状改变,黄斑区结构基本正常,对应OCT显示黄斑区视网膜结构基本正常,白色线状病灶处表现为视网膜深层高反射灶;B. 右眼术后1个月眼底彩照及OCT:右眼视盘鼻上方视网膜下黄白色陈旧性出血灶部分吸收,原视网膜出血灶边界处白线较前改善,对应OCT显示黄斑区结构正常,白色线状病灶对应视网膜深层高反射灶缩小。

　　图点评:Terson综合征常可表现为后极部黄斑区前内界膜下出血,合并或者不合并玻璃体积血。本例患者为单眼发病,出血位于黄斑区内界膜下,术前B超、眼底照相检查可以有效识别、记录眼内出血情况。此患者出血位于黄斑区且出血量大,时间超过1个月,不宜行观察处理,予以右眼玻璃体切除联合内界膜剥除并清除积血后,其下视网膜结构基本恢复正常。

　　典型病例2:患者,女,38岁,因"双眼视力下降1个月"入院。因脑动脉瘤破裂多次性颅内手术治疗。入院专科查体:右眼裸眼视力0.2、左眼视力1.0,右眼眼压14mmHg、左眼眼压10mmHg,右眼结膜无明显充血,角膜透明,前房轴深4CT,虹膜纹理清,晶状体透明,右眼玻璃体重度积血,眼后节窥不入。左眼结膜无明显充血,角膜透明,前房轴深4CT,虹膜纹理清,晶状体透明,玻璃体下方血性混浊,眼底视盘边界清,色淡红,C/D=0.3,下方视网膜窥不清,余视网膜平伏,黄斑中心反光欠清(图10-3-3)。入院诊断为双眼Terson综合征,并先后行双眼玻璃体切除术,术后视力右眼0.2、左眼1.0(图10-3-4)。

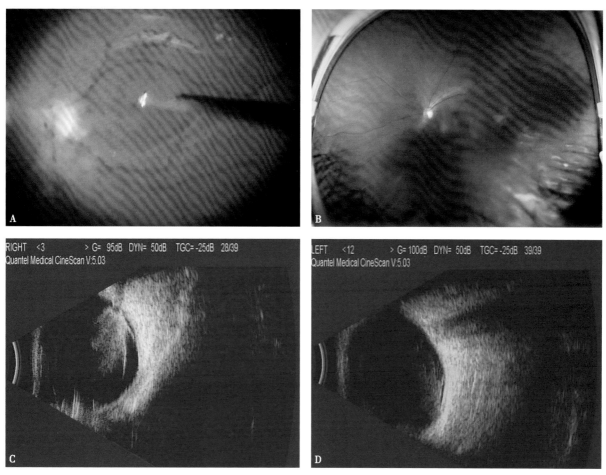

图 10-3-3 Terson 综合征病例 2 术前左眼 SLO 及双眼 B 超

A. 右眼重度玻璃体积血,眼底不能窥清,术中录像截图显示鼻上视网膜表面膜增殖,下方血管弓旁弧形视网膜下出血机化;B. 左眼 SLO 显示玻璃体下方血性混浊;C、D. B 超显示双眼玻璃体混浊,右眼重于左眼。

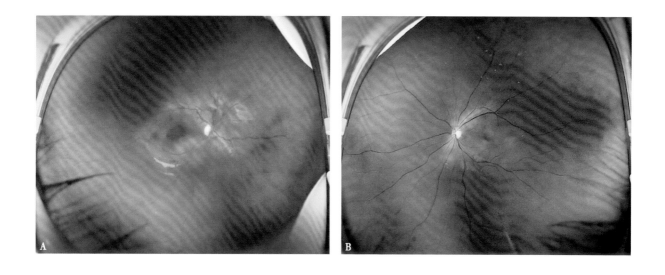

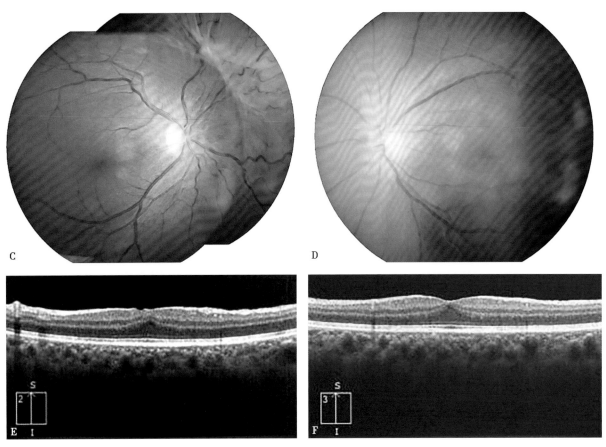

图 10-3-4 术后双眼眼底彩色照相、SLO 及 OCT

A. 右眼术后 7 天 SLO 显示玻璃体无明显积血,后极部视盘上方及鼻侧结构稍不平整,少量增殖膜;B. 左眼术后 SLO 显示大致正常眼底;C. 右眼术后 25 天眼底彩照显示右眼视盘上方及鼻侧少量增殖膜,局部视网膜结构稍不平整;D. 左眼术后 18 天眼底彩照显示左眼后极部视网膜平伏;E. 右眼术后 25 天 OCT 显示黄斑区视网膜稍水肿,层次稍模糊;F. 左眼术后 18 天 OCT 显示黄斑区视网膜结构基本正常。

(本病例由深圳市眼科医院马大卉医生提供)

图点评:本例患者为双眼发病,表现为双眼玻璃体积血,双眼积血程度不对称。患者右眼眼内出血累及黄斑区,且因出血时间较长,引起视网膜前增殖膜形成,在行玻璃体手术清除积血、剥除视网膜前膜后,术后仍可见后极部视网膜结构欠平整,黄斑区轻度水肿,影响视力恢复。左眼积血主要沉积于下方玻璃体,未累及黄斑区,因积血已维持一段时间,已出现积血机化,不宜观察处理,遂选择手术治疗。手术清除积血后,黄斑区结构未受明显影响,视力预后可。

(谢满云 李 芸)

第四节 外伤性脉络膜破裂与三角综合征

● 外伤性脉络膜破裂

脉络膜破裂(choroidal rupture)是指眼钝挫伤造成内层脉络膜和其上 Bruch 膜,以及 RPE 的断裂,从组织损伤来讲,脉络膜破裂其实是一个误用的术语。脉络膜破裂按照发生的部位可分为两类:①直接地发生在撞击的部位,相当罕见,一般位于前部和平行角膜缘的部位。②间接性破裂首次在 1854

年被 Graefe 描述,临床较为常见,发生在远离撞击的部位,通常集中在后极部视盘或在通过黄斑中心凹处。

■ 发病机制

巩膜组织致密的胶原纤维结构抵御外力能力强,视网膜的可扩张性使得其不容易撕裂。相对而言,RPE、Bruch 膜及脉络膜毛细血管层抗性低且扩张性不强,导致容易撕裂。在眼球挫伤中脉络膜破裂可能是因为眼球前后径快速缩短而冠状面扩张而产生机械性外力作用,在后极部形成新月形状的白色损伤,弧形朝向视盘或黄斑附近。关于脉络膜破裂的部位,根据外力球壁传递假说,当外力致眼球发生急剧变形时,最大的张力效应将集中在视盘周围部及玻璃体基部,引起破裂和撕裂。也有人认为脉络膜在巩膜内面可以滑动,后极部脉络膜与巩膜联系比较固定,赤道部稍后处因有涡静脉而很少有收缩或滑动的余地,所以裂伤大多发生在能滑动和不能滑动交界处,这使裂伤常发生于距视盘边缘 1~2PD 范围内,裂口一般呈新月形,与视盘缘呈同心圆的解剖学基础一致。组织病理学显示早期脉络膜破裂处出血,接着出现纤维血管组织和 RPE 增生;表面视网膜容易受到影响,轻者光感受器外节消失,重者全层视网膜萎缩;最终脉络膜破裂处被纤维胶质修复。

■ 临床表现

脉络膜破裂约发生于 5%~10% 的眼球钝挫伤病例,甚至可能更高,多见于青年男性。直接地发生在撞击部位的脉络膜破裂较少,一般位于前部和平行角膜缘的部位。因后极部挤压机制引起的间接脉络膜破裂更为常见(约80%),呈新月形撕裂,与视盘呈同心圆。

■ 症状

脉络膜破裂的位置决定最初的症状,如果破裂位于黄斑中心外,患者可能无症状;破裂位于中心凹旁或中心凹下,视力明显下降或出现暗点。如伴有大量出血进入玻璃体腔致视力严重下降。

■ 体征

(1)位置:常发生于后极部,破裂伤口的弧线凹面朝向视盘;常出现在黄斑部及周围,视盘及黄斑之间;也可在视盘周围,呈新月形或弧形状出血,伴视网膜水肿。当多个破裂发生,它们形成以视盘或黄斑为中心的同心圆弧线,在视盘鼻侧的破裂较少有这种规律性。

(2)形态:破裂口可呈星形、V 形、H 形、Y 形及不规则形等。最长可达 8PD,最短约 3/5PD,有时围绕视盘一周;弧宽最宽可达 1PD,最窄呈线状或裂隙状。

(3)层次:脉络膜破裂可为全层破裂,亦可仅为内层破裂,或同时累及 Bruch 膜和色素上皮层。脉络膜破裂常伴有出血,小的出血呈圆形、暗红蓝色隆起,有一圈粉红色边缘,常位于赤道部或邻近视盘。脉络膜破裂常伴脉络膜内、视网膜下及视网膜内出血,出血及伴随的视网膜震荡常掩盖脉络膜破裂体征,当出血或视网膜水肿吸收后,破裂显示为黄白色条纹,偶尔底部可见到大脉络膜血管。随着时间推移,瘢痕组织充填在脉络膜破裂处成为灰色,伴随纤维膜增殖及 RPE 增生,脉络膜破裂可隐藏于纤维化病灶中。其上视网膜受影响程度不一,可仅表现为外层受损,亦可能累及全层视网膜。全层破裂晚期可透见白色巩膜,其边缘有色素增殖,亦可并发纤维机化而形成永久性的瘢痕。脉络膜破裂较大量的出血可突破 Bruch 膜进入视网膜下、视网膜、玻璃体后和玻璃体腔。

(4)并发症:最常见并发症为脉络膜新生血管(CNV),发生率 5%~10%,在外伤后 1 个月到 7 年里发生。老年患者、破裂位于黄斑和范围大容易发生 CNV。CNV 从瘢痕组织附近生长,引起出血和长入视网膜下。新生血管化属于瘢痕形成过程的一部分，某些病例可自发消退。

■ 眼科检查

眼底彩色照相可以显示眼底出血，若破裂仅限于色素上皮，FFA 检查显示为透见荧光；如果破裂的深度已累及 Bruch 膜及脉络膜，则 FFA 早期出现病灶区不规则脉络膜弱荧光，这是由于损伤处缺乏毛细血管的背景荧光所致，但在弱荧光中仍可以见到残余的脉络膜粗大血管，后期染料渗漏和巩膜着色而转为强荧光，可出现脉络膜视网膜充盈倒置；至于全层脉络膜破裂，则破裂自始至终都表现为暗区，见不到任何脉络膜血管形态。只是在晚期才有荧光素从损伤的边缘渗漏，而使巩膜逐渐染色。如果 CNV 形成，则显示渗漏为强荧光。ICGA 比 FFA 更为清晰地显示脉络膜破裂区域（表现为弱荧光条纹）。ICGA 早期表现为破裂灶周围脉络膜充盈缺损，破裂处可见脉络膜毛细血管断裂，大血管连续性良好，或者大血管亦断裂，晚期可清晰显示脉络膜破裂的部位、大小、形态。在某些病例，检眼镜下观察可能无法发现明显的脉络膜破裂，但 FFA 或 ICGA 能较好显示。OCT 从断层扫描显示 RPE、Bruch 膜及脉络膜毛细血管层破裂层次，可伴局部视网膜水肿。OCTA 显示相应层次血流异常，并可识别继发的 CNV。

■ 治疗建议

单纯的脉络膜挫伤伴有的脉络膜出血或视力下降，主要是保守治疗。出血会慢慢吸收，但视力的增进与脉络膜累及的部位有关。对于累及黄斑部位的破裂和出血，视力可能难以恢复。严重的脉络膜挫伤或眼球破裂伤常常伴有玻璃体积血以及视网膜脱离，需要行脉络膜缝合联合玻璃体切除及视网膜复位术。尽管视网膜下或玻璃体积血是手术的指征，但是对于脉络膜破裂本身没有治疗方法。有报道称重组组织型纤维蛋白酶原激活剂（recombinant tissue plasminogen activator，rtPA）联合膨胀气体注入具有良好效果。对继发的 CNV 可观察或玻璃体腔内注射抗血管内皮生长因子（VEGF）药物，对于黄斑中心凹外的 CNV 可以光凝。以前有报道手术可以成功地切除黄斑下的脉络膜新生血管膜。光动力学疗法最终可能成为治疗的选择方法，但目前所报道的病例均为散在病例，尚无大范围临床病例研究。

■ 预后

脉络膜破裂视力预后取决于黄斑中心凹是否受累及，诸如 CNV 等并发症是否发生等。轻度的脉络膜裂伤引起的出血，通过保守治疗即止血祛瘀药物吸收后，如果伤口没有累及黄斑部视力可以恢复，如果伤口通过了黄斑，或出血蔓延黄斑部，即使出血吸收干净，仍有不同程度的视力障碍。CNV 形成是视力降低的一个晚期病因。CNV 可能是脉络膜毛细血管从破裂的 Bruch 膜生长形成。破裂离黄斑中心凹越近、越长，则以后发展形成 CNV 的危险性越大。大多数脉络膜破裂患者的最好视力可大于 0.5。

典型病例 1：患者，女，49 岁，因"右眼木棍击中后视力骤降 17 天"就诊。查体：右眼视力 0.12，最佳矫正视力 0.4，左眼视力 0.8，最佳矫正视力 1.0，眼内压右眼 12mmHg、左眼 15mmHg。右眼眼底黄斑区可见视网膜下出血。左眼眼底未见明显异常。予以右眼 rtPA 联合 C_3F_8 玻璃体腔注射术，术后视网膜下积血逐渐吸收，显露出黄斑区纵行的黄白色脉络膜破裂病灶（图 10-4-1）。

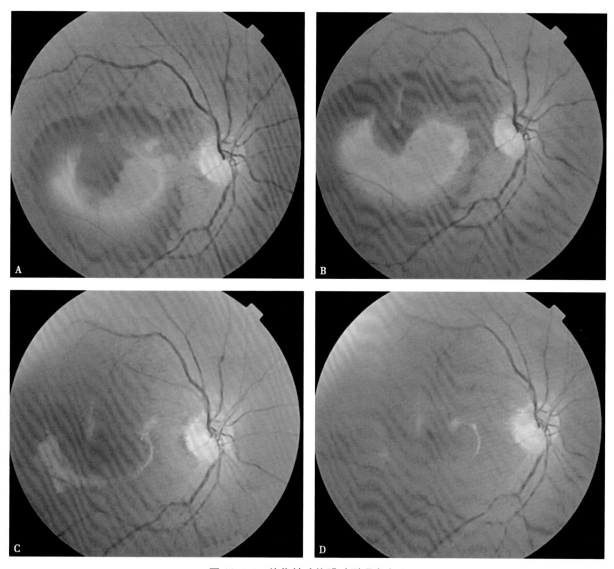

图 10-4-1 外伤性脉络膜破裂眼底彩照

A. 初诊患者右眼眼底照相,可见黄斑区大小约 3～4PD 视网膜下出血灶；B. 右眼 rtPA 联合 C_3F_8 玻璃体腔注射术后 1 天,黄白色脉络膜破裂病灶部分显露；C. 右眼 rtPA 联合 C_3F_8 玻璃体腔注射术后 2 个月,视网膜下出血大部分吸收,可见黄白色纵行脉络膜破裂；D. 右眼 rtPA 联合 C_3F_8 玻璃体腔注射术后 3 个月,视网膜下积血全部吸收,见黄斑区纵行的脉络膜破裂。

图点评:脉络膜破裂常伴脉络膜内、视网膜下及视网膜内出血,出血常掩盖脉络膜破裂体征,当出血吸收后,破裂显示为黄白色条纹。本例患者在右眼被木棍击中的外伤后出现黄斑区视网膜下出血,因出血遮挡,影响其下视网膜及脉络膜结构的观察。采用 rtPA 联合膨胀气体注入进行治疗,视网膜下出血得到有效吸收,脉络膜破裂病灶得以显露。

典型病例 2:患者,男,33 岁,因"左眼拳头打伤后视力下降 6 天"就诊。查体:右眼裸眼视力 1.0,左眼视力 0.2,最佳矫正视力 0.6,双眼眼压正常,右眼眼底未见明显异常,左眼视盘界限清,可见视盘前出血,视盘鼻侧弧形脉络膜破裂,部分脉络膜破裂伴其上视网膜断裂(图 10-4-2)。

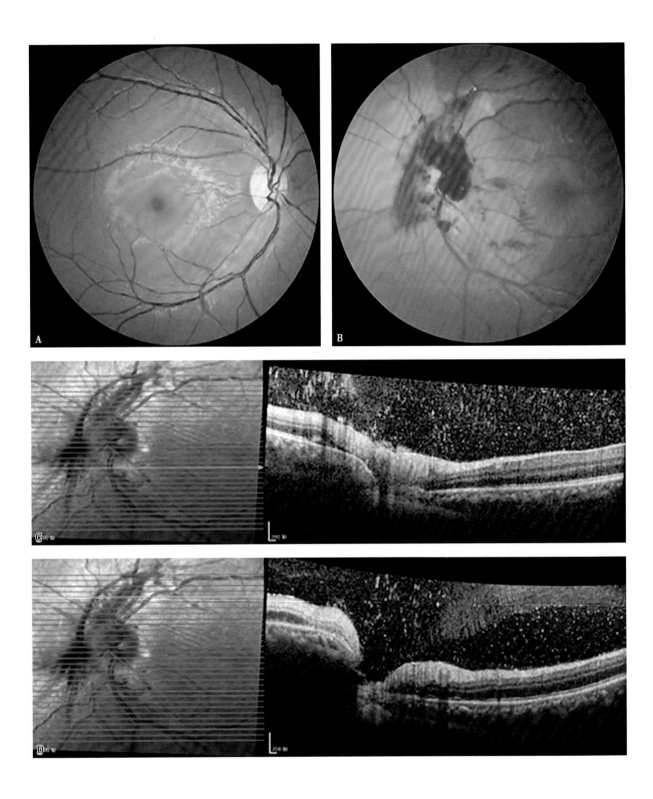

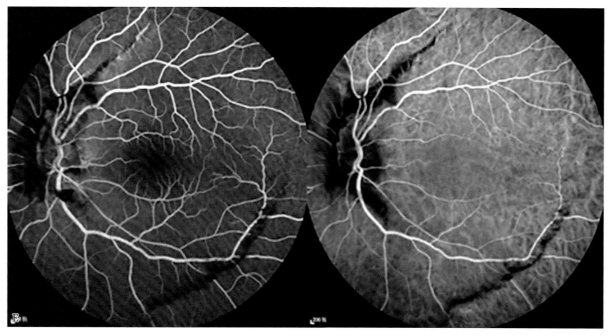

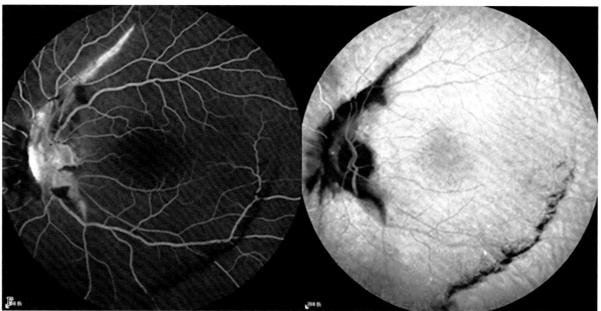

图 10-4-2 外伤性脉络膜破裂眼底彩色照相、OCT、FFA 和 ICGA

A. 右眼眼底彩色照相未见明显异常；B. 左眼眼底照相显示视盘前出血、视盘鼻侧脉络膜破裂伴其上视网膜断裂；C. 左眼 OCT 显示脉络膜破裂灶，视网膜层尚连续；D. 左眼 OCT 显示视盘水平以上脉络膜破裂病灶及视网膜断裂；E. FFA 及 ICGA 早期显示脉络膜破裂病灶处弱荧光；F. 晚期 FFA 显示脉络膜破裂病灶处强荧光，ICGA 为弱荧光。

图点评：患者有左眼被拳头击伤的病史，随即出现视力下降，脉络膜破裂发生于后极部视盘鼻侧，破裂伤口的弧线凹面紧贴视盘，OCT 显示为全层破裂，伴有出血，并累及其上视网膜。眼底照相有效记录了病灶的位置、形态等特点，FFA 表现为早期弱荧光，晚期强荧光染色。ICGA 表现为脉络膜破裂区弱荧光。

● **外伤性三角综合征概述**

三角综合征（triangular syndrome）又称 Amalric 三角脉络膜梗死、脉络膜动脉阻塞综合征、扇形脉络膜萎缩、外伤性扇形脉络膜萎缩、外伤性三角综合征及后睫状动脉闭塞扇形视网膜脉络膜萎缩。外伤性三角综合征（traumatic triangular syndrome）是眼球挫伤后脉络膜动脉的缺血性变化而发生的以后极部为顶点的三角形或者扇形的视网膜脉络膜病变。

■ **发病机制**

由睫状后动脉阻塞引起脉络膜缺血所致。引起睫状动脉阻塞的原因有先天性、全身血管病变和外伤等，外伤性三角综合征常见于眼球钝挫伤。当眼球突然遭受从前方而来的外力时，其后极部承受最大的冲击，致脉络膜组织抵向硬性巩膜，引起后极部睫状后短动脉支配区域中的某些分支发生痉挛，或血栓形成，轻者出现一过性视网膜震荡症，重者可发生相应的脉络膜血液循环障碍。病理改变过程包括因缺氧引起细胞代谢紊乱，释放出类组织胺物质，促使小血管呈蛇形样扩张，血管通透性增强，血细胞逸出，形成早期水肿、出血。同时在缺氧状态下，各种酶开始活动，引起组织融解坏死，形成不可逆的病变，出现以后极部为顶点的脉络膜萎缩灶，产生三角综合征的体征。

■ **临床表现**

外伤性三角综合征一般为单眼发病，伤后早期可能无明显变化或出现视网膜灰白色三角形水肿，可伴散在出血、视网膜血管扩张迂曲等。随着时间推移，出血吸收、水肿消退，呈现境界鲜明的三角形或扇形的脉络膜萎缩病灶，尖端向着视盘、黄斑或脉络膜破裂处，基底部向周边展开，其上可见色素迁徙。有些患者可见 FFA 表现为视网膜血管通透性增加及视网膜毛细血管消失，提示伴随视网膜血液循环障碍。可继发视网膜血管下新生血管及在萎缩区及其边缘可见视网膜静脉闭塞，血管呈白线状。萎缩病灶呈垂直方向向周边部延伸，与脉络膜缺血多发生在睫状后短动脉，较少发生在水平方向分布的睫状后长动脉有关。

■ **眼科检查**

广角眼底照相可以记录三角综合征发生的部位及动态变化。视野检查则可发现与病变区相一致的视野缺损。荧光素眼底血管造影可见臂 - 视网膜循环时间延长，病变区视网膜内循环时间延长、脉络膜背景荧光充盈迟缓，初期为弱荧光，后期为强荧光。有学者根据 FFA 所见将其分为三类：①三角顶点位于黄斑区；②三角顶点位于视盘周围；③三角顶点位于脉络膜破裂处。ICGA 亦可表现为早期弱荧光后期强荧光。OCTA 显示局部脉络膜血流减少。

■ **治疗建议**

早期可应用神经营养药物，联合改善微循环及维生素类药物，可考虑使用糖皮质激素。继发新生血管可考虑激光治疗。

典型病例：患者，男，33 岁，因"左眼拳头打伤后视力下降 6 天"就诊。查体：右眼裸眼视力 1.0，左眼视力 0.2，最佳矫正视力 0.6，双眼眼压正常，右眼眼底未见明显异常，左眼视盘界限清，可见视盘前出血，视盘鼻侧弧形脉络膜破裂，部分脉络膜破裂伴其上视网膜断裂，鼻上象限见片状视网膜灰白水肿。ICGA 显示局部脉络膜弱荧光三角形区域，顶点朝向视盘（图 10-4-3）。

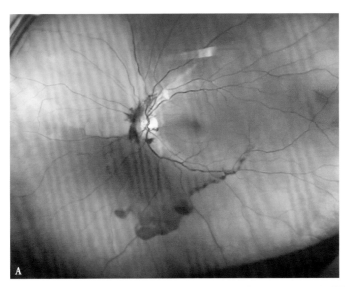

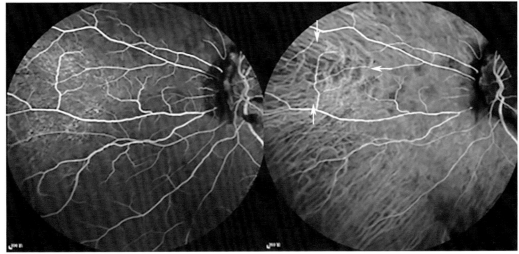

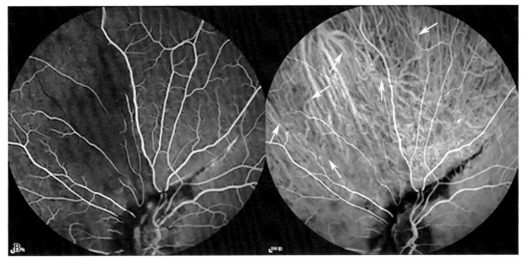

图 10-4-3　外伤性三角综合征眼底照相、FFA、ICGA

A. 左眼广角眼底照相显示视盘前出血、视盘鼻侧脉络膜破裂伴其上视网膜断裂以及鼻上象限视网膜水
肿,下方中周部视网膜前可见出血;B. 左眼 FFA 和 ICGA 同步造影显示指向视盘的弱荧光三角形区域
(白色箭头标注区域)。

图点评：本例患者左眼外伤后出现后极部视网膜出血、脉络膜破裂和大片鼻上象限视网膜缺血伴视网膜水肿，三角综合征眼底彩照并未得到显现。ICGA 造影可以有效显示视盘鼻侧及鼻上象限小范围三角综合征弱荧光病灶。

（谢满云　李　芸）

第五节　虐待性头部外伤（摇晃婴儿综合征）

■ 概述

虐待性头部外伤（abusive head trauma，AHT），即摇晃婴儿综合征（shaken-baby syndrome，SBS），是婴儿受到剧烈摇晃导致的眼内及颅内出血，为婴儿受到虐待的非意外性损伤，在三岁以下小儿多见，尤其常见于 6 个月以内的婴儿。1946 年由美国小儿放射学家 John Caffey 首次报道（受虐待婴儿干骺端骨折合并硬膜下出血及眼内出血）。受到虐待的婴幼儿很少有外部受伤表现，很多已发生 SBS 的患儿也可能没有可见的头部外伤，85% 以上受到虐待的婴幼儿有不同程度的眼部表现。SBS 是婴幼儿损伤的首位原因，在美国，1 岁内幼儿的发生率约为 30/100 000。SBS 的发生率和致残率相当高，损害儿童的成长和发育。除严重的脑损伤外，失明、麻痹、痉挛、运动障碍、学习障碍、认知障碍、行为障碍等后遗症也是很大的问题。

■ 临床表现

（1）中枢神经系统相关表现：硬膜下出血是最常见的颅内病变，其他表现有脑水肿、蛛网膜下腔出血、脑实质出血、脑室内出血、弥漫性轴索损伤和脑疝等。轻者烦躁不安、倦怠；重者有运动障碍、瘫痪、呼吸困难、失明、反应迟钝、神情恍惚、惊厥及昏迷等现象，严重的会因颅内血肿、颅内高压等夭折，存活病例可在患儿长大后发生发育迟缓、智力低下等。

（2）眼部相关表现：眼部表现多为双侧性，左右眼可不对称。视网膜出血是最常见的体征，可以见于 50%～100% 的受虐待婴儿，在死亡的患儿中，100% 会出现视网膜出血。视网膜出血可作为评估颅内出血的指标，其程度与急性脑部损伤的严重性及预后相关。

视网膜出血多位于后极部，可见于视网膜各层次。在发生视网膜出血的病例，视网膜内出血能很快自发消退，而视网膜前出血因为消退速度较慢，导致随着时间延长，视网膜出血以视网膜前出血为主，同时视网膜出血多无加重趋势，因此视网膜内出血常提示损伤发生于数天内，而仅有视网膜前出血时可提示损伤已呈现慢性持续状态。在可疑 SBS 患儿就诊后，眼科医生应尽快（最好 24～48h 内）对眼部情况特别是视网膜情况进行检查，尽可能全面准确地评估视网膜出血等病变。视网膜出血也可表现为圆顶状出血，多由视网膜内界膜分离或者视网膜劈裂引起，而后者对视力损伤大。当血液突破内界膜层或者玻璃体后界膜，即可引起玻璃体积血，可发生在受伤当时或者受伤几天后。浓厚而持续的出血可使患儿因形觉剥夺而产生弱视（出血本身或者继发的玻璃体积血导致）。血管弓外围绕黄斑区的双侧对称的白色环形视网膜皱褶是婴儿受到剧烈摇晃虐待相关损伤的标志。此外脉络膜破裂、视网膜劈裂、继发于颅内压升高、视神经管直接损伤或视神经鞘出血导致的视盘水肿、马蹄形裂孔及视网膜脱离亦可见。

其他可能出现的眼部体征包括晶状体脱位、白内障、外伤性瞳孔散大、前房积血、角膜擦伤 / 裂伤 / 混浊、结膜下出血、眼睑损伤、眼眶 / 眼睑瘀斑、展神经麻痹及眼球震颤等。

■ 鉴别诊断

SBS 需要与多种疾病相鉴别,如颅内压升高、X 性连锁遗传性视网膜劈裂及其他可合并眼内出血的疾病(意外眼外伤、Terson 综合征、弓蛔虫感染、白血病、心肺复苏后及特发性血小板减少等)。

■ 发病机制

SBS 损伤机制未完全明了。婴幼儿头部比例相对较重,约为 25%(成人约为 10%),同时婴儿颈部肌肉柔软不发达,易受摇荡而受伤。当剧烈地摇晃或震荡的时候,如把婴儿向上抛得相当高时,在反复的加速-减速运动中,难以控制及支撑头部。脑组织和颅骨不是紧贴在一起的,两者之间存在一定的空隙,颅骨比重大,而里面的脑组织比重小,两者可产生速度差,使坚硬的颅骨与脆弱娇嫩的脑组织相互发生碰撞,从而使得脑组织受损、桥连血管破裂,孩子年龄越小,越容易受到震荡的损害。视网膜出血可能由颅内出血和/或脑水肿通过视神经鞘传递导致,也有人认为眼内出血的机制类似颅内出血,剧烈的玻璃体加速和减速运动,使玻璃体和视网膜及其血管产生相对运动发生碰撞或剪切力导致。

■ 辅助检查

CT 和 MRI 扫描能很好识别头颅、全身骨骼等部位的损伤。眼部影像学检查最常使用的是广角数码儿童视网膜成像系统(Retcam),可有效呈现并记录视网膜出血等眼底病况,可联合 B 型超声波、彩色多普勒超声波等进行眼部评估。手持式 OCT 仪对识别 SBS 中的玻璃体视网膜界面异常,如视网膜劈裂、ILM 分离及黄斑区脱离等具有优势。

■ 治疗建议

凡是可疑受到虐待的儿童,且一旦怀疑均须住院,以进行全身情况的观察及评估,同时防止进一步受到虐待性的伤害。对于 3 岁以下儿童,如未确认存在危及生命的创伤,则伴有头部损伤的视网膜出血对儿童受虐待有确诊意义。应立即行骨骼评估、X 线测量、生殖器检查等全身评估。

在脑部和全身情况稳定的情况下,才可进行眼科检查和治疗,因此眼科治疗可能因全身情况而耽搁。多数视网膜出血在受伤 4 周内可自发吸收,玻璃体积血大多可自行吸收,部分病例可持续大于 1 个月。剥夺性弱视可能发生在损伤发生 4 周内,因此对于持续的玻璃体积血或者黄斑区的后界膜下出血,为预防弱视发生,应考虑玻璃体切除术,特别是斜视一旦产生,应立即行玻璃体切除术处理。视网膜脱离病例应根据情况行视网膜脱离复位术。

典型病例:患儿,女,21 天,因"发现双眼眼底出血 2 天"于 2019 年 11 月 6 日第一次入院。追询病史,患儿曾有被反复摇晃或抛高逗弄病史。患儿为第二胎第一产,胎龄 38^{+5} 周,顺产,出生体重 3.5kg。Retcam 显示双眼出血,双侧眼球玻璃体腔可见大量絮状物。双眼 B 超显示双眼玻璃体积血、机化,眼底病变。双眼 UBM 显示双眼前房深度可,房角开放。颅脑彩超显示双侧脉络丛声像,考虑侧脑室出血(Ⅰ~Ⅱ级),双侧侧脑室周围脑实质回声增强声像(Ⅰ度),双侧丘脑区片状高回声区声像。入院后行双眼玻璃体切除术,术中发现双眼视网膜前、视网膜内及视网膜下多层次多灶性出血,左眼下方视网膜血管闭塞,视网膜呈虫噬样融解。术后随访观察发现右眼视网膜出血逐渐吸收,未发现明显增生性玻璃体视网膜病变(proliferative vitreoretinopathy,PVR),左眼则在术后出现 PVR 加重,并于 2019 年 12 月 5 日行左眼玻璃体切除联合硅油填充术,术后半年右眼保持稳定,视网膜出血完全吸收,遗留视网膜瘢痕,左眼情况基本稳定,存在部分视网膜前增殖膜(图 10-5-1)。

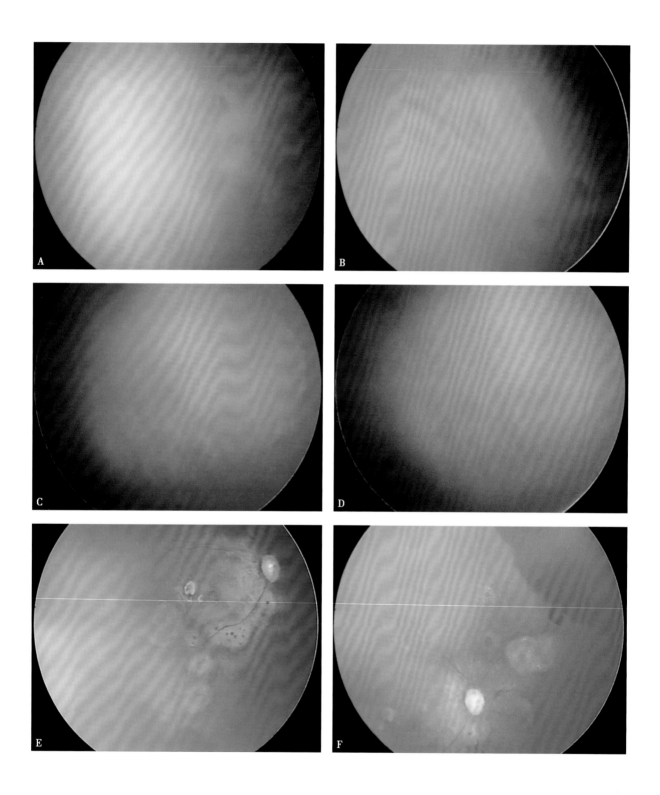

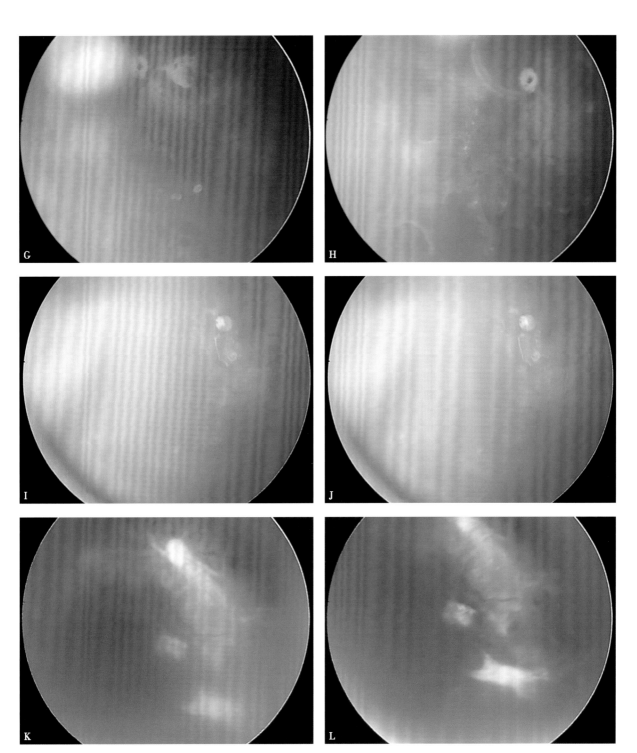

图 10-5-1 摇婴综合征双眼 Retcam 照相

A～D. 第一次入院术前双眼 Retcam 照相显示双眼玻璃体大量絮状混浊，眼底模糊可见视网膜出血（A、B 为右眼眼底图，C、D 为左眼眼底图）；E～H. 术后 22 天双眼 Retcam 照相示手术清除玻璃体积血后显现出双眼多灶性、多个层次的视网膜出血，有视网膜前、浅层、深层视网膜出血及视网膜下的出血，部分视网膜出血病灶出现瘢痕改变，部分区域仍可见视网膜出血，左眼下方周边可见虫噬样视网膜融解穿孔，PVR 形成，可见广泛视网膜前增殖膜；I～L. 术后半年双眼 Retcam 照相示右眼视网膜出血完全吸收，遗留视网膜瘢痕及色素紊乱，视网膜平复；左眼则仍存在视网膜前显著增殖膜，再次行晶状体切除、剥膜及硅油置换术，患儿 1 岁时仍肌张力低下，无法竖头，语言运动发育均明显落后。

图点评：本例摇晃婴儿综合征患儿为双侧性，表现为玻璃体积血、视网膜前、视网膜内及视网膜下多层次、多灶性出血，伴颅内多发出血。视网膜内出血能很快自发消退，本例患儿入院时 Retcam 即可观察到部分已经吸收的视网膜内出血病灶。而视网膜前出血消退速度较慢，因此表现为以视网膜前出血为主。为预防剥夺性弱视及增殖性改变加重，予患儿双眼玻璃体切除术清除积血。术中发现患儿左眼下方血管闭塞，伴视网膜虫噬样融解穿孔。术后右眼情况稳定，左眼 PVR 持续加重，予以再次手术处理视网膜前增殖膜。术后半年情况基本稳定，眼底仍有少量视网膜前增殖膜，未做进一步处理。

（谢满云　陈青山　李　芸）

参 考 文 献

1. ALSULAIMAN S M, ALRUSHOOD A A, ALMASAUD J, et al. High-power handheld blue laser-induced maculopathy: The results of the King Khaled eye specialist hospital collaborative retina study group. Ophthalmology, 2014, 121（2）: 566-572.

2. BHAVSAR K V, WILSON D, MARGOLIS R, et al. Multimodal imaging in handheld laser-induced maculopathy. Am J Ophthalmol, 2015, 159（2）: 227-231.

3. PETROU P, PATWARY S, BANERJEE P J, et al. Bilateral macular hole from a handheld laser pointer. Lancet, 2014, 383（9930）: 1780.

4. WYRSCH S, BAENNINGER P B, SCHMID M K. Retinal injuries from a handheld laser pointer. N Engl J Med, 2010, 363（11）: 1089-1091.

5. ALSULAIMAN S M, ALRUSHOOD A A, ALMASAUD J, et al. Full thickness macular hole secondary to high-power handheld blue laser: Natural history and management outcomes. Am J Ophthalmol, 2015, 160（1）: 107-113.

6. CHEN Y, LU N, LI J, et al. Results of pars plana vitrectomy with peeling of the inner limiting membrane in patients with laser-induced macular hole. National Medical Journal of China, 2018, 98（48）: 3941-3945.

7. YUNG-JEN C. Vitrectomy and microperimetry of an accidental macular hole caused by Nd: YAG laser. Case Reports in Ophthalmology, 2010, 1（2）: 80-84.

8. REIKA S, SHUNJI K, MASAHITO I, et al. Optical coherence tomographic evaluation of a surgically treated traumatic macular hole secondary to Nd: YAG laser injury. American Journal of Ophthalmology, 2003, 135（4）: 537-539.

9. DUANE T D. Valsalva hemorrhagic retinopathy. Trans Am OphthalmolSoe, 1972, 70: 298-313.

10. CHAPMAN DAVIES A, LAZAREVIC A. Valsalva maculopathy. Clin Exp Optometry, 2010, 85（1）: 42-45.

11. MUMCUOGLU T, DURUKAN AH, ERDURMAN C, et al. Outcomes of Nd: YAG laser treatment for Valsalva retinopathy due to intense military exercise. Ophthalmic Surg Lasers Imaging, 2009, 40（1）: 19-24.

12. SAKAMOTO M, NAKAMURA K, SHIBATA M, et al. Magnetic resonance imaging findings of Terson's syndrome suggesting a possible vitreous hemorrhage mechanism. Jpn J Ophthalmol, 2010, 54（2）: 135-139.

13. HAE M K, JIN M C, SO Y K, et al. Clinical characteristics of asymptomatic Terson's syndrome in the patients with aneurysmal subarachnoid hemorrhage. Int J Ophthalmol, 2020, 13（2）: 292-300.

14. SCHLOFF S, MULLANEY P B, ARMSTRONG D C, et al. Retinal findings in children with intracranial hemorrhage. Ophthalmology, 2002, 109（8）: 1472-1476.

15. MCCARRON M O，ALBERTS M J，MCCARRON P. A systematic review of Terson's syndrome：Frequency and prognosis after subarachnoid haemorrhage. J Neurol Neurosurg Psychiatry，2004，75（3）：491-493.

16. AUGSTEN R，KONIGSDORFFER E. Terson' syndrome a contribution to the timing of operation for pars plana vitrectomy. KlinMonatsbl Au genheilkd，2007，224（8）：674-677.

17. AGUILAR J P，GREEN W R. Choroidal rupture：A histopathologic study of 47 eyes. Retina，1984，4（4）：269-275.

18. YOUSSRI A I，YOUNG L H. Closed-globe contusion injuries of the posterior segment. Int Ophthalmol Clin，2002，42（3）：79-86.

19. CARRIM Z I，SIMMONS I G. Traumatic choroidal rupture. Emerg Med J，2009，26（12）：880.

20. KOHNO T，MIKI T，SHIRAKI K，et al. Indocyanine green angiographic features of choroidal rupture and choroidal vascular injury after contusion ocular injury. Am J Ophthalmol，2000，129（1）：38-46.

21. FRANCIS J H，FREUND K B. Photoreceptor reconstitution correlates with visual improvement after intravitreal bevacizumab treatment of choroidal neovascularization secondary to traumatic choroidal rupture. Retina，2011，31（2）：422-424.

22. AMENT C S，ZACKS D N，LANE A M，et al. Predictors of visual outcome and choroidal neovascular membrane formation after traumatic choroidal rupture. Arch Ophthalmol，2006，124（7）：957-966.

23. NAGIEL A，SARRAF D. X-files：A triangular syndrome. Retina Times，2013，31：56-57.

24. HSU C T，KERRISON J B，MILLER N R，et al. Choroidal infarction，anterior ischemic optic neuropathy，and central retinal artery occlusion from polyarteritis nodosa. Retina，2001，21（4）：348-351.

25. HAYREH S S. In vivo choroidal circulation and its watershed zones. Eye（Lond），1990，4（2）：273-289.

26. JULIA N，NOPASAK P，VERONIKA V，et al. The spectrum of Amalric triangular choroidal infarction. Retin Cases Brief Rep，2017，11 Suppl 1：S113-S120.

27. CAFFEY J. Multiple fractures in the long bones of infants suffering from chronic subdural hematoma. Am J Roentgen Rad Ther，1946，56（2）：163-173.

28. BINENBAUM G，MIRZA-GEORGE N，CHRISTIAN C W，et al. Odds of abuse associated with retinal hemorrhages in children suspected of child abuse. J AAPOS Off Publ Am Assoc PediatrOphthalmol Strabismus，2009，213（3）：268-272.

29. KEENAN H T，RUNYAN D K，MARSHALL S W，et al. A population-based comparison of clinical and outcome characteristics of young children with serious inflicted and noninflicted traumatic brain injury. Pediatrics，2004，114（3）：633-639.

30. KIVLIN J D，SIMONS K B，LAZORITZ S，et al. Shaken baby syndrome. Ophthalmology，2000，107（7）：1246-1254.

31. BINENBAUM G，CHEN W，HUANG J，et al. The natural history of retinal hemorrhage in pediatric head trauma. J AAPOS，2016，20（2）：131-135.